谨以此书献给

  为血管压力治疗做出贡献的先驱！

  以及正在为推动血管压力治疗的发展做出不懈努力的专家、学者、研发人员、工程技术人员及其他有关人士！

——李春民

COMPRESSION THERAPY FOR
VASCULAR DISEASES

血管压力治疗

主　编　李春民　郑月宏　王　璐

副主编　梁　永　张望德　尹　杰

编　委（以姓氏汉语拼音为序）

陈　爽	首都医科大学附属北京朝阳医院	王韶霞	东华大学
房　杰	中国医学科学院阜外医院	谢　辉	上海交通大学医学院附属仁济医院
关　颖	东华大学	杨　超	华中科技大学同济医学院附属协和医院
黄晓钟	上海交通大学医学院附属仁济医院	尹　杰	北京大学第一医院
姜晓华	中南大学湘雅二医院	郁正亚	首都医科大学附属北京同仁医院
李春民	首都医科大学附属北京朝阳医院	张　超	东华大学
梁　永	中国人民解放军军事医学科学院	张　佳	中国人民解放军总医院
刘　端	北京协和医院	张　龙	北京大学第三医院
刘　娜	东华大学	张　倩	东华大学
刘　颖	北京协和医院	张　韬	北京大学人民医院
刘小平	中国人民解放军总医院	张望德	首都医科大学附属北京朝阳医院
龙　笑	北京协和医院	赵海光	复旦大学附属华东医院
乔燕莎	东华大学	郑月宏	北京协和医院
王　璐	东华大学		

人民卫生出版社
·北京·

版权所有，侵权必究！

图书在版编目（CIP）数据

血管压力治疗 / 李春民, 郑月宏, 王璐主编. —北京：人民卫生出版社, 2021.6
ISBN 978-7-117-31519-7

Ⅰ.①血… Ⅱ.①李… ②郑… ③王… Ⅲ.①血管疾病-治疗 Ⅳ.①R543.05

中国版本图书馆 CIP 数据核字（2021）第 085504 号

人卫智网	www.ipmph.com	医学教育、学术、考试、健康，购书智慧智能综合服务平台
人卫官网	www.pmph.com	人卫官方资讯发布平台

血管压力治疗
Xueguan Yali Zhiliao

主　　编：李春民　郑月宏　王　璐
出版发行：人民卫生出版社（中继线 010-59780011）
地　　址：北京市朝阳区潘家园南里 19 号
邮　　编：100021
E - mail：pmph @ pmph.com
购书热线：010-59787592　010-59787584　010-65264830
印　　刷：北京华联印刷有限公司
经　　销：新华书店
开　　本：787×1092　1/16　印张：16
字　　数：379 千字
版　　次：2021 年 6 月第 1 版
印　　次：2021 年 6 月第 1 次印刷
标准书号：ISBN 978-7-117-31519-7
定　　价：148.00 元

打击盗版举报电话：010-59787491　E-mail: WQ @ pmph.com
质量问题联系电话：010-59787234　E-mail: zhiliang @ pmph.com

主编简介

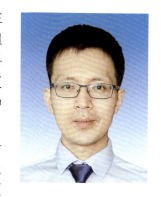

李春民，博士，首都医科大学附属北京朝阳医院血管外科，主任医师。兼任中国微循环学会周围血管疾病专业委员会压力学组组长、中国医师协会整合医学医师分会整合血管及腔内血管外科专业委员会委员、中国研究型医院学会创面防治与损伤组织修复专业委员会委员、中国医药教育协会血管外科专业委员会委员、中国解剖学会血管分会委员等。

长期专注于血管外科疾病的诊治，在复杂血管外科手术及介入操作方面有丰富的经验；科研方面致力于血管外科疾病临床及压力治疗、组织工程血管、腹主动脉瘤病因等基础研究。参与多项国家高技术研究发展计划、国家自然科学基金等重大课题研究。参编英文专著 1 部、中文专著 17 部，其中主编 6 部，副主编 4 部；在中文核心期刊发表文章 60 余篇，其中发表于中华医学会系列杂志文章 19 篇；发表 SCI 文章 12 篇。

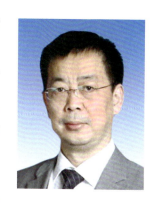

郑月宏，主任医师，教授，博士研究生导师，北京协和医院血管外科主任。北京协和医院临床科研博士后导师、临床博士后导师。

兼任中国微循环学会副秘书长，中国微循环学会周围血管疾病专业委员会主任委员，亚太血管学术联盟会员大会主席，白求恩公益基金会血管外科专业委员会主任委员，欧美同学会医师协会血管分会主任委员，澳门医学专科学院教授等。*Translational Surgery* 杂志主编。

从医多年始终在临床一线工作。师从我国著名学者管珩教授。曾于美国克利夫兰医学中心研修。擅长周围血管外科疾病的开放手术和介入治疗，对血管疑难杂症治疗有独到见解和创新。对颈部、胸部大血管病变和腹主动脉瘤腔内介入和开放手术诊治有较多研究。创立巴德 - 基亚里综合征根治、胸腹主动脉瘤等多种血管疾病手术新入路，并改进手术方式，成果在行业顶级杂志发表。主持包括国家自然科学基金、北京市自然科学基金、中国医学科学院重大专项课题等多项科研基金课题。发表中文核心期刊论著 100 余篇，发表 SCI 文章 50 余篇。主编《腔静脉外科学》等 10 余部书籍。已培养和在读博士研究生 30 余人。获得北京协和医院优秀教师、外科最佳主任医师、北京优秀医师等荣誉称号。

主编简介

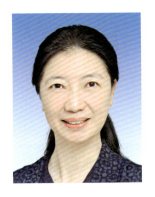

王　璐，博士，博士研究生导师，东华大学纺织学院教授，纺织面料技术教育部重点实验室主任、高等学校学科创新引智计划（简称"111计划"）"纺织生物医用材料科学与技术创新引智基地"负责人、"纺织生物材料与技术"学科点及博士点负责人；中国生物材料学会第三届理事，中国研究型医院学会运动医学专业委员会委员，上海市力学学会理事。近年主持及参与了国家重点研发计划、国家高技术研究发展计划项目、国家自然科学基金、江苏省科技计划项目、上海市科委科技支撑项目、上海市科委非政府间国际科技合作项目等16项、产学研合作项目40余项。带领团队对各种生物医用纺织材料进行了深入的应用基础理论研究与产品开发。发表期刊论文200余篇，获授权发明专利64项，主编、参编著作《生物医用纺织品》、*Biotextiles as Medical Implants*等6部。指导研究生获上海市研究生优秀成果（学位论文）3篇。获省部级科学技术奖6项，省部级教育奖6项。

序 一

慢性病综合防控战略是推进健康中国建设的重要举措,外周血管疾病防治是其中重要一环,并随着人口老龄化、疾病谱变化等问题而备受关注。以下肢血管疾病为代表的一类外周血管疾病是其中重要的研究内容之一,因其病种繁杂、发病范围广,严重影响国人的生活质量。压力治疗作为针对此类疾病的治疗方式之一,目前尚缺乏系统性普及与规范,一旦能将压力治疗在下肢血管病中的使用全面系统化,将会有力推动这一治疗体系在全国范围的应用。

近年来,在传承我国血管外科前辈们宝贵经验的基础上,郑月宏教授带领北京协和医院新一代血管外科人,深耕临床一线,积累了大量宝贵经验,又在此基础上勤加思考和探索,以汇聚前沿理论、形成治疗规范为纲,挖掘临床现象背后的逻辑内涵,广泛学习国内外最新技术研究进展,联合北京朝阳医院李春民教授、东华大学王璐教授,组织国内血管外科专家编写了《血管压力治疗》一书。

本书涵盖了压力治疗的发展历史、基础原理、材料及方法学、临床规范应用等多个层面,由浅入深,全面揭示了我国压力治疗现状及国内外前沿进展。希望本书能为血管外科医师、介入科医师和相关护理人员等广大医务工作者提供有益的参考,助力年轻医师从经典和前沿中学习,进一步总结新方法、新技术。相信在大家的共同努力下,中国的血管外科事业未来可期!

中国科学院院士
中国科学技术协会副主席
中华医学会常务副会长
北京协和医院院长

2020 年 8 月 10 日

序 二

压力治疗是一种古老的治疗方法,近一个世纪以来,已逐渐形成了系统的治疗体系。压力治疗在静脉功能不全、下肢静脉溃疡、静脉淋巴水肿、动静脉畸形及深静脉血栓形成等方面有广泛的应用,而且在许多临床实践中取得了很好的治疗效果,也是一些疾病的主要治疗措施。但当前压力治疗领域,存在压力产品种类繁杂,缺乏统一标准;压力治疗的资料匮乏,缺少系统的研究;临床应用尚无统一的规范,缺少标准的培训体系等情况。

基于以上情况,首都医科大学附属北京朝阳医院李春民教授和北京协和医院郑月宏教授组织国内几十位血管外科专家、材料专家、纺织专家等一同编写了这部《血管压力治疗》。李春民教授是我亲手培养的血管外科领域的学生,郑月宏教授也是我一直关注的中国血管外科领域的领军人物,他们能够完成这部创新性专著,我表示由衷的祝贺。与他们一同完成本书的编委也是当前国内优秀的血管外科专家和纺织材料专家,平时他们有非常繁重的临床、科研、教学及学术交流等工作。这群极富才华的学者利用业余时间,参阅了大量文献,总结了自己的宝贵经验,把当前国际压力治疗的理论规范及研究进展,进行了详尽的阐述。

希望这部专著能为广大的血管外科及其他相关学科的医师提供帮助,为我国血管外科的发展及压力治疗的普及与推广发挥积极的作用。我也期盼国内能涌现更多优秀的血管外科青年才俊,推动我国血管外科取得更大的发展。

中国科学院院士

汪忠镐

2020 年 8 月 18 日

前　言

近年来，血管外科发展迅猛，血管压力治疗的方式也有了很大的发展，手段呈多种多样，包括压力绷带、梯度弹力袜和各种间歇性充气加压装置。在基础研究的推动下，大量新技术持续涌现，而且取得了良好的临床效果。

当前在血管压力治疗领域，存在理论薄弱、理念尚未普及、治疗方式缺乏规范等现象，为了改变这一现状，更好地呈现血管压力治疗的最新研究进展及临床治疗策略，我们组织编写了《血管压力治疗》这部专著。参与本书编写的专家来自于全国十余家著名医院，根据各家医院的特点和优势，分配了最能体现其水平的章节，本书在一定程度上代表着当前国内压力治疗的较高水平。

本书各章节既相对独立，又与其他章节具有整体连续性。各章节理论部分内容不但体现了当前的各种共识和指南的要求，而且综述了大量最新文献，代表着当前压力治疗的主流，具有很强的指导性；疾病处理方面，是各参编团队宝贵的实战经验，体现了原创性、实用性。

感谢参加本书编写的团队及编委，他们在完成繁重的临床工作之余，为赶写书稿，耕作至深夜，没有他们的辛勤付出，本书无法高质量、高水平地完成；感谢我们的老师汪忠镐院士，在本书的编写过程中，一直给予的鼓励和支持；最后感谢所有在本书编写及出版过程中给予支持和帮助的单位及朋友。

由于本书的章节均各自独立完成，在内容和形式方面存在一定的差异性；同时由于时间紧迫，本书存在错误及不足之处，敬请批评指正。

2020 年 7 月 20 日

目　录

第一章　血管压力治疗概述 … 1

第一节　静态压力治疗 … 2
　　一、弹力袜 … 2
　　二、压力绷带 … 4
第二节　动态压力治疗 … 5

第二章　下肢静脉解剖与静脉病变 … 7

第一节　下肢静脉解剖 … 7
　　一、下肢浅静脉 … 7
　　二、下肢深静脉 … 8
　　三、交通支静脉（穿静脉） … 8
　　四、静脉瓣 … 8
第二节　下肢血流动力学 … 8
第三节　下肢静脉疾病的病理学因素 … 9
第四节　下肢血管疾病的发展阶段 … 10
第五节　下肢血管疾病分级评估 … 12
　　一、询问病史 … 13
　　二、体格检查 … 13
　　三、评估 … 15

第三章　静脉压力治疗的机制 … 26

第一节　压力治疗的生物学机制 … 26
第二节　常用压力学器具的作用原理 … 27
　　一、间歇性充气加压装置 … 27
　　二、纺织基压力器具 … 28

第四章　压力治疗纺织材料 … 32

第一节　弹性材料 … 32
　　一、氨纶 … 33
　　二、聚醚酯弹性纤维 … 38
　　三、聚烯烃弹性纤维 … 39

四、其他弹性纤维 ………………………………………………………………… 40
第二节　非弹性纤维材料 …………………………………………………………… 41
　　一、棉纤维 ………………………………………………………………………… 41
　　二、锦纶 …………………………………………………………………………… 43
　　三、涤纶 …………………………………………………………………………… 44
　　四、其他纤维 ……………………………………………………………………… 45
第三节　弹性复合纱 ………………………………………………………………… 46

第五章　压力绷带

第一节　压力绷带的发展与分类 …………………………………………………… 51
　　一、绷带的发展 …………………………………………………………………… 51
　　二、压力绷带的分类 ……………………………………………………………… 52
第二节　压力绷带的治疗原理及应用 ……………………………………………… 54
第三节　压力绷带的制备方法 ……………………………………………………… 55
　　一、机织 …………………………………………………………………………… 56
　　二、针织 …………………………………………………………………………… 56
　　三、非织造 ………………………………………………………………………… 58
　　四、后整理 ………………………………………………………………………… 58
第四节　压力绷带的界面压力 ……………………………………………………… 59
　　一、界面压力的测量与计算 ……………………………………………………… 59
　　二、压力绷带界面压力的力学模型 ……………………………………………… 61
　　三、影响界面压力的因素 ………………………………………………………… 63

第六章　弹力袜

第一节　弹力袜的功能特点 ………………………………………………………… 72
　　一、弹力袜的性能要求 …………………………………………………………… 73
　　二、弹力袜的种类及特点 ………………………………………………………… 74
第二节　弹力袜的尺寸与结构设计 ………………………………………………… 76
第三节　弹力袜性能的影响因素 …………………………………………………… 78
　　一、材料性质 ……………………………………………………………………… 78
　　二、织物组织结构 ………………………………………………………………… 80
　　三、弹力袜使用者个体间差异 …………………………………………………… 81
　　四、其他因素 ……………………………………………………………………… 81
第四节　弹力袜的生产工艺 ………………………………………………………… 82
　　一、弹力袜的编织工艺 …………………………………………………………… 82
　　二、弹力袜产品的外观效果 ……………………………………………………… 84
　　三、弹力袜工艺对压力性能的影响 ……………………………………………… 85
　　四、发展趋势 ……………………………………………………………………… 85

第七章　间歇性充气加压 ········· 89

第一节　基本概念与发展简史 ········· 89
一、间歇性充气加压发展简史 ········· 89
二、未来趋势 ········· 91

第二节　间歇柱充气加压系统构成与工作原理 ········· 91
一、主机 ········· 92
二、套筒 ········· 95
三、通气管 ········· 98
四、工作模式 ········· 100

第三节　间歇性充气加压的生物学效应 ········· 103
一、血流动力学效应 ········· 104
二、血液学效应 ········· 105

第四节　间歇性充气加压的临床应用 ········· 109
一、静脉血栓栓塞症的机械预防 ········· 109
二、慢性静脉疾病的治疗 ········· 110
三、下肢外周动脉疾病的治疗 ········· 110
四、静脉淋巴水肿的治疗 ········· 111
五、镇痛作用 ········· 111
六、促进骨折愈合 ········· 112
七、预防压疮与失用性肌萎缩 ········· 113

第五节　间歇性充气加压设备使用规范 ········· 113
一、操作前准备 ········· 113
二、开机前准备 ········· 114
三、开机操作 ········· 114
四、治疗中止/终止后 ········· 114
五、手术室间歇性充气加压使用的指南建议 ········· 115

第八章　压力器具应用规范 ········· 120
一、肢体测量与压力系统选择 ········· 120
二、佩戴方式 ········· 121
三、评估 ········· 123
四、患者宣教与随访 ········· 125

第九章　压力治疗在下肢深静脉血栓形成中的应用 ········· 127

第一节　概述 ········· 127
一、病因学 ········· 129
二、流行病学 ········· 129

三、临床诊断 ……………………………………………………………… 130
　　四、下肢深静脉血栓形成的机械预防 ……………………………………… 131
　　五、下肢深静脉血栓形成的治疗 …………………………………………… 132
第二节　下肢深静脉血栓形成的弹力袜预防 …………………………………… 133
　　一、弹力袜的作用机制 …………………………………………………… 133
　　二、弹力袜预防深静脉血栓形成的循证医学证据 ………………………… 133
　　三、弹力袜治疗深静脉血栓形成的循证医学证据 ………………………… 134
第三节　下肢深静脉血栓形成的间歇性充气加压预防 ………………………… 134
　　一、间歇性充气加压预防机制 …………………………………………… 135
　　二、间歇性充气加压预防的成本效益 ……………………………………… 137
　　三、适用人群 ……………………………………………………………… 138
　　四、间歇性充气加压预防的禁忌证与对症处理 ………………………… 142
　　五、间歇性充气加压预防下肢深静脉血栓形成中的几个问题 …………… 143
第四节　血栓后综合征的压力防治 ……………………………………………… 145
　　一、血栓后综合征的间歇性充气加压治疗 ……………………………… 147
　　二、血栓后综合征的弹力袜预防 ………………………………………… 147

第十章　压力治疗在血栓性浅静脉炎中的应用 ……………………………… 157

第一节　血栓性浅静脉炎概述 …………………………………………………… 157
　　一、病因与病理 …………………………………………………………… 157
　　二、血栓性静脉炎概念的转变及流行病学 ……………………………… 159
第二节　血栓性浅静脉炎的压力治疗 …………………………………………… 160
　　一、药物治疗 ……………………………………………………………… 161
　　二、压力治疗 ……………………………………………………………… 161

第十一章　压力治疗在下肢静脉曲张中的应用 ……………………………… 165

第一节　静脉曲张病因及病理生理 ……………………………………………… 165
　　一、病因学 ………………………………………………………………… 165
　　二、病理生理学 …………………………………………………………… 166
　　三、静脉曲张的分级 ……………………………………………………… 167
第二节　静脉曲张的压力治疗 …………………………………………………… 167
　　一、下肢静脉曲张压力治疗原理 ………………………………………… 167
　　二、弹力袜选择 …………………………………………………………… 168
　　三、间歇性充气加压治疗 ………………………………………………… 169
　　四、研究进展 ……………………………………………………………… 169
第三节　下肢静脉曲张手术后的压力治疗 ……………………………………… 170
　　一、临床应用 ……………………………………………………………… 170
　　二、循证证据 ……………………………………………………………… 171

第十二章 压力治疗在慢性静脉疾病中的应用 174

第一节 慢性静脉疾病概述 174
第二节 慢性静脉疾病的压力治疗 175
　一、静态压力治疗 175
　二、动态压力治疗 178
　三、压力治疗方法选择 178
　四、适应证、禁忌证与并发症 179
　五、患者依从性管理 179

第十三章 压力治疗在下肢静脉溃疡中的应用 184

第一节 下肢静脉溃疡概述 184
　一、静脉溃疡的病理生理 185
　二、临床表现与鉴别诊断 187
　三、CEAP 分类标准 188
　四、病情评估方法 188
第二节 下肢静脉溃疡的压力治疗 189
　一、压力治疗的原理 189
　二、弹力袜 192
　三、压力绷带 194
　四、间歇性充气加压 195
　五、负压治疗 196
　六、局部治疗 201

第十四章 压力治疗在血管畸形中的应用 204

第一节 血管畸形概述 204
第二节 血管畸形治疗策略 206

第十五章 压力治疗在肢体水肿中的应用 211

第一节 水肿概述 211
　一、水肿与成因 211
　二、水肿的病理生理 212
第二节 肢体水肿的治疗 214
　一、淋巴水肿的压力治疗 214
　二、淋巴水肿的间歇性充气加压治疗 215
　三、淋巴水肿的非压力治疗 218
　四、静脉水肿的间歇性充气加压治疗 219

第十六章 间歇性充气加压治疗在下肢外周动脉疾病中的应用 ·········· 225

第一节 下肢外周动脉疾病概况 ·········· 225
一、发病机制 ·········· 225
二、临床表现 ·········· 226
三、治疗原则 ·········· 227

第二节 下肢外周动脉疾病的间歇性充气加压治疗 ·········· 227
一、间歇性充气加压治疗原理 ·········· 227
二、间歇性充气加压的临床应用 ·········· 230
三、间歇性充气加压的治疗参数 ·········· 231

第一章

血管压力治疗概述

下肢静脉疾病包括反流性疾病和回流障碍性疾病。其中反流性疾病包括单纯性原发性下肢静脉曲张和原发性深静脉瓣膜功能不全；回流障碍性疾病包括下肢深静脉血栓形成和血栓后综合征。下肢静脉反流性疾病是一种人群中非常常见的疾病，美国一项全国性筛查发现32%的被调查者患有静脉曲张。压力治疗是下肢静脉疾病常采用的治疗手段之一，它既可以作为下肢静脉疾病的主要治疗方式，也可作为其他有创治疗方式之后的辅助治疗方式。只要应用得当，是针对下肢静脉疾病的一种不容忽视的有效治疗手段。

压力治疗是对下肢病变静脉应用外加压力进行压迫的一种治疗方式。自从人类发现下肢静脉疾病，就想到了用加压的方法进行治疗。早在《希波克拉底文集》里面就记载了应用加压的方法治疗下肢慢性静脉疾病。100多年前，Unna将弹力套靴、固定压迫和弹力袜等方法用于治疗下肢慢性静脉功能不全，最早将压力治疗发展为一种系统方法。如今，压力治疗仍然是下肢静脉疾病的一种最主要的治疗方法，即使近年来各种治疗方法推陈出新，压力治疗仍不失为一个简单、有效而又便宜的治疗方法。在许多情况下，它仍是治疗的首要选择，或者作为其他疗法的辅助治疗手段。

压力治疗方式包括通过服装和装置对肢体某个部位实施静态或动态机械性外压压迫两种方式。应用外部压力的方法治疗静脉疾病，其根本原理在于针对慢性反流诱发的静脉高压这一静脉疾病发病机制，通过应用外来的压力来抵抗这种慢性的下肢静脉高压，从而减轻静脉反流，加强下肢静脉回流。正常人静息状态下站立时静脉压是60~80mmHg，当血流动力学发生变化时，静脉压力可以上升35~40mmHg。研究发现，当外来压力超过60mmHg时，受试者站立时下肢静脉回流受阻，所以理论上认为，弹力袜的压力在60mmHg及以下是安全的。此外，压力治疗还有很多额外的获益。压力治疗可以提高静脉泵血功能。应用低压（界面压力15~45mmHg）弹力袜后，静脉血流速度明显增加。压力治疗的具体分子生物学机制目前尚未明确。动物实验和临床研究认为，压力治疗可以改善皮肤微循环，增加皮肤血氧饱和度。毛细血管显微镜显示，应用压力治疗后，皮肤毛细血管网明显增加，毛细血管管径明显增宽，皮肤血氧饱和度明显增加。同时，分子生物学研究提示，毛细血管内皮生长因子增加，促使下肢静脉性溃疡愈合。

血管压力治疗的手段多种多样，主要包括压力绷带、弹力袜和各种间歇性充气加压装置（intermittent pneumatic compression，IPC）。前两者属于静态加压治疗，可用于静脉曲张及其术后加压治疗；后者属于动态加压治疗，主要用于下肢深静脉血栓的预防。长期压力治疗（弹力袜或压力绷带）的获益已经在伴有水肿、皮肤改变或淤滞性溃疡的严重慢性下肢静脉疾病患者中得到反复证实。在静脉溃疡患者中，使用压力治疗后，溃疡愈合率可高达97%。

第一节　静态压力治疗

压力绷带和弹力袜为静态加压治疗的方式。静态加压治疗的特点是从肢体远端到近端的压力梯度恒定（分级压迫）。压力绷带可由弹性材料、无弹性材料单独或两者合用（例如多层绷带）制成，而弹力袜则必定是由弹力材料制成，其梯度弹力固定，方便实用。历史上，压力治疗技术曾用于外科手术围手术期的止血和止痛治疗，以及炎症及血肿的治疗。而将压力治疗的方法用于静脉疾病的治疗，则经过很长一段时间才被接受。在19世纪陆续出现了一些局部加垫加压的方法，常见加垫加压法组件包括板垫、弹簧、绑带和长筒靴。1885年，J. Star tin首次提出了将压力治疗这一方法应用于静脉曲张，即使用橡皮绷带像弹簧一样规律缠绕患肢（图1-1）。

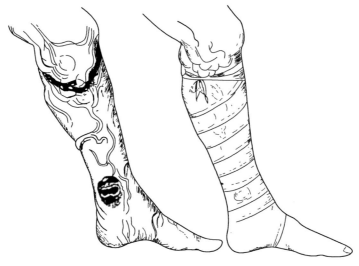

图1-1　Startin的静脉曲张压力治疗方法

一、弹力袜

弹力袜最早是在20世纪40年代发展起来的，自问世以来，一直在欧美等发达地区广泛应用，得到了广大患者和医生的肯定。20世纪80年代初进入中国市场，经过多年的临床推广，逐渐得到了国内医生的认可。现在弹力袜广泛应用于治疗下肢的淋巴水肿和静脉功能紊乱性水肿。其总的原理是，最大的压力作用于踝部，由远端到近端压力逐渐减小。也有研究提出了对小腿段采用更大压力治疗的新方法，但该法尚未成为标准疗法。弹力袜的柔韧性、弹性和触感取决于所用的材料和编织类型。目前已有许多不含橡胶（乳胶）的弹力袜可供对乳胶过敏的患者使用。现已有不同压力级别、不同长度的弹力袜，可供选择，然而最早弹力袜发明的时候选择非常有限。

弹力袜的雏形——可充气橡胶袜是在20世纪40年代开始在美国部分地区应用并逐渐

发展起来的。但此前,早在 1884 年,E. Fischer 就倡议用充气橡胶袜替代普通橡胶袜。根据 Rindfleisch 的提议,Hofmeister 在 1902 年设计了一种设备来治疗上肢水肿,将患肢放置于充满水银的金属圆筒里。1917 年,Hartel 用一个充满空气的管道来推动静脉内淤滞的血流。1929 年,Hammersfahr 发明了一种可以节律充放气的气垫治疗下肢静脉功能不全。此后的 10 年间,其他的治疗器具不断涌现,包括利物浦大学附属骨科医院的装置,但会导致组织充血状态。1935 年美国 Karl Linser 推出了一种靴形袜子,内含气室,随着穿戴者的步行可以产生压力变化,进而产生按摩的作用。

弹力袜的另一雏形——长筒靴则是在很久以前就开始用于保护大腿和缓解疼痛,一般用狗皮、绳子、帆布、针织材料或花布制作而成。橡胶材料普及之后,橡胶长筒靴开始工业生产,但因为会导致足部和胫前水肿而很难穿其行走。从 18 世纪末到 19 世纪初,长筒靴不断优化,最后改进成包足型,并将系带转移到腿的内侧(图 1-2)。19 世纪 30 年代,橡胶长筒靴的设计得到较大发展,这段时间里,Murphy 研制了可以量身定制的大腿塑形靴;Heermann 则设计了模压鞋;L. Stephan 描述了一项专利——"静脉曲张筒靴"。

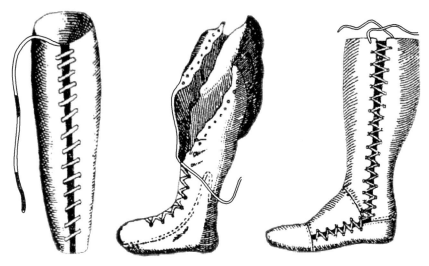

图 1-2 橡胶筒靴

早期的橡胶质硬而欠柔韧性,用它做的弹力靴并不是很方便,其穿戴过程是一种痛苦的经历,而且作用于腿上的压力也不是很有效。因此,在 19 世纪 40 年代初,一位名叫 Charles Goodyear 的美国橡胶商,发现加热可以让橡胶变软、不易碎,而且经过加热工序会极大改善橡胶的弹性耐力,而将这种新的材料制成弹力袜,则改变了人们对压力治疗的认识。1846 年,William Brockedon 和 Thomas Hancock 申请了一项制作四边形橡胶线的专利。他们应用这种优质的橡胶线编织成织物,从而制成轻而薄的弹力袜。1848 年 10 月 26 日弹力袜就诞生了,但限于当时的生产力,纯橡胶弹力袜需要在一台手工编织机上完成。

1851 年 Johathan Sparks 对原有的橡胶弹力袜进行了早期的改进,将橡胶线外包以棉或丝类织物。但这样却降低了弹力袜的弹性,除非增加橡胶含量。第二步改进在 1861 年,William Saville 在手工织布机上制作了弹性外科手术用袜,进而工业定制。受益于以上发明创新,手工弹力袜在英国的米德尔塞克斯郡和诺丁汉郡开始大量生产,后来拓展到比利时的鲁汶市。之后在德国生产，且很快遍及世界。其中工程师Julius Rompler在弹力袜工业性批量生产中起到了重要的作用。此后弹力袜不断地改进，到了20世纪初，出现了无缝编织法及环形编织法，弹力袜也随之改进，逐渐形成现在的形态。

目前弹力袜在下肢静脉疾病中应用广泛，并且型号、种类繁多。然而最初的型号是比较单一的，经过几代人的逐渐完善才达到今天的状态。1952年，医疗上应用的弹力袜只有膝长型。随着人们对下肢深静脉血栓形成和下肢静脉曲张的认识加深，1971年长腿型弹力袜开始面向市场，但由于当时技术上的限制，长腿型弹力袜常常容易滑脱，且由于大腿处较粗，长筒袜的筒口容易产生局部高压，造成大腿的止血带效应，反而不利于血液回流，故而随后又设计出了长腿连腰带型的弹力袜。20世纪90年代末，橡胶工业得到长足发展，柔软的橡胶应用于弹力袜、弹力袜筒口压力缓冲区的设计等，克服了长腿弹力袜容易滑脱及止血带效应的缺点，长腿型的弹力袜再次得到广泛应用。到了2000年以后，柔软的弹力袜日趋完善，并与目前所应用的弹力袜相差无几了。

虽然国内外的诸多指南认为过膝弹力袜的疗效优于膝下弹力袜，但一些国外研究指出两种弹力袜预防深静脉血栓的效果无显著差异，这可能与不同研究入选人群标准不同有关。从穿着舒适度方面看，膝下弹力袜更舒适、穿着正确率更高，因而患者更偏爱膝下弹力袜。Ayhan等研究了3种弹力袜对患者舒适度的影响，3种弹力袜预防效果无差异，其中膝下低压弹力袜（15~18mmHg）舒适度最高，过膝低压弹力袜和膝下中压弹力袜（20~30mmHg）出现不适症状是膝下低压弹力袜的4.5倍和3倍，最常见的不适症状为卷边和袜口处压痕。

在压力的选择上，目前国内外指南较为一致。2016年《中国普通外科围手术期血栓预防与管理指南》建议脚踝部压力为18~23mmHg（1mmHg=0.133kPa），英国国家卫生与临床优化研究所（National institute for Health and Care Excellence，NICE）指南推荐的弹力袜压力则是基于Sigel模型（1973年，Sigel等提出脚踝到大腿中部最优的压力依次为18mmHg、14mmHg、10mmHg和8mmHg，此压力被认为是弹力袜压力生产的金标准）。Bowling等测量了穿着弹力袜时下肢不同部位的压力值，发现20%的弹力袜脚踝部压力<18mmHg；26%的弹力袜压力方向相反，这阻碍了下肢静脉血回流，甚至会形成"止血带"效应。因此，医护人员在为患者提供弹力袜预防深静脉血栓时，必须关注弹力袜的压力值以及穿着是否正确。

二、压力绷带

现有的压力绷带系统包括不同层数的绷带用于对下肢进行加压治疗。根据压力绷带的弹性，一般可将其分为无弹性压力绷带和弹性压力绷带。从14世纪开始，人们就已经应用压力绷带成功地治疗了下肢静脉性溃疡。1854年，Unna发明了弹力套靴（Unna boot，以下简称"Unna靴"），并成功取得临床效果，将下肢静脉疾病的压力治疗又向前推进了一步。

（一）无弹性压力绷带

无弹性压迫治疗的最常见方法就是Unna靴，一种浸有氧化锌或炉甘石（含有或不含有甘油）的单一成分无弹性湿绷带，在湿敷用后会变硬。Unna靴比较廉价，现有3或4英寸（1英寸=2.54cm）宽的几种市售产品。Unna靴易于使用，与安慰剂或水活性敷料（hydroactive dressing）相比有更高的溃疡愈合率。

无弹性压迫治疗仅在肌肉收缩时提供高的压力，因此该压力在走动时存在，在静息状态时则消失,无静息压力。由于无弹性绷带不能随腿部体积的变化而变化,故加压的程度不是持久不变的,会随着使用时间的延长而下降。对下肢水肿患者而言,长时间站立时因肢体水肿,直径增加,从而导致无弹性绷带的压力增加;而在腿部抬高时因水肿减轻,肢体直径减少,从而导致压力减少。所以无弹性绷带不能顺应腿部直径的改变而改变,其维持压力的能力劣于弹力绷带。有报道显示,在应用无弹性绷带进行加压包扎后的1h,由于肢体直径的迅速减小,静息状态下绷带下压力将下降约25%。无弹性绷带的缺点还在于因溃疡处的恶臭渗出液蓄积需要频繁更换绷带。

(二)弹性压力绷带

现有多种弹性绷带系统都可给下肢提供弹性压力,包括弹性包扎绷带、低张力绷带或专门的多层绷带系统。弹性包扎绷带提供压力较低,目前已使用较少。多层绷带系统通常由2~4层材料组成,至少包含一层由羊毛或脱脂棉组成的吸收层(常是紧贴皮肤的第1层)和一层弹性层。一些绷带包扎系统会省略填充层。最外层附着于其底面一层,以防止该绷带滑动。不同于Unna靴,弹性加压系统能适应腿部尺寸的变化,从而在活动和休息期间维持压迫作用。吸收层还可以减少液体渗透至绷带。

第二节 动态压力治疗

动态压力治疗即IPC,是一种新型的不涉及包扎的加压形式。由于IPC可动态地促进下肢血液回流,它不仅在舒适度上更适用于不能耐受静态加压的患者,其促进回流的效率也较弹性绷带和弹力袜更强。除了可以产生外部压力,间歇性加压还可促进纤维蛋白溶解,这是IPC减少纤维化和促进静脉性溃疡愈合的一种潜在重要机制。对于不能耐受或应用弹力袜可能无效的患者,例如病态肥胖、严重水肿和/或脂肪皮肤硬化症患者,IPC则可产生有益的生理变化,包括对血流动力学、血液学和内皮的有益作用,这些变化可能对这些患者的初始治疗有帮助,并且可能促进静脉溃疡愈合。然而,IPC不应该用于存在心力衰竭所致水肿或急性蜂窝织炎的患者。

IPC最早由英国塔利(Talley)医学设备公司首先应用。据《医学工程家》第10卷第1期(1980年)报道,IPC那时已在英国使用了7年,并已证明,IPC对于预防和治疗静脉回流不畅及其各种术后并发症极其有效。国内最早引进IPC可追溯到1987年,北京协和医院邱贵兴、叶启彬等将IPC应用于全髋关节置换术后患者下肢深静脉血栓(deep vein thrombosis,DVT)的预防。20世纪90年代,IPC的应用范围逐渐推广,其适应证也从DVT的预防拓展到下肢静脉性溃疡的治疗。

2012版《美国胸科医师协会抗栓与血栓预防临床实践指南》提到,深静脉血栓形成低风险者(Caprini得分≤2分)建议应用物理预防,且优先推荐IPC;对于中度至高度风险者(Caprini得分≥3分),如果同时存在较高的大出血风险或者出血并发症,建议应用物理预防,直到出血风险降低可以改用或联合药物预防。2016年《中国普通外科围手术期血栓预防与管理指南》借鉴美国胸科医师协会指南,在禁忌与适用人群方面,国内外指南一致。

IPC可通过充气加压,在短时间内使下肢静脉血流加速,通过调节不同的压力参数,充气装置得以均匀膨胀或者逐级加压。不同研究中,IPC的压力和充、放气周期可选择范围较广,通常情况下,在脚踝、小腿和大腿处分别施加45mmHg、35mmHg和30mmHg的压力,在提高静脉血流速度方面均有积极的效果,故无需对压力过于强调。腓肠肌施加40mmHg压力时,股静脉最大血流速度为35~60cm/s(速度接近静息时250%)。

IPC套筒的款式较多,选择款式时要考虑患者的舒适度。回顾文献并结合临床经验,总结出以下常见影响舒适度的不足:①套筒直径大小和长短选择有限,不能对所有患者适用;②套筒过紧或闷气潮湿导致不适;③套筒尼龙搭扣粘合不紧,易松弛;④长时间使用时导致患者床上活动不便或影响睡眠。因此在选择款式时,要结合患者的意愿。现有国外研究倾向于选择仅覆盖小腿的款式,而国内尚未有这方面的报道,因此,国内可结合患者舒适度开展更多关于IPC款式选择的研究。

NICE指南推荐患者从入院即开始连续使用IPC,直到术后患者有完全移动能力时停止。美国胸科医师协会建议患者每日使用时间大于18h。《中国普通外科围手术期血栓预防与管理指南》采纳了美国胸科医师协会的建议,但工作中会因设备数量不足、患者经济负担、舒适度等问题,不能实现每日18h以上的使用。因此今后需开展对IPC预防深静脉血栓最短有效使用时间、频次和持续使用时间的研究。国内学者谢煜等描述了IPC在骨科大手术患者中的应用,认为临床上正在开始把使用时间逐渐转向术前、术中等早期、全程干预,这与快速康复外科中预防血栓的理念吻合。一些快速康复研究也涉及了从术中开始使用IPC。

参 考 文 献

[1] 肿瘤与血栓专家共识委员会.肿瘤相关静脉血栓栓塞症的预防与治疗中国专家指南(2015版)[J].中国肿瘤临床,2016,43(7):274.
[2] 郑月宏,梅家才,汪涛.下肢静脉曲张治疗精要[M].南京:东南大学出版社,2016:15-18.
[3] 郑月宏,刘丽.糖尿病足综合诊治[M].北京:人民卫生出版社,2016:37-40.
[4] 郑月宏,卞策,李春民.腔静脉外科学[M].北京:中国科学技术出版社,2014:45-49.
[5] ROBERT BR. Rutherford's Vascular Surgery[M]. 8 edition. 北京:人民卫生出版社,2014.
[6] 汪忠镐.汪忠镐血管外科学[M].杭州:浙江科学技术出版社,2010:234-235.
[7] BEEBE-DIMMER JL, PFEIFER JR, ENGLE JS, et al. The epidemiology of chronic venous insufficiency and varicose vein[J]. Ann Epidemiol, 2005, 15(3): 175-184.
[8] MARTIN HA. The India-Rubber-Bandage for ulcer and others diseases of the legs[J]. BMJ, 1878, 2(930): 624-626.
[9] SIGEL B, EDELSTEIN AL, SAVITCH L, et al. Type of compression for reducing venous stasis: A study of lower extremities during inactive recumbency[J]. Arch Surg, 1975, 110(2): 171-175.

第二章

下肢静脉解剖与静脉病变

第一节　下肢静脉解剖

一、下肢浅静脉

下肢的浅静脉位于肌筋膜（又称深筋膜）上方，主要的浅静脉是大隐静脉（great saphenous vein, GSV）和小隐静脉（small saphenous vein, SSV）。大腿部的大隐静脉位于深筋膜和隐筋膜之间、隐筋膜的隐静脉小室内。小隐静脉是小腿后方最重要的浅静脉。隐间静脉（又称 Giacomini 静脉）位于大腿后方，连接大隐静脉和小隐静脉。在小腿和大腿部位有前、后的隐静脉属支。隐股静脉汇合处是腹股沟静脉的汇合处，包括大隐静脉和旋髂浅静脉、腹壁浅静脉、阴部外静脉（股内侧浅静脉、股外侧浅静脉）。

1. 足背静脉弓　由趾背静脉汇合成，位于跖骨远侧端皮下。
2. 大隐静脉　为全身最长的皮下静脉。起自足背静脉弓的内侧端，经内踝前方，沿小腿内侧伴随隐神经上行，过膝关节内侧，绕至股骨内侧髁后方，再沿大腿内侧上行，并逐渐转至前面，在耻骨结节下方约 3cm 处，穿过隐静脉裂孔注入股静脉。在隐静脉裂孔附近有 5 条属支：股内侧浅静脉、股外侧浅静脉、旋髂浅静脉、腹壁浅静脉和阴部外静脉。当下肢静脉曲张需做大隐静脉高位结扎切除术时，应将其属支全部结扎，以防复发。大隐静脉在内踝前方位置表浅而恒定，是静脉输液或切开的常用部位。
3. 小隐静脉　起自足背静脉弓的外侧端，经外踝后方，沿小腿后面中线上行至腘窝，穿深筋膜注入腘静脉。大、小隐静脉之间有交通支相互连接，并借穿静脉与深静脉相通。穿静脉内也有瓣膜，开向深静脉。小腿部的穿静脉和瓣膜数目比大腿多。当瓣膜功能不全时，小腿部易发生静脉曲张。
4. 交通支静脉　交通静脉在下肢静脉中占有重要地位。下肢浅、深静脉之间和大、小隐静脉之间都有许多交通支互相沟通。大腿部浅、深静脉之间的交通支主要位于缝匠肌下、内收肌管和膝部三处，小腿部以内踝交通静脉和外踝交通静脉最重要。内踝交通静脉有 3 支，引流小腿下 1/3 内侧面的静脉血；外踝交通静脉引流小腿下 1/3 外侧面的静脉血。它们的瓣膜功能不全往往与大、小隐静脉曲张的发生和静脉淤滞性溃疡的形成有密切关系。大、小隐静脉之间最重要的一个交通支位于膝部附近。

二、下肢深静脉

深静脉和下肢、骨盆的主要动脉相伴行。小腿的深静脉（胫前静脉、胫后静脉、腓静脉）是成对出现的结构，腘静脉和股静脉也常成对出现。腓肠肌静脉以及比目鱼肌静脉是重要的深静脉属支。旧的名词"股浅静脉"被新的名词"股静脉"替代。股静脉连接腘静脉和股总静脉。

盆腔静脉包括髂外静脉、髂内静脉、髂总静脉，汇入下腔静脉（inferior vena cava, IVC）。大的生殖腺静脉在右侧汇入下腔静脉，在左侧汇入左肾静脉。

三、交通支静脉（穿静脉）

交通支静脉，又称穿静脉（perforating vein）或穿通支静脉，连接浅静脉与深静脉，走行于分离深浅静脉的深筋膜中。下肢最重要的穿静脉是小腿中部的穿静脉。胫后静脉的穿静脉（在旧的命名系统里称为Cockett穿静脉）连接大隐静脉后方的属支，形成低、中、高穿静脉群，这些穿静脉位于内踝后方（低）、距离足踝下缘7~9cm（中）以及10~12cm（上）。这些穿静脉与胫骨内侧缘的距离通常是2~4cm。胫骨周围的穿静脉连接大隐静脉主干与胫后静脉。在大腿远端，股管的穿静脉直接连接大隐静脉和股静脉。

四、静脉瓣

静脉瓣是静脉血管内壁上的一种结构，是内膜折叠而形成的半月形皱襞，薄而柔软，凸侧缘附着于血管壁，凹缘向近心方向游离。多成对排列，在一些较小的静脉血管内偶有单瓣存在。主要功能是防止血流逆流或改变血流方向。静脉瓣存在于一般中等静脉，分布很不平衡。一般规律是：受地心引力较大、血液回流比较困难部位的静脉瓣特别发达，反之则完全无瓣或数目较少。例如四肢的静脉瓣最多，下肢又多于上肢；中等管径的静脉其静脉瓣一般都比较丰富，而小静脉和大静脉干内很少有瓣。无静脉瓣或静脉瓣受损伤的静脉容易发生静脉曲张。

在下肢浅静脉中，大隐静脉通常至少有6个瓣膜（瓣膜个数范围4~25），正常人群中有85%在距离隐股静脉交界处（sapheno-femoral junction, SFJ）2~3cm有一个瓣膜；小隐静脉通常平均有7~10个瓣膜（瓣膜个数范围4~13）。下肢深静脉也有瓣膜，大约63%股总静脉和髂外静脉有瓣膜，一般只有一个瓣膜。大约37%的股总静脉和髂外静脉没有瓣膜。10%的髂内静脉有一个瓣膜，9%的属支静脉有瓣膜。

第二节 下肢血流动力学

单位时间内静脉回流量取决于外周静脉压和中心静脉压的压差，以及静脉对血流的阻力。故凡能影响外周静脉压、中心静脉压和静脉阻力的因素，均能影响静脉回流。

1. 心脏收缩力量　如果心脏收缩力量强，射血时右心室排空完全，剩余血量少，中心静脉压低，那么其抽吸心房和大静脉血液流回心室的力量就越大，静脉回流的量就多，反之则少。

2. 体位改变　当身体由卧位转为直立位时，由于血液的重力作用，心脏水平以下的静脉扩张，容纳血量增多，回心血量减少。如果站立时间过长，会使下肢和腹腔静脉容纳血量增多，血液长时间淤滞在静脉管腔内，回心血量减少。反之，人由直立位转为卧位时，由于血液失去了重力的作用,静脉回流将加速。体位对静脉回流的影响,在高温环境和体弱者身上更为明显。

3. 骨骼肌的挤压作用　人体在站立位时,若下肢肌肉进行运动,特别是节律性的收缩与舒张,可以促进静脉血液回流。当肌肉收缩时,会挤压肌肉内的静脉血管,使静脉血回流加速;当肌肉舒张时,静脉内压力降低,有利于微静脉和毛细血管中的血液流入静脉,使静脉充盈。静脉内有瓣膜,骨骼肌收缩时瓣膜开启,静脉血液流向心脏,而在肌肉舒张时瓣膜关闭,血液也不能倒流。骨骼肌的这种节律性的收缩与舒张,犹如对静脉内的血液起着泵的作用,称为"静脉泵"或"肌肉泵"。

在较长时间剧烈运动结束时,如果骤然停止并站立不动,由于肌肉泵消失,加上重力作用,会使大量静脉血聚集于下肢的骨骼肌中,回心血量减少,心输出量随之减少,动脉血压迅速下降,使脑部暂时供血不足而出现晕厥,这种现象称为重力性休克。为了避免重力性休克,在剧烈运动后,应继续慢跑或走一段时间,以利用肌肉泵的作用,促进静脉血回流。

4. 呼吸运动　呼吸运动会影响中心静脉压,进而影响静脉回流量。吸气时胸内压降低即负压增大,有利于静脉回流;呼气时则相反。而在憋气时,由于胸内压显著升高,使静脉回流受阻,常表现为面红耳赤,颈静脉怒张。如果憋气时间过长,会导致心输出量大幅减少,脑部供血不足,出现晕厥。

第三节　下肢静脉疾病的病理学因素

静脉疾病从病理生理学上可被分为阻塞性疾病和反流性疾病两大症候群。在静脉疾病的诊断和治疗过程中,临床医生不仅需要考虑静脉壁自身发育异常所造成的病理学问题,而且还需要考虑到静脉血流动力学变化所造成的压力性病变因素,通过对患者具体病因的综合性分析,开展针对性的治疗,才可能获得更为理想的诊疗效果。

在对静脉疾病的血流动力学病因以及相应压力治疗的物理学原理进行分析评价之前,需要先了解在静脉循环中涉及哪几个方面的血流动力学因素。以下肢静脉疾病为例,下肢静脉内血液是如何对抗地球重力作用,使外周血液始终保持向心回流的方向?目前的研究表明,主要涉及五个方面的作用机制:①下肢的腿部骨骼肌(尤其小腿肌肉群)和静脉瓣膜共同承担了静脉血液回流所必备的肌肉泵功能;②站立和平卧的体位变化会影响个体静脉压的高低;③心脏自身的收缩作用产生的抽吸力会促进静脉血液的回流;④呼吸运动造成的胸腹腔静脉跨壁压的变化也会影响到外周静脉血液的回流;⑤下肢主干静脉及皮肤毛细血管端的静脉阻力对静脉回流的影响同样不能忽视。总之,通过上述多个方面的复合性功能调节,静脉系统不仅能够容纳大量的血液,而且能够调节自身血管的张力,迅速地重新分配全身血容量,维持60%~80%的循环血量被储存在微循环和中小静脉中,发挥稳定机体心脏充盈压的作用。

上述作用对维持体循环稳定发挥了不可忽视的积极作用,尤其在体位变化的时候。一般情况下,人体每天的运动和体位改变会导致静脉压发生较大的变化。例如,一位体重75kg、身高约175cm的人,其直立位时足部的平均静脉压约为100mmHg,但这个压力在步行(在7~12步内)和平卧位的时候则会显著下降至平均22mmHg。仰卧位时,下肢静脉与右心房之间的压力差有10~20mmHg,当外部压力大于10~20mmHg时,下肢静脉的管径就会缩小;而在站立位的时候,至少需要35~40mmHg的外在压力才可以造成下肢静脉管腔的缩窄，从而影响下肢的静脉泵血功能。此时，大腿、小腿和足底静脉丛的肌肉泵活动发挥了重要的促进静脉血回流、降低静脉压的作用。有研究表明，在肌肉收缩时小腿肌肉泵可产生高达 200mmHg 的压力，将小腿静脉血的 40%~60%（100~150ml）挤压回心脏。Ludbrook 等通过实验进一步证明小腿肌肉泵的作用比大腿肌肉泵的作用更为重要：在小腿和大腿同时剧烈运动时，大约会有 65% 的小腿血液被排出下肢，而同时却只有大约 15% 的大腿血液被排出下肢回流心脏。值得一提的是，在下肢的大、小隐静脉和深静脉系统之间还存在着诸多的交通静脉，解剖学发现小腿的交通支静脉较大腿更多更复杂。通常认为交通静脉在静脉回流中发挥着至关重要的作用，尤其对于小腿下段内侧皮肤、皮下组织的静脉回流而言，除了经隐静脉回流心脏外，还会经交通支静脉直接向深静脉回流。小腿部位的深静脉所承受的重力作用最大。小腿部交通静脉一般均在肌肉泵的下方，当肌肉泵收缩时所承受的反向压力最高，容易发生瓣膜关闭不全，也是静脉性溃疡最为常见的区域。因此，小腿也被作为当前下肢静脉阻塞或反流性疾病中静脉压力治疗的关键作用靶点。

第四节　下肢血管疾病的发展阶段

慢性静脉疾病正确治疗的基础是正确的诊断和疾病严重程度的分级。完善临床分级后才能进行静脉疾病患者的症状和实验室评价。

早在 1978 年，Widmer 就对慢性静脉疾病进行了分类，此后十余年间，国外静脉外科专家相继提出了多种对于慢性静脉疾病的诊断和评估治疗的方法，但这些方法对疾病的评估不够全面，可操作性不强，故一直未被广泛地应用。直至 1994 年，美国静脉论坛（American Venous Forum，AVF）专门委员会提出了静脉分类系统（clinical signs、etiology、anatomy、pathophysiology，CEAP）。顾名思义，这个系统根据患者的临床表现（clinical signs，C）、病因学（etiology，E）、解剖学（anatomy，A）和病理生理学（pathophysiology，P）来进行分类（表 2-1）。其中，解剖学分类涉及的静脉节段见表 2-2。

表 2-1　慢性静脉功能不全的 CEAP 分类

类别	分级	描述
临床表现（C）	C0	无可见的静脉疾病症状
	C1	毛细血管扩张症和/或网状静脉丛
	C2	静脉曲张
	C2r	复发的静脉曲张
	C3	水肿
	C4	继发于慢性静脉疾病的皮肤和皮下组织的改变
	C4a	色素沉着和/或湿疹
	C4b	脂质硬皮病和/或白色萎缩症
	C4c	环状静脉扩张
	C5	愈合期溃疡
	C6	活动性溃疡
	C6r	复发的活动性静脉溃疡

续表

类别	分级	描述
病因学（E）	Ep	原发性
	Es	继发性（PTS，创伤）
	Esi	继发性-静脉内病因
	Ese	继发性-静脉外病因
	Ec	先天性（KT综合征）
	En	病因未知
解剖学（A）	As	浅静脉7个静脉段
	Ad	深静脉16个静脉段
	Ap	交通支静脉2个静脉段
	An	位置不确定
病理生理学（P）	Pr	反流
	Po	阻塞
	Pro	反流和阻塞
	Pn	病理生理不确定

表2-2　CEAP分级　解剖分类涉及的静脉节段

解剖分级	描述		
As	浅静脉		
	旧	新	
	1.	Tel	毛细血管
	1.	Ret	网状静脉
	2.	GSVa	膝上大隐静脉
	3.	GSVb	膝下大隐静脉
	4.	SSV	小隐静脉
		AASV	前副隐静脉
	5.	NSV	非隐静脉的其他浅静脉
Ad	深静脉		
	6.	IVC	下腔静脉
	7.	CIV	髂总静脉
	8.	IIV	髂内静脉
	9.	EIV	髂外静脉
	10.	PELV	盆腔静脉
	11.	CFV	股总静脉
	12.	DFV	股深静脉
	13.	FV	股静脉
	14.	POPV	腘静脉
	15.	TIBV	小腿（胫）静脉
	15.	PRV	腓静脉

续表

解剖分级	描述		
	15.	ATV	胫前静脉
	15.	PTV	胫后静脉
	16.	MUSV	肌肉静脉
	16.	GAV	腓肠肌静脉
	16.	SOV	比目鱼肌静脉
Ap			穿通支
	17.	TPV	大腿穿通静脉
	18.	CPV	小腿穿通静脉
An	未确认静脉解剖位置		

相对于早期的静脉分类系统，CEAP分类系统更全面、更具有实用性及可操作性，能够较准确地描述下肢静脉疾病的严重程度和病变范围，能够反映术前、术后的临床表现并评估疗效，为各国学者提供了一个规范和框架。

基础CEAP分级是简化版本，更适宜临床应用，但没有完整CEAP分级的细节，后者更适用于研究。例如Meissner等人详细描述的完整CEAP分级，一个原发的、症状性静脉曲张和全部隐静脉及穿静脉功能不全（表2-2中解剖节段2、3和18）的患者、存在一个愈合的小的静脉溃疡和皮肤色素沉着，完整的CEAP分级应该是C2,4a,5,sEpAs,pPr2,3,18。应用基础CEAP分级，同样的患者应该描述为C5,sEpAs,pPr。在基础CEAP分级中，只有最高级别的评分标记临床分类（如上例中C2,4a,5,s临床级别最高为5，故只标记为C5），并且只需标注主要的解剖分组（s、p或者d）。

CEAP分类的修订版加入了两个要素：检查日期和诊断评价的级别：

级别1：病史，体格检查，多普勒检查（手提式）。

级别2：非侵入性多普勒检查，容积描计仪。

级别3：侵入性或复杂评价——静脉造影、静脉压力测量、血管内超声、CTV、MRV。

诊断的准确度随着影像学和侵入性手段的增加而增加。CEAP分类中加入记录检查的日期和方法可以采用如下格式：

完整CEAP分级：C2,4a,5,sEpAs,p,Pr2,3,18（级别2，×年-×月-×日）

基础CEAP分级：C5,sEpAs,p,Pr（级别2，×年-×月-×日）

慢性静脉疾病（chronic venous diseases,CVD）患者应用CEAP分级的主要目的是鉴别原发性静脉疾病和先天性静脉疾病，尤其是与继发性静脉疾病、血栓后静脉功能不全相鉴别。评价和治疗以上三种疾病的方法是完全不同的。

第五节 下肢血管疾病分级评估

临床评估的目的不仅是判断所见到的症状和体征以及静脉疾病的类型（原发的、继发的和先天性的），而且要排除其他病因学的因素，包括周围血管疾病、类风湿病、感染、肿瘤、变态反应等。通过询问病史和体格检查，可以获得患者症状体征方面的信息以及可以用于确诊和排除诊断的一些线索,最后再对疾病的严重程度做出评估。

一、询问病史

完整的病史采集可以评价患者疾病等级以及明确是否为原发、继发或先天性静脉曲张。对于因静脉曲张就诊的患者,应该详细询问既往是否有 DVT 或血栓性静脉炎病史、服药史(特别是避孕药)、吸烟、怀孕、静脉曲张及血栓性疾病的家族史。对于绝经期前的女性静脉曲张患者,还应该询问是否有盆腔充血病史(骨盆区域酸疼、沉重感、性交困难等)。高龄是静脉曲张及慢性静脉功能不全的重要的高危因素。有阳性的家族史、女性、多次分娩也是静脉曲张的危险因素。同样,阳性家族史以及肥胖是慢性静脉功能不全的危险因素。部分下肢静脉曲张的患者通常没有任何不适症状,进行治疗往往与对美容的需求有关,并受心理因素影响。对于因曲张静脉影响美观进而影响心理状态的患者,应先了解其生活质量。

静脉曲张以及更严重的慢性静脉疾病的相关症状包括麻刺感、疼痛、烧灼感、肌肉抽筋、下肢肿胀、搏动感或重物感、皮肤瘙痒、下肢不自主运动、下肢疲劳感等。这些症状提示慢性静脉疾病,特别是症状白天逐渐加重,或者受热可以加重,可以通过休息或者抬高患肢或使用弹力袜、绷带来缓解。

运动中以及运动后的下肢疼痛可以通过休息以及抬高患肢来缓解(静脉性跛行),常见于静脉回流障碍性疾病如既往有 DVT 病史、髂静脉狭窄或闭塞(May-Thurner 综合征)。弥漫性疼痛常见于隐静脉系统主干反流,而局部疼痛常见于静脉循环障碍导致的肿胀。

寻找发病诱因,有助于疾病的诊断。手术后、外伤、妇女分娩后长期卧床、下肢感染和恶性肿瘤等,容易发生下肢深静脉血栓,其肢体疼痛的部位与血栓阻塞的部位有关。如发病急骤,突发腹股沟区(股三角区)明显胀痛和有压痛,随后出现下肢广泛性肿胀,则为髂股静脉血栓形成。小腿痛明显、肿胀,则为腘静脉血栓形成。而小腿肌肉静脉丛血栓形成,发病大多隐匿,仅有轻微胀痛、肿胀,常被忽视。

二、体格检查

CVD 患者下肢临床检查中,推荐视诊(是否有毛细血管扩张、静脉曲张、水肿、皮肤颜色改变、环状静脉扩张、脂性硬化、溃疡等)、触诊(条索感、静脉曲张度、压痛、硬化程度、反流、搏动、震颤、腹股沟或腹部肿块等)、听诊(杂音),并检查踝关节活动度。询问患者慢性静脉疾病的症状,如麻刺感、疼痛感、烧灼感、肌肉痉挛、下肢肿胀、搏动感或重物感、皮肤瘙痒、下肢不自主运动、下肢疲劳感等。

对静脉疾病的评估应集中于体征,且在温暖、光线良好的诊室内进行,包括评价曲张静脉的大小、位置、分布等。视诊和触诊是检查的重要部分,听诊对于静脉畸形以及动静脉瘘的诊断尤为重要。对于静脉扩张和静脉瘤,应注意要记录对静脉触诊时的压痛、震颤、杂音或搏动,以排除潜在的周围动脉疾病。另外,应记录是否有蜘蛛痣和毛细血管扩张(出生后即发现一侧的静脉曲张以及相关的毛细血管畸形可能提示存在先天性的静脉畸形如 Klippel-Trénaunay 综合征)、甲癣或抓痕,并进行完整的触诊检查。大隐静脉的瘤样扩张可能被误诊为股疝,反之亦然。应注意是否有肢体肿胀(肿胀呈凹陷性,还是非凹陷性,以及肿胀持续的时间)、色素沉着与否、有无脂质硬化、湿疹、皮炎、皮肤脱色、皮温升高、已愈合或活动性溃疡等。这些体格检查可以通过手持多普勒设备来完善。

应检查踝关节的活动性，因为严重的静脉疾病患者通常踝关节活动度下降。评价肢体和脚部的感觉和运动功能可以鉴别糖尿病性神经病变和潜在的神经病学问题。腹部包块或淋巴结病可能是发现静脉受压和流出道梗阻的线索。

环状静脉扩张（corona phlebectatica）是扇形分布的扩张真皮内静脉，多出现在脚踝周围或足背部，可以作为严重静脉疾病的早期征象。应记录曲张静脉的分布区域模式：会阴部、外阴部和腹股沟区的静脉曲张提示髂静脉受压，或为性腺静脉功能不全造成的盆腔淤血综合征的表现；阴囊静脉曲张可能是男性性腺静脉功能不全的表现，与左肾静脉在肠系膜上静脉和腹主动脉间受压（胡桃夹综合征）导致回流障碍有关，偶因下腔静脉受损以及肾脏肿瘤压迫性腺静脉引起；大腿上部的静脉曲张可能由于臀下静脉反流引起。

检测大隐静脉、穿静脉、深静脉功能状态的经典止血带试验（Trendelenburg 试验、Ochsner-Mahorner 试验、Perthes 试验）目前已经很少应用，只适合在很少的情况下如无法进行多普勒超声检查时进行。大隐静脉远端的触诊和近端的叩诊是一种简单实用的检测静脉瓣功能不全的方法。

体格检查的内容包括以下几个方面：

1. 皮肤颜色　观察皮肤颜色及温度可以估计肢体血液循环状况。正常皮肤的颜色为淡红色，有光泽，富有弹性。皮肤的异常改变有发红、发绀、苍白等。①下肢深静脉功能不全继发小腿下段交通静脉功能不全时，小腿远端有皮肤营养障碍性变化，如皮肤纤薄、脱屑、趾甲变性、毛发稀少、色素沉着、湿疹等；②肢端皮肤苍白并伴有皮肤温度降低，往往意味着慢性动脉供血不足；③肢体剧烈疼痛和皮肤厥冷要考虑到急性动脉栓塞；④肢体皮肤起红线可能与淋巴管炎或血栓性浅静脉炎有关。

2. 溃疡　下肢静脉曲张和下肢深静脉血栓形成后，后期由于深静脉瓣膜和交通支静脉瓣膜被破坏，出现下肢静脉高压、淤血和缺氧，皮肤也发生营养障碍改变（皮肤、皮下组织纤维性硬化，皮肤色素沉着，呈棕褐色）。轻微外伤就容易发生下肢淤血性溃疡，且常位于特定的部位——小腿下 1/3 内侧和外侧（踝区，交通支静脉处）。

动脉供血不足和静脉回流性障碍均可有慢性溃疡，动脉性溃疡和静脉性溃疡的区别见表 2-3。

表 2-3　动脉性溃疡和静脉性溃疡的区别

溃疡类型	好发部位	色素沉着	边缘	深度	疼痛	分泌物
动脉性溃疡	肢端	轻	锯齿状	深	较重，肢体下垂可减轻	少
静脉性溃疡	足靴区	重	不规则	浅	轻或无，抬高肢体可减轻	多

3. 温度　急性下肢静脉血栓形成——发作时肢端发凉，缓解后皮肤温度复升；血栓性静脉炎——局部皮温升高；肢体动静脉瘘——患处血流量增加，皮温升高。

4. 感觉异常或麻痹　静脉高压或手术后改变常引起神经感觉异常，轻者表现为皮肤有蚁行感，重者患肢麻痹伴深浅感觉迟钝或消失。

5. 营养障碍性改变　慢性静脉功能不全疾病患者由于静脉高压、淤血，常出现皮肤干燥、色素沉着、脱屑，甚至肢端出现瘀斑、瘀点、溃疡。

6. 汗毛、趾（指）甲生长情况　由于肢体血液循环障碍，足部和小腿汗毛脱落；趾（指）甲生长缓慢、干厚、变形、凹陷或嵌甲样生长。容易发生甲沟炎，引起溃疡或坏疽。

7. 肢体肿胀　下肢深静脉血栓形成时，肢体肿胀的范围与血栓部位有关。①小腿肌肉静脉丛血栓形成：小腿肿胀和压痛，特异性查体为直腿伸踝试验阳性，即 Homans 征。检查时嘱患者下肢伸直，做被动或主动踝关节过度背屈动作，如出现小腿剧痛常提示血栓形成。这是因为腓肠肌静脉丛血栓形成时，由于腓肠肌和比目鱼肌被动拉长而刺激小腿肌肉内病变的静脉所致。②腘静脉血栓形成：足踝部和小腿下部肿胀且饱满，有紧韧感和压痛。③髂股静脉血栓形成：为整个下肢广泛性肿胀、增粗，有明显胀痛和压痛。两下肢广泛明显肿胀，腰部和下腹壁肿胀，出现下腹壁和会阴部浅静脉扩张者，应考虑两侧髂股静脉血栓形成或下腔静脉梗阻。无论是小腿肌肉静脉丛血栓形成，血栓向上顺行伸延扩展，或是原发性髂股静脉血栓形成，血栓向下逆行伸延扩展，均可累及整个下肢深静脉系统，临床上比较常见。急性髂股静脉血栓形成，如伴有肢体动脉痉挛时，则患肢剧烈疼痛、严重肿胀。

三、评估

目前国际上推荐使用基本的 CEAP 评分以记录 CVD 患者的临床分类、病因学、解剖、病理生理，而对于 CVD 的严重程度，推荐使用改良的静脉疾病临床严重程度评分系统来分级。

CEAP 分级，是包括了症状、体征的准确评价方法。然而，CEAP 分级包括了过多的固定要素，特别是对于 C4 级和 C5 级病变来说，并不是特别适用于术后评价。

Rutherford 等人于 2000 年阐述了静脉疾病临床严重程度评分表（venous clinical severity score, VCSS）（表 2-4），已经在既往几个研究中成功应用于评价症状体征变化和治疗效果。VCSS 评分基于医师对 CVD 患者 9 个临床症状体征的评价，包括疼痛、曲张静脉、水肿、静脉功能不全的体征和静脉溃疡。压力治疗的依从性也在评价系统中。VCSS 评分与 CEAP 分级、超声评价静脉瓣关闭不全或阻塞有良好的相关性。

最近，VCSS 评分进行了修订（表 2-5），明确了以往模糊的概念，更新了相关术语，简化了第一版的翻译。目前的 VCSS 评分融合了患者反馈结局评分工具（PRO）的主要内容。假

表 2-4　静脉疾病临床严重程度评分表（VCSS）（2000）

症状		0 分	1 分	2 分	3 分
疼痛		无	偶有，活动不受限	每日，活动中度受限	每日活动严重受限，需镇痛剂
静脉曲张		无	少，散在	多，大隐静脉区	广泛，累及小腿和大腿
静脉水肿		无	傍晚，踝部	下午，踝以上	早晨，踝上，需抬高肢体
色素沉着		无	局部且陈旧	扩散或新鲜	广泛且新鲜
炎症		无	轻度，溃疡周边	中度，累及小腿下 1/3	重度，累及小腿下 1/3 以上
硬结		无	局限，<5cm	内/后侧，小腿下 1/3	小腿下 1/3 以上
活动性溃疡	数量	0	1	2	>2
	持续	无	<3 个月	3~12 个月	>12 个月
	大小	无	直径 <2cm	直径 2~6cm	直径 >6cm
压力治疗		无	间断使用弹力袜	长期使用弹力袜	全天弹力袜+抬高患肢

表 2-5 静脉疾病临床严重程度评分表（VCSS）修订版（2011）

症状	0分	1分	2分	3分
疼痛或其他不适（酸痛、沉重感、疲劳感、酸胀、烧灼感）：推测静脉起源	无	偶尔疼痛或其他不适	经常每日疼痛或其他不适（如影响日常工作、生活，但不妨碍）	每日疼痛或其他不适（严重影响并妨碍日常工作、生活）
曲张静脉：站立位测量"曲张静脉"直径大于等于 3mm	无	很少、散发（如孤立的属支或静脉丛，包括踝部潮红）	累及小腿或大腿	累及小腿和大腿
静脉水肿：推测静脉起源	无	局限于脚胸踝部	超过脚踝限于膝下	超过膝盖及以上
皮肤色素沉着：推测静脉起源，不包括曲张静脉表面的色素沉着以及其他慢性疾病引起的（如紫癜性皮炎）	无或局限	局限于踝周	小腿下 1/3 弥漫性分布	小腿下 1/3 以上弥漫性广泛分布
炎症：不仅是近期的色素沉着（如红斑、蜂窝织炎、静脉性湿疹、皮炎）	无	局限于踝周	小腿下 1/3 弥漫性分布	小腿下 1/3 以上弥漫性广泛分布
硬结：推测静脉起源的皮肤及皮下改变（如伴随纤维化的慢性水肿，包括白色萎缩症、脂肪硬皮病）	无	局限于踝周	小腿下 1/3 弥漫性分布	小腿下 1/3 以上弥漫性广泛分布
活动性溃疡数量	0	1	2	≥3
最长活动性溃疡持续时间	无	<3 个月	3~12 个月	>12 个月
最长活动性溃疡大小	无	直径 <2cm	直径 2~6cm	直径 >6cm
压力治疗	不适用	间断使用弹力袜	大多数时候使用弹力袜	完全的依从性：一直使用弹力袜

定每个临床表现的病变都是独立起源的,对每个肢体单独评分。这些修订最近正在一个多中心研究中进行验证。

VCSS 的优势在于可以精细地评价临床干预后的客观改变。每个 VCSS 评价包括很多级别的临床效果分析,包括医疗技术、患者反馈和临床效果。从这个角度来看,修订版 VCSS 评分是唯一一个包括了临床效果和患者反馈结局的评分系统。尽管这个评分是由医师进行管理,但是诸如疼痛的评分内容是由患者根据主观问题进行填写的。

评价一项治疗手段的效果,首选临床效果评价标准,通常结合第二替代治疗效果评价。静脉消融术的指南推荐标准和效果评价方法最近已由美国静脉论坛和国际介入放射协会(the Society of Interventional Radiology)联合编写出版。

1. 临床效果　临床效果主要评价患者经过治疗后症状和体征的改变,如症状改善、曲张静脉复发、皮肤溃疡的治愈和复发等。慢性、进展性 CVD 患者的症状改善,包括生活质量评分和美容效果。

2. 症状缓解　对于 CVD 患者症状改善的评价,我们强烈推荐在临床实践中使用修订版 VCSS 评分。对于慢性进展性静脉疾病患者的研究和临床效果报告,必须使用一个有效的、疾病特异性的生活质量评分工具,如 VEINES 生活质量/症状评分、CIVIQ-2 评分、AVVQ 评分或者 CXVUQ 评分。尽管大多数生活质量评分都包括了疼痛和不适的问题,一个有效的 Likert 疼痛评分也可以同时应用。

3. 疾病严重程度　我们强烈推荐在日常临床实践中使用基础 CEAP 分级联合修订版 VCSS 评分。修订版 VCSS 评分是目前对于 CVD 患者疾病严重程度进展进行随访和评价的最佳工具。

4. 美容效果　评价复发和残留曲张静脉目前仍是一个挑战性的难题,临床医师评价和患者反馈结果仍有明显的差异性。患者满意度与不雅观的曲张静脉治疗后消失直接相关。我们鼓励用治疗前后病变区域照片评价曲张静脉的远期复发和皮肤改变。我们推荐使用术后复发性静脉曲张分级系统(recurrent varicose veins after surgery,REVAS),REVAS 是基于临床医师对于复发和残留静脉描述的分级系统,其分级未来可能会进行修订。

小结

CEAP 下肢静脉分类系统及 VCSS 评分在国外已应用十多年,而在我国尚未普及。2014 年 4 月我国血管外科专家联合发布的《慢性下肢静脉疾病诊断与治疗中国专家共识》中明确了简化后的下肢静脉疾病分类方法及书写方式,这是一个良好的开端。建议广大医务工作者首先在日常工作中把此分类方法应用起来,不但应用于诊断的书写,还应用于治疗前后疗效的评估。在工作中摸索,在工作中完善,不断地普及,不断地应用于临床诊断、治疗以及科研工作,逐渐建立起一套完善的、规范的、属于中国血管外科的下肢静脉疾病分类和评估方法。

参 考 文 献

[1] 张宪生,NEVILLE,尹杰. 血管性腿疼[M]. 北京:北京大学医学出版社,2017:341-343.

[2] 汪忠镐.血管淋巴管外科学[M].北京:人民卫生出版社,2008:278-270.

[3] 王深明.血管外科学[M].北京:人民卫生出版社,2011:310-313.

[4] 谷涌泉,张建.下肢血管外科学[M].北京:人民卫生出版社,2010:123-124.

[5] 蒋米尔,张培华.临床血管外科学[M].北京:科学出版社,2011:97-99.

[6] MUNDY L, MERLIN TL, FITRIDGE RA, et al. Systematic review of endovenous laser treatment for varicose veins[J]. Br J Surg, 2005, 92:11, 89-94.

[7] LUEBKE T, GAWENDA M, HECKENKAMP J, et al. Meta-analysis of endovenous radiofrequency obliteration of the great saphenous vein in primary varicosis[J]. Endovasc Ther, 2008, 15:2, 13-23.

[8] LUEBKE T, BRUNKWALL J. Systematic review and meta-analysis of endovenous radiofrequency obliteration, endovenous laser therapy, and foam sclerotherapy for primary varicosis[J]. Cadiovasc Surg, 2008, 49:23-33.

[9] JIA X, MOWATT G, BURR JM, et al. Systematic review of foam sclerotherapy for varicose veins[J]. Br J Surg, 2007, 94:25-36.

[10] LEOPARDI D, HOGGAN BL, FITRIDGE RA, et al. Systematic review of treatments for varicose veins[J]. Ann Vasc Surg, 2009, 23(2):64-76.

[11] MURAD MH, COTO-YGLESIAS F, ZUMAETA-GARCIA M, et al. A systematic review and meta-analysis of the treatments of varicose veins[J]. Vasc Surg, 2011, 53(Suppl 2):51S-67S.

[12] MEISSNER MH, GLOVICZKI P, BERGAN J, et al. Primary chronic venous disorders[J]. Vasc Surg, 2007, 46(SupplS):54S-67S.

[13] SACKETT DL. Evidence-based medicine[J]. Spine(Phila, Pa 1976), 1998, 23(10):1085-1086.

[14] RUCKLEY CV, MAKHDOOMI KR. The venous perforator[J]. Br J Surg, 1996, 83(11):1492-1493.

[15] PORTER JM, MONETA GL. International Consensus Committee on Chronic Venous Disease. Reporting standards in venous disease: an update[J]. Vasc Surg, 1995, 21(6):35-45.

[16] GLOVICZKI P. Do we need evidence-based medicine in the field of venous diseases?[J]. Perspect Vasc Surg Endovasc Ther, 2004, 16(1):29-33.

[17] MEISSNER MH. Evidence-based medicine and the scientific foundation of the American Venous Forum[J]. Vasc Surg, 2009, 49(24):4-8.

[18] PARTSCH H, FLOUR M, SMITH PC. Indications for compression therapy in venous and lymphatic disease consensus based on experimental data and scientific evidence: under the auspices of the IUP[J]. Int Angiol, 2008, 27:193-219.

[19] NICOLAIDES AN, ALLEGRA C, BERGAN J, et al. Management of chronic venous disorders of the lower limbs: guidelines according to scientific evidence[J]. Int Angiol, 2008, 27:1-59.

[20] HIRSH J, GUYATT G, ALBERS GW, et al. American College of Chest Physicians.

Antithrombotic and thrombolytic therapy: American College of Chest Physicians Evidence-Based Clinical Practice Guidelines (8th edition)[J]. Chest, 2008, 133 (6 suppl): 110S-2S.

[21] ABENHAIM L, KURZ X, Veines Group. The VEINES study (Venous Insufficiency Epidemiologic and Economic Study): an international cohort study on chronic venous disorders of the leg[J]. Angiology, 1997, 48: 59-66.

[22] KURZ X, KAHN SR, ABENHAIM L, et al. Chronic venous disorders of the leg: epidemiology, outcomes, diagnosis and management: summary of an evidence-based report of the VEINES Task Force[J]. Int Angiol, 1999, 18: 83-102.

[23] KHILNANI NM, GRASSI CJ, KUNDU S, et al. Multi-society consensus quality improvement guidelines for the treatment of lower-extremity superficial venous insufficiency with endovenous thermal ablation from the Society of Interventional Radiology, Cardiovascular Interventional Radiological Society of Europe, American College of Phlebology and Canadian Interventional Radiology Association[J]. Vasc Interv Radiol, 2010, 21: 14-31.

[24] American Academy of Dermatology. Guidelines of care for sclerotherapy treatment of varicose and telangiectatic leg veins[J]. Am Acad Dermatol, 1996, 34: 523-528.

[25] The Alexander House Group. Consensus paper on venous leg ulcer[J]. Dermatol Surg Oncol, 1992, 18: 592-602.

[26] RABE E, PANNIER-FISCHER F, GERLACH H, et al. Guidelines for sclerotherapy of varicose veins[J]. Dermatol Surg, 2004, 30 (6): 87-93.

[27] ROBSON MC, COOPER DM, ASLAM R, et al. Guidelines for the treatment of venous ulcers[J]. Wound Repair Regen, 2006, 14: 49-62.

[28] AGUS GB, ALLEGRA C, ANTIGNANI PL, et al. Guidelines for the diagnosis and therapy of the vein and lymphatic disorders[J]. Int Angiol, 2005, 24: 107-168.

[29] LUEBKE T, BRUNKWALL J. Meta-analysis of subfascial endoscopic perforator vein surgery (SEPS) for chronic venous insufficiency[J]. Phlebology, 2009, 24: 8-16.

[30] LUEBKE T, BRUNKWALL J. Meta-analysis of transilluminated powered phlebectomy for superficial varicosities[J]. Cadiovasc Surg, 2008, 49: 57-64.

[31] PALFREYMAN SJ, MICHAELS JA. A systematic review of compression hosiery for uncomplicated varicose veins[J]. Phlebology, 2009, 24 (suppl 1): 13-33.

[32] PALFREYMAN SJ, LOCHIEL R, MICHAELS JA. A systematic review of compression therapy for venous leg ulcers[J]. Vasc Med, 1998, 3: 301-313.

[33] FLETCHER A, CULLUM N, SHELDON TA. A systematic review of compression treatment for venous leg ulcers[J]. BMJ, 1997, 315: 76-80.

[34] SCURR JR, GILLING-SMITH GL, FISHER RK. Systematic review of foam sclerotherapy for varicose veins[J]. Br J Surg, 2007, 94: 7-8.

[35] TENBROOK JA, IAFRATI MD, O'DONNELL TF, et al. Systematic review of outcomes after surgical management of venous disease incorporating subfascial endoscopic perforator surgery

[J]. Vasc Surg, 2004, 39(3): 8583-8589.

[36] BAMIGBOYE AA, SMYTH R. Interventions for varicose veins and leg oedema in pregnancy [J]. Cochrane Database Syst Rev, 2007, 34: 10-16.

[37] TISI PV, BEVERLEY C, REES A. Injection sclerotherapy for varicose veins [J]. Cochrane Database Syst Rev, 2006, 1: 17-32.

[38] O'MEARA S, CULLUM NA, NELSON EA. Compression for venous leg ulcers [J]. Cochrane Database Syst Rev, 2009, 23: 26-28.

[39] PALFREYMAN SJ, NELSON EA, LOCHIEL R, et al. Dressings for healing venous leg ulcers [J]. Cochrane Database Syst Rev, 2006, 34: 11-13.

[40] MEISSNER MH, EKLOF B, SMITH PC, et al. Secondary chronic venous disorders [J]. Vasc Surg, 2007, 46(suppl S): 68-83S.

[41] MEISSNER MH, MONETA G, BURNAND K, et al. The hemodynamics and diagnosis of venous disease [J]. Vasc Surg, 2007, 46(suppl S): 4-24S.

[42] HENKE P, Writing Group I of the Pacific Vascular Symposium 6, VANDY F, et al. Prevention and treatment of the postthrombotic syndrome [J]. J Vasc Surg, 2010, 52(5 Suppl): 21S-28S.

[43] HENKE P, KISTNER B, WAKEFIELD TW, et al. Reducing venous stasis ulcers by fifty percent in 10 years: the next steps [J]. J Vasc Surg, 2010, 52(5 suppl): 37S-38S.

[44] GLOVICZKI P. Handbook of venous disorders: guidelines of the American Venous Forum. 3rd ed [M]. London: Hodder Arnold, 2009: 267-269.

[45] GUYATT G, GUTTERMAN D, BAUMANN MH, et al. Grading strength of recommendations and quality of evidence in clinical guidelines: report from an American College of Chest Physicians task force [J]. Chest, 2006, 129: 74-81.

[46] CAGGIATI A, BERGAN JJ, GLOVICZKI P, et al. Nomenclature of the veins of the lower limb: extensions, refinements, and clinical application [J]. J Vasc Surg, 2005, 41: 19-24.

[47] MOZES G, GLOVICZKI P. New discoveries in anatomy and new terminology of leg veins: clinical implications [J]. Eur J Vasc Endovasc Surg, 2004, 38: 67-74.

[48] EKLOF B, PERRIN M, DELIS KT, et al. Updated terminology of chronic venous disorders: the VEIN-TERM transatlantic interdisciplinary consensus document [J]. J Vasc Surg, 2009, 49(2): 498-501.

[49] CAGGIATI A, BERGAN JJ, GLOVICZKI P, et al. Nomenclature of the veins of the lower limbs: an international interdisciplinary consensus statement [J]. J Vasc Surg, 2002, 36: 16-22.

[50] KISTNER RL, EKLOF B. Classification and etiology of chronic venous disease [M]// GLOVICZKI P. Handbook of venous disorders: guidelines of the American Venous Forum. 3rd ed. London: Hodder Arnold, 2009: 37-46.

[51] LABROPOULOS N, GIANNOUKAS AD, DELIS K, et al. Where does venous reflux start? [J]. J Vasc Surg, 1997, 26: 36-42.

[52] EBERHARDT RT, RAFFETTO JD. Chronic venous insufficiency[J]. Circulation, 2005, 111: 398-409.

[53] RABE E, PANNIER F. Epidemiology of chronic venous disorders[M]//GLOVICZKI P. Handbook of venous disorders: guidelines of the American Venous Forum. 3rd ed. London: Hodder Arnold, 2009: 105-110.

[54] HEIT JA, SILVERSTEIN MD, MOHR DN, et al. The epidemiology of venous thromboembolism in the community[J]. Thromb Hemost, 2001, 86: 52-63.

[55] RABE E, PANNIER-FISCHER F, BROMEN K, et al. Bonner Venenstudie der Deutschen Gesellschaft für Phlebologie Epidemiologische Untersuchung zur Frage der Häufigkeit und Ausprägung von chronischen Venenkrankheiten in der städtischen und ländlichen Wohnbevölkerung[J]. Phlebologie, 2003, 32: 1-14.

[56] CARPENTIER PH, MARICQ HR, BIRO C, et al. Prevalence, risk factors, and clinical patterns of chronic venous disorders of lower limbs: a population-based study in France[J]. J Vasc Surg, 2004, 40: 50-59.

[57] MCLAFFERTY RB, PASSMAN MA, CAPRINI JA, et al. Increasing awareness about venous disease: the American Venous Forum expands the national venous screening program[J]. J Vasc Surg, 2008, 48: 94-95.

[58] GLOVICZKI P, BERGAN JJ, MENAWAT SS, et al. Safety, feasibility, and early efficacy of subfascial endoscopic perforator surgery: a preliminary report from the North American registry[J]. J Vasc Surg, 1997, 25: 94-105.

[59] BAUER G. The etiology of leg ulcers and their treatment with resection of the popliteal vein[J]. Int Chir, 1948, 8: 37-61.

[60] HENKE P. The Pacific Vascular Symposium 6: the Venous Ulcer Summit in perspective[J]. J Vasc Surg, 2010, 52(5 suppl): 1S-2S.

[61] DELIS KT, KNAGGS AL, KHODABAKHSH P. Prevalence, anatomic patterns, valvular competence, and clinical significance of the Giacomini vein[J]. J Vasc Surg, 2004, 40: 11, 74-83.

[62] MOZES G, GLOVICZKI P, MENAWAT SS, et al. Surgical anatomy for endoscopic subfascial division of perforating veins[J]. J Vasc Surg, 1996, 24: 800-803.

[63] PANG AS. Location of valves and competence of the great saphenous vein above the knee[J]. Ann Acad Med Singapore, 1991, 20: 48-50.

[64] GLOVICZKI P, MOZES G. Development and anatomy of the venous system[M]//GLOVICZKI P. Handbook of venous disorders: guidelines of the American Venous Forum. 3rd ed. London: Hodder Arnold, 2009: 12-24.

[65] LEPAGE PA, VILLAVICENCIO JL, GOMEZ ER, et al. The valvular anatomy of the iliac venous system and its clinical implications[J]. J Vasc Surg, 1991, 14: 78-83.

[66] LANGER RD, HO E, DENENBERG JO, et al. Relationships between symptoms and venous disease: the San Diego population study[J]. Arch Intern Med, 2005, 165: 120-423.

[67] BRADBURY A, RUCKLEY CV. Clinical presentation and assessment of patients with venous disease[M]//GLOVICZKI P. Handbook of venous disorders: guidelines of the American Venous Forum. 3rd ed. London: Hodder Arnold, 2009: 31-41.

[68] JIANG P, VAN RIJ AM, CHRISTIE RA, et al. Recurrent varicose veins: patterns of reflux and clinical severity[J]. Cardiovas Surg, 1999, 7: 32-39.

[69] JIANG P, VAN RIJ AM, CHRISTIE RA, et al. Nonsaphenofemoral venous reflux in the groin in patients with varicose veins[J]. Eur J Vasc Endovasc Surg, 2001, 21: 50-57.

[70] GLOVICZKI P, DRISCOLL DJ. Klippel-Trenaunay syndrome: current management[J]. Phlebology, 2007, 22: 91-93.

[71] GLOVICZKI P, DUNCAN A, KALRA M, et al. Vascular malformations: an update[J]. Perspect Vasc Surg Endovasc Ther, 2009, 21: 33-48.

[72] NICOLAIDES A, BERGAN JJ, EKLOF B, et al. Classification and grading of chronic venous disease in the lower limbs: a consensus statement[M]//GLOVICZKI P, YAO JST. Handbook of venous disorders: guidelines of the American Venous Forum. London: Chapman& Hall Medical, 1996: 52-60.

[73] EKLÖF B, RUTHERFORD RB, BERGAN JJ, et al. Revision of the CEAP classification for chronic venous disorders: consensus statement[J]. J Vasc Surg, 2004, 40: 48-52.

[74] VASQUEZ MA, RABE E, MCLAFFERTY RB, et al. Revision of the venous clinical severity score: venous outcomes consensus statement: Special communication of the American Venous Forum Ad Hoc Outcomes Working Group[J]. J Vasc Surg, 2010, 52: 87-96.

[75] CAVEZZI A, LABROPOULOS N, PARTSCH H, et al. Duplex ultrasound investigation of the veins in chronic venous disease of the lower limbs—UIP consensus document. Part II. Anatomy[J]. Eur J Vasc Endovasc Surg, 2006, 31: 88-99.

[76] MCMULLIN GM, SMITH C. An evaluation of Doppler ultrasound and photoplethysmography in the investigation of venous insufficiency[J]. Aust N Z J Surg, 1992, 62: 70-75.

[77] LABROPOULOS N, TIONGSON J, PRYOR L, et al. Definition of venous reflux in lower-extremity veins[J]. J Vasc Surg, 2003, 38: 93-98.

[78] LABROPOULOS N. Vascular diagnosis of venous thrombosis[M]//MANSOUR MA, LABROPOULOS N. Vascular diagnosis. Philadelphia: Elsevier Saunders, 2005: 29-38.

[79] BLEBEA J, KIHARA TK, NEUMYER MM, et al. A national survey of practice patterns in the noninvasive diagnosis of deep venous thrombosis[J]. J Vasc Surg, 1999, 29: 799-804.

[80] MARKEL A, MEISSNER MH, MANZO RA, et al. A comparison of the cuff deflation method with Valsalva's maneuver and limb compression in detecting venous valvular reflux[J]. Arch Surg, 1994, 129: 701-705.

[81] VAN BEMMELEN PS, BEDFORD G, BEACH K, et al. Quantitative segmental evaluation of venous valvular reflux with duplex ultrasound scanning[J]. J Vasc Surg, 1989, 10: 25-31.

[82] LABROPOULOS N, MANSOUR MA, KANG SS, et al. New insights into perforator vein incompetence[J]. Eur J Vasc Endovasc Surg, 1999, 18: 28-34.

[83] ABAI B, LABROPOULOS N. Duplex ultrasound scanning for chronic venous obstruction and valvular incompetence[M]//GLOVICZKI P. Handbook of venous disorders: guidelines of the American Venous Forum. 3rd ed. London: Hodder Arnold, 2009: 42-55.

[84] SANDRI JL, BARROS FS, PONTES S, et al. Diamete-rreflux relationship in perforating veins of patients with varicose veins[J]. J Vasc Surg, 1999, 30: 67-74.

[85] KISTNER RL, EKLOF B, MASUDA EM. Diagnosis of chronic venous disease of the lower extremities: the "CEAP" classification[J]. Mayo Clin Proc, 1996, 71: 38-45.

[86] HANRAHAN LM, ARAKI CT, RODRIGUEZ AA, et al. Distribution of valvular incompetence in patients with venous stasis ulceration[J]. J Vasc Surg, 1991, 13: 805-811.

[87] LABROPOULOS N, LEON M, GEROULAKOS G, et al. Venous hemodynamic abnormalities in patients with leg ulceration[J]. Am J Surg, 1995, 169: 2-4.

[88] LABROPOULOS N, GIANNOUKAS AD, NICOLAIDES AN, et al. The role of venous reflux and calf muscle pump function in nonthrombotic chronic venous insufficiency. Correlation with severity of signs and symptoms[J]. Arch Surg, 1996, 131: 4-6.

[89] STRUCKMANN JR. Assessment of the venous muscle pump function by ambulatory strain gauge plethysmography. Methodological and clinical aspects[J]. Dan Med Bull, 1993, 40: 60-77.

[90] RHODES JM, GLOVICZKI P, CANTON L, et al. Endoscopic perforator vein division with ablation of superficial reflux improves venous hemodynamics[J]. J Vasc Surg, 1998, 28: 39-47.

[91] ROOKE TW, HESER JL, OSMUNDSON PJ. Exercise strain-gauge venous plethysmography: evaluation of a "new" device for assessing lower limb venous incompetence[J]. Angiology, 1992, 43: 19-28.

[92] Struckmann J. Venous investigations: the current position[J]. Angiology, 1994, 45: 5-11.

[93] CRIADO E, FARBER MA, MARSTON WA, et al. The role of air plethysmography in the diagnosis of chronic venous insufficiency[J]. J Vasc Surg, 1998, 27: 60-70.

[94] PARK UJ, YUN WS, LEE KB, et al. Analysis of the postoperative hemodynamic changes in varicose vein surgery using air plethysmography[J]. J Vasc Surg, 2010, 51: 4-8.

[95] LURIE F, ROOKE TW. Evaluation of venous function by indirect noninvasive testing (plethysmography)[M]//GLOVICZKI P. Handbook of venous disorders: guidelines of the American Venous Forum. 3rd ed. London: Hodder Arnold, 2009: 6-9.

[96] NEGLEN P, RAJU S. Intravascular ultrasound scan evaluation of the obstructed vein[J]. J Vasc Surg, 2002, 35: 694-700.

[97] REED NR, KALRA M, BOWER TC, et al. Left renal vein transposition for nutcracker syndrome[J]. J Vasc Surg, 2009, 49: 86-93.

[98] LABROPOULOS N, MANALO D, PATEL NP, et al. Uncommon leg ulcers in the lower extremity[J]. J Vasc Surg, 2007, 45: 68-73.

[99] RUTHERFORD RB, MONETA GL, PADBERG FT, et al. Outcome assessment in chronic venous disease[M]//GLOVICZKI P. Handbook of venous disorders: guidelines of the American Venous Forum. 3rd ed. London: Hodder Arnold, 2009: 84-93.

[100] BAKER DM, TURNBULL NB, PEARSON JC, et al. How successful is varicose vein surgery? A patient outcome study following varicose vein surgery using the SF-36 Health Assessment Questionnaire[J]. Eur J Vasc Endovasc Surg, 1995, 9: 299-304.

[101] PANNIER F, HOFFMANN B, STANG A, et al. Prevalence and acceptance of therapy with medical compression stockings: results of the Bonn Vein Study[J]. Phlebologie, 2007, 36: 5-9.

[102] VASQUEZ MA, MUNSCHAUER CE. Venous Clinical Severity Score and quality-of-life assessment tools: application to vein practice[J]. Phlebology, 2008, 23: 59-75.

[103] LAMPING DL, SCHROTER S, KURZ X, et al. Evaluation of outcomes in chronic venous disorders of the leg: development of a scientifically rigorous, patient-reported measure of symptoms and quality of life[J]. J Vasc Surg, 2003, 37: 10-19.

[104] FRANKS PJ, MOFFATT CJ. Health related quality of life in patients with venous ulceration: use of the Nottingham health profile[J]. Qual Life Res, 2001, 10: 693-700.

[105] WIEBE S, GUYATT G, WEAVER B, et al. Comparative responsiveness of generic and specific quality-of-life instruments[J]. Clin Epidemiol, 2003, 56: 52-60.

[106] KAHN SR, M'LAN CE, LAMPING DL, et al. Relationship between clinical classification of chronic venous disease and patient-reported quality of life: results from an international cohort study[J]. J Vasc Surg, 2004, 39: 3-8.

[107] LAUNOIS R, MANSILHA A, JANTET G. International psychometric validation of the Chronic Venous Disease quality of life Questionnaire (CIVIQ-20)[J]. Eur J Vasc Endovasc Surg, 2010, 40: 839.

[108] GARRATT AM, MACDONALD LM, RUTA DA, et al. Towards measurement of outcome for patients with varicose veins[J]. Qual Health Care, 1993, 2: 5-10.

[109] GARRATT AM, RUTA DA, ABDALLA MI, et al. SF 36 health survey questionnaire: II. Responsiveness to changes in health status in four common clinical conditions[J]. Qual Health Care, 1994, 3: 86-92.

[110] RICCI MA, EMMERICH J, CALLAS PW, et al. Evaluating chronic venous disease with a new venous severity scoring system[J]. J Vasc Surg, 2003, 38: 9-15.

[111] RUTHERFORD RB, PADBERG FT, COMEROTA AJ, et al. Venous severity scoring: an adjunct to venous outcome assessment[J]. J Vasc Surg, 2000, 31: 7-12.

[112] MEISSNER MH, NATIELLO C, NICHOLLS SC. Performance characteristics of the venous clinical severity score[J]. J Vasc Surg, 2002, 36: 89-95.

[113] MEKAKO AI, HATFIELD J, BRYCE J, et al I. A nonrandomised controlled trial of endovenous laser therapy and surgery in the treatment of varicose veins [J]. Ann Vasc Surg, 2006, 20: 5-7.

[114] GILLET JL, PERRIN MR, ALLAERT FA. Clinical presentation and venous severity scoring of patients with extended deep axial venous reflux [J]. J Vasc Surg, 2006, 44: 88-94.

第三章

静脉压力治疗的机制

第一节 压力治疗的生物学机制

随着对静脉疾病流体力学相关病理生理机制的深入认识,静脉压力治疗在静脉疾病治疗中的地位越来越高。当发生下肢静脉疾病的时候,静脉回流障碍和局部静脉压力的显著升高,将导致局部静脉壁通透性增加和血管周围炎症的反复发生。管壁的水肿与增厚会继发静脉瓣膜功能不全,长期的炎症刺激不仅会使局部静脉壁失去正常的组织结构、导致血管内皮细胞被胶原纤维和结缔组织逐步代替,而且管壁的粘连会增加血流阻力,血流速度的减缓和内皮层的损伤也会诱发血栓的形成,加剧管腔的近闭塞化。此时临床上会有下肢肿胀、浅静脉曲张和色素沉着,甚至反复发作的溃疡。因此,可以通过静脉压力治疗阻断局部静脉异常高压灌注的病理学进程,最终改善腿部胀痛、淤血和沉重感等症状,缓解下肢水肿,改善皮肤和皮下组织的微循环而促进溃疡愈合以及防止溃疡复发。生物物理学研究表明,静脉压力治疗可以通过改善皮肤和皮下组织的微循环而抑制局部循环的恶化。仰卧位时,压力治疗使足踝周围的皮下组织压力增加、组织间隙的液体易于流回静脉和淋巴循环系统。随着水肿的减轻,皮肤和皮下组织的代谢水平会因氧气及其他营养成分弥散的增强而得到明显改善。另一些分子生物学研究表明,静脉加压治疗同样可以调控局部细胞因子、白细胞产物等炎症介质的水平。例如,血管内皮生长因子(vascular endothelial growth factor, VEGF)和肿瘤坏死因子-α(tumor necrosis factor, TNF)被认为可能参与静脉高压引起的组织损害过程,经过数周的静脉加压治疗后,静脉溃疡患者血浆中的血管内皮生长因子和肿瘤坏死因子-α的水平显著降低,且这种变化与静脉溃疡的愈合周期呈正相关。此外,静脉加压治疗也可以刺激内皮细胞的纤溶活性,提高血液中的前列腺素、组织型纤溶酶原活化剂t-PA和各级组织因子抑制剂的水平。

通常认为静脉压力治疗属于机械性物理疗法,多被用于下肢深静脉血栓形成及后遗症、单纯性下肢浅静脉曲张、下肢静脉瓣膜功能不全等常见疾病的治疗,尤其适合静脉早期轻度病变、妊娠期妇女、年龄较大或存在抗凝药物使用禁忌、全身情况较差不适合手术治疗的人群。大多数的物理方法与抗凝治疗联合应用,会发挥重要的积极作用。

目前,静脉压力治疗的研究热点是如何缓解活动时的静脉高压。通常,下肢静脉压是下肢静脉与右心房的压力差,在仰卧位时为10~20mmHg,当外部加压的压力达到20mmHg时,下肢静脉管径会明显变小甚至关闭。如果静脉压力治疗的相关器具可以产生15~20mmHg的压力,可以有效增加仰卧位患者的静脉血流速度,即可达到治疗的目的。同理,直立位时,

35~40mmHg压力可使下肢静脉缩窄,而高于60mmHg的压力能使下肢静脉关闭,因此直立位的时候,外部加压的压力需要超过35mmHg,才会影响下肢的血流动力学(图3-1)。研究报道,在不影响组织微循环的前提下,机体最高可承受60mmHg的持续外部压力,可承受的间歇性外部压力则可以高于上述数值。

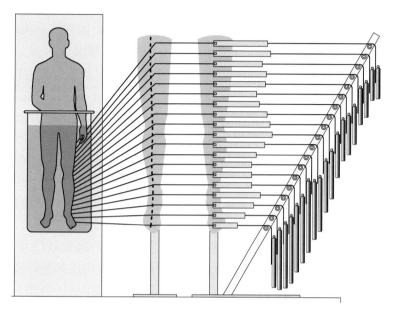

图3-1 直立位时外部压力下血流动力学效应的检测

第二节 常用压力学器具的作用原理

目前常用的技术和设备包括IPC、循序减压弹力袜(graduated compression stockings, GCS)和弹性绷带等。各种压力治疗技术之间既有共同的原理,也有细节的变化。

一、间歇性充气加压装置

IPC多被广泛用于常规手术患者围手术期护理,被认为是最有效的预防下肢深静脉血栓形成的物理预防措施。一项涉及19个研究包含2 255名患者的荟萃分析研究发现,与对照组相比,IPC组下肢深静脉血栓形成的发病风险降低了66%。尤其在整形外科、骨科关节置换以及伴有出血并发症风险的患者群中,IPC的临床预防价值更为突出。

目前市场上的IPC品种很多,根据气泵或气囊的充气速度大致可分为两大类,即毫秒级的足底泵和分钟级的通用型IPC。

1. 足底泵(venous foot pump, VFP) 又称为静脉足泵,其构成上包括仅有一个腔室的足底气囊和主机。与其他IPC不同的是,主机内部还有一个储存压缩气体的储气罐。VFP的作用是模拟人体生理性足泵。人在行走或负重时,足底静脉丛中的血液被猛烈挤压,回流进入下肢深静脉,回流的静脉血液具有较强的搏动性。仅靠这种力量就足以在不需要任何肌肉收缩协助情况下,使人在站立位时将血液从足部驱动回流至右心房。VFP要模仿人体足部着地的瞬间冲击力,其充气相一般在 200~400ms,所以 VFP 又称为脉冲泵(impulse pump)。要在毫秒级的极短时间内使作用于足底静脉丛的充气垫达到具有生理效应的压力值(一般为 60~200mmHg),一般的气泵是不能实现的,必须通过空气压缩机把高压压缩气体储存在储气罐内,以便在 VFP 充气相能瞬间释放大量的气体。此外,足底气囊的容积比一般 IPC 的气囊要小得多。

2. 通用型 IPC 也是市面上大部分 IPC 的形式。这类 IPC 的套筒由许多气囊组成,可以完整包裹四肢甚至部分躯干,每个气囊的容积比 VFP 的气囊要大得多。由于气囊数量多,所以整个套筒的充气时间在数分钟以上。一般制造商设置的默认压力在 60~80mmHg,临床用途也不像 VFP 那么单一,除了用于预防静脉血栓栓塞症,还可以用于治疗水肿类疾病(特别是淋巴水肿)、改善和缓解下肢外周动脉缺血性疾病、预防和治疗卧床和长期行动不便患者容易出现的压疮与肌肉的失用性萎缩。在血流动力学上,通常 35~55mmHg 的压力持续 1min,即可以间歇性顺序压缩腿部静脉容积,促使下肢静脉血流速度加快,从而起到提高静脉血回流和预防血栓形成的作用。

3. VFP 与通用型 IPC 的比较 两种 IPC 都能增加静脉血回流、减少静脉血淤滞、降低静脉高压,在临床上用于预防深静脉血栓形成。相对来说,VFP 使下肢回心血流速度较快,血流形态具有一定的搏动性。也就是说,在对血流动力学的影响上,VFP 显著优于通用型 IPC。但后者因加压的区域很大,能够刺激血管(动脉和静脉)内皮细胞释放大量的生物活性因子[(如组织型纤溶酶原激活剂(t-PA)、组织因子途径抑制因子(TFPI)、内皮释放的舒血管因子(EDRF)和前列环素等],在整个机体的范围内降低血液的高凝状态,所以在对血液学的影响上要优于 VFP。总体来说,通用型 IPC 的静脉血栓预防效果要优于 VFP。通用型 IPC 除了常规配备全长的肢体套筒外,也可以使用分段套筒,甚至是只有一个气囊的足底套筒或包裹整个足部的足部套筒。这种情况下,有些制造商称之为足底泵,但这不是真正意义上的 VFP,因为它达不到毫秒级的脉冲效果。

对于合并皮肤感染(蜂窝织炎和丹毒)、充血性心力衰竭、急性肺水肿等人群,建议谨慎使用 IPC,因为有促进感染扩散、加重心力衰竭的风险;对于确诊或疑似深静脉血栓形成的患者禁用 IPC,因为可能会导致血栓脱落。

二、纺织基压力器具

纺织基压力器具是一种特殊设计的用于促进静脉血回流和预防下肢深静脉血栓形成的医用产品,主要包括循序减压弹力袜 GCS 和压力绷带。

1. 循序减压弹力袜 多项研究和 meta 分析的结果表明,GCS 可使下肢深静脉血栓形成的发病率降低 57%~66%。有研究表明,足踝部加压 18mmHg 和大腿部加压 8mmHg 均可以使静脉血流速度较普通状态增加 75%。使用压力达到 30~40mmHg 的弹力袜的患者,在跟踪随访 16 个月后,疼痛、水肿、皮肤色素沉着、活动耐力降低等深静脉瓣膜功能不全的症状得到明显改善。多数学者认为其工作原理是通过弹力袜特殊的材料学设计形成压力梯度,使压力从脚踝处向上循序递减,通过加压使小腿部皮下组织间隙体积减少、促进皮下组织液体回流入血,减少局部静脉的横截面积,起到维持下肢静脉血管张力并促进下肢浅表静脉血液向深静脉回流的作用,达到增加局部静脉血流速度、减少下肢静脉淤血、维持下肢静脉良好循环的目的。但也有部分学者对上述观点持怀疑态度，Mayberry 等对 10 名健康志愿者和 16 名患有深静脉功能不全的患者分别给予 30~40mmHg 和 40~50mmHg 的医用弹力袜压力治疗，发现弹力袜对股腘静脉几乎毫无作用，仅降低了浅静脉的横截面积。Pierre-yves Rohan 等通过有限元分析的方法对弹力袜影响下肢深静脉的生物力学进行计算机模拟，结果表明小腿肌肉的激活状态是影响深静脉直径的主要因素，而并非弹力袜产生的外在压力。但毫无疑问，对血管腔的外在加压可以辅助保护静脉瓣膜的功能结构，有效地缓解或改善下肢静脉和静脉瓣膜所承受的压力，进而防止浅表静脉曲张等并发症。由于该方法简便、安全，更适用于日常生活中合并轻度瓣膜功能不全和血栓形成倾向的患者，如果配合正确的静脉功能锻炼和规范化的药物治疗，可以达到明显减轻下肢酸胀感、促进水肿消退、延缓静脉疾病病情进展、减少深静脉血栓形成后综合征的发生和改善职业性静脉瓣膜功能不全的目的。有研究报道，坚持穿循序减压弹力袜 2 年，可使下肢深静脉血栓形成后综合征减少 50%，故在深静脉血栓形成的后期维护方面具有更为重要的意义。

2. 压力绷带　无弹性绷带对下肢循环无明显影响，但也有研究表明，在静息状态下，其抵抗静脉反流的疗效比弹性绷带更好。通过测试发现，无弹性绷带的压力丢失远大于弹性绷带，只有在压力高于 50mmHg 时，才会对行走患者产生效果。在行走过程中（图 3-2），无弹性绷带可产生 80mmHg 的间歇性压力，使下肢静脉间歇性闭塞，相比之下，在行走状态时，弹力袜只能维持 3~8mmHg 的持续压力作用。有研究指出，静脉溃疡患者使用无弹性绷带相比高弹性的绷带能够更大限度地改善下肢的静脉容量和静脉充盈指数。但不可忽视的是，由于四肢体积的迅速减小，患者使用无弹性绷带后静息压力将会在很短的时间内即下降至少 25%，这是因为无弹性绷带一般较弹性绷带具有更高的起始张力，且由于行走后，患肢水肿得到控制后，压力会下降。因此，使用无弹性绷带时应该注意，应该在水肿减轻后短期内重新包扎或改为高弹性的绷带。

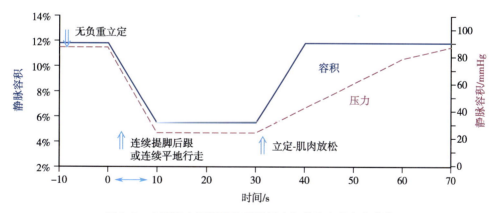

图 3-2　小腿肌肉泵活动前后的压力和静脉容积变化曲线

值得一提的是，静脉压力治疗的前提是必须通过无创检查如踝肱指数测定、血管超声等手段排除严重动脉缺血性病变。静脉溃疡合并动脉缺血性病变（如血栓性脉管炎、下肢动脉硬化闭塞症或糖尿病足等）时，静脉溃疡是极难愈合的。静脉压力治疗可能会加重合并动脉缺血性疾病患者的病情，使本已降低的皮肤动脉灌注由于外部压力的增加进一步恶化，从而加重组织缺血,严重者可能导致肢体坏疽和截肢。因此,静脉压力治疗对于踝肱指数低于0.5的下肢静脉疾病患者是禁忌。急性下肢深静脉血栓形成同样属于静脉压力治疗的禁忌证,因为外在的压力压迫会增加血栓脱落造成继发性肺动脉栓塞的风险。此外,全身性因素如糖尿病、营养不良、应用免疫抑制剂等也会影响静脉压力治疗的疗效,尤其对于合并静脉溃疡的患者。静脉压力治疗可以显著增加体液的重吸收率,从而增加机体的总体血容量,造成心功能不全患者体液负荷的增加,因此对于合并重度心功能不全,如充血性心力衰竭的患者,在静脉压力治疗的同时合并使用利尿剂可以降低诱发心力衰竭的风险。

参 考 文 献

[1] MEISSNER MH, MONETA G, BURNAND K, et al. The hemodynamics and diagnosis of venous disease[J]. J Vasc Surg, 2007, 46 Suppl S: 4S-24S.

[2] 杨牟,张居文. 下肢静脉疾病诊断与治疗[M]. 北京:人民卫生出版社,2013:20-29.

[3] PARTSCH B, PARTSCH H. Calf compression pressure required to achieve venous closure from supine to standing positions[J]. J Vasc Surg, 2005, 42: 734-738.

[4] NEHLER MR, MONETA GL, WOODARD DM, et al. Perimalleolar subcutaneous tissue pressure effects of elastic compression stockings[J]. J Vasc Surg, 1993, 18: 783-788.

[5] NEHLER MR, MONETA GL, PORTER JM. The lower extremity venous system. Part Ⅱ: The pathophysiology of chronic venous insufficiency[J]. Perspect Vasc Surg, 1992, 5: 81-97.

[6] MURPHY MA, JOYCE WP, CONDRON C, et al. A reduction in serum cytokine levels parallels healing of venous ulcers in patients undergoing compression therapy[J]. Eur J Vasc Endovasc Surg, 2002, 23: 349-352.

[7] HUMPHREYS ML, STEWART AHR, GOHEL MS, et al. Management of mixed arterial and venous leg ulcers[J]. Br J Surg, 2007, 94: 1104-1107.

[8] CALLUM MJ, RUCKLEY CV, DALE JJ, et al. Hazards of compression treatment of the leg: an estimate from Scottish surgeons[J]. BMJ(Clin Res Ed), 1987, 295: 1382.

[9] SUMMARIA L, CAPRINI JA, MCMILLAN R, et al. Relationship between postsurgical fibrinolytic parameters and deep vein thrombosis in surgical patients treated with compression devices[J]. Am Surg, 1988, 54: 156-160.

[10] AMARAGIRI SV, LEES TA. Elastic compression stockings for prevention of deep vein thrombosis[J]. Cochrane Database Syst Rev. 2000, 3: CD001484.

[11] AGU O, HAMILTON G, BAKER D. Graduated compression stockings in the prevention of venous thromboembolism[J]. Br J Surg, 1999, 86: 992-1004.

[12] KAKKOS SK, SZENDRO G, GRIFFIN M, et al. The efficacy of the new SCD response compression system in the prevention of venous stasis[J]. J Vasc Surg, 2000, 32: 932-940.

[13] CHOUHAN VD, COMEROTA AJ, SUN L, et al. Inhibition of tissue factor pathway during intermittent pneumatic compression: a possible mechanism for antithrombotic effect[J]. Arterioscler Thromb Vasc Biol, 1999, 19: 2812-2817.

［14］MAYBERRY JC, MONETA GL, DEFRANG RD, et al. The influence of elastic compression stockings on deep venous hemodynamics［J］. J Vasc Surg, 1991, 13: 91-100.

［15］RODERICK P, FERRIS G, WILSON K, et al. Towards evidence-based guidelines for the prevention of venous thromboembolism: systematic reviews of mechanical methods, oral anticoagulation, dextran and regional anaesthesia as thromboprophylaxis［J］. Health Technol Assess, 2005, 9 (49): iii-iv, ix-x, 1-78.

［16］ROHAN PY, BADEL P, LUN B, et al. Prediction of the biomechanical effects of compression therapy on deep veins using finite element modeling［J］. Ann Biomed Eng, 2015, 43: 314-324.

［17］PARTSCH H. Improvement of venous pumping function in chronic venous insufficiency by compression depending on pressure and material［J］. Vasa, 1984, 13: 58-64.

［18］KATZ AI, CHEN Y, MORENO AH. Flow through a collapsible tube: experimental analysis and mathematical model［J］. Biophysical J, 1969, 9: 1261-1279.

第四章

压力治疗纺织材料

用于静脉压力治疗的纺织基医疗器械（产品）主要包括弹力袜和压力绷带。弹力袜和压力绷带由弹性纤维或非弹性纤维先经纺纱，然后再经纺织成型方法制备而成。材料选择与配比、纱线结构、成型方法等均会影响压力治疗纺织产品的最终使用性能。因此，本章拟详细介绍组成压力治疗纺织产品的纤维材料、制备方法及其性能。

纺织纤维材料是压力治疗用纺织基医疗器械（产品）的重要组成部分，其特性及成型方法与产品的使用性能密切相关。一般可将用于压力治疗产品的纤维材料分为弹性纤维与非弹性纤维两大类：

1. 弹性纤维　弹性纤维可分为传统材料和新型材料。传统弹性材料为橡胶纤维，橡胶纤维单丝虽然有很大的弹性（断裂伸长率600%~700%），但其拉伸强度很低，回弹过程很慢，若想提高弹性效果，就必须将单丝加粗，这样纺成的纱线细度偏大，不适合织制薄型织物。同时橡胶纤维的耐老化性、染色性和热稳定性与氨纶相比都不好，故不适合用于弹力袜和压力绷带的织造。新型弹性材料则包括氨纶（聚氨酯）、聚醚酯、聚烯烃、聚对苯二甲酸丁二醇酯（polybutylene terephthalate，PBT）和聚对苯二甲酸丙二醇酯（polytrimethylene terephthalate，PTT）等，其中以氨纶使用最为广泛，因为氨纶具有高断裂伸长、低模量和高弹性回复率，以及较大的强度和良好的耐磨性。与橡胶丝相比，氨纶染色性好，耐酸碱性、耐溶剂性、耐光性都较好。所以，氨纶纤维成为国内外众多弹力袜的首选材料。

2. 非弹性纤维　非弹性纤维常包覆在弹性纤维外层，弹性纤维与非弹性纤维复合成纱，使纱线不仅具有弹性，还具有更好的穿着性能。压力纺织品所用的非弹性材料主要包括棉纤维、锦纶、涤纶、丙纶和腈纶等，这些纤维往往具有一定的吸湿、保温、透气性能，并具有较好的力学强度。

制备压力治疗纺织产品除使用普通纱线外，弹性复合纱是最为重要的组成部分。常用的弹性复合纱按成纱方式主要分为包覆纱、包芯纱和合捻纱，其共同点是由弹性长丝和非弹性纤维共同纺纱制备而成。这种弹性复合纱兼具了弹性纤维优良的高弹特性和非弹性纤维的优越服用性，在压力纺织品中的使用比重不断增加。但由于成纱结构和工艺不同，两种纤维在纱线横截面上的不同分布使得纱线的性能有差异。

第一节　弹 性 材 料

因为压力纺织品的工作机制是通过对下肢施加压力从而促进下肢静脉血液回流心脏，

所以根据下肢静脉曲张和血栓情况,压力纺织品提供了多种压力类型供临床使用。目前市场上的压力产品的压力范围一般在15~50mmHg,由此可见,作为压力来源的弹性材料,其在产品中的成分比例也有一定范围,一般来说最低含量至少为18%,最高甚至达到40%。这一比例远高于普通服装所用弹性面料中的弹性材料含量,所以弹性材料是压力纺织品极其重要的组成部分。本节将分别对几种压力治疗纺织品常用弹性纤维的结构、制备方法以及性能进行介绍。

一、氨纶

(一)结构

氨纶,又名spandex,由含量至少为85%的氨基甲酸酯嵌段共聚物组成。如图4-1所示,链段结构为(A-B)n,A是软链段,B是硬链段。根据软链段A的生产工艺不同,又可将氨纶分为聚酯型与聚醚型。聚酯型氨纶的生产工艺:①过量的二元醇和己二酸生成端基为羟基的低分子量聚酯(1 000~5 000);②与过量的芳香族二异氰酸酯(MDI、TDI)反应生成含—N=C=O的预聚物;③加二元胺或二元醇,使预聚物扩链,形成嵌段共聚物,其中氨基甲酸酯和扩链剂部分因氢键相互作用可形成较大的分子间作用力,即分子链间交联,形成硬链段B。聚醚型氨纶的生产工艺只在第一步与聚酯型不同,即聚氧乙烯、聚氧丙烯或四氢呋喃先通过开环聚合得到相对分子量为1 500~3 500的聚醚,再进行接下来的预聚物合成和其扩链。

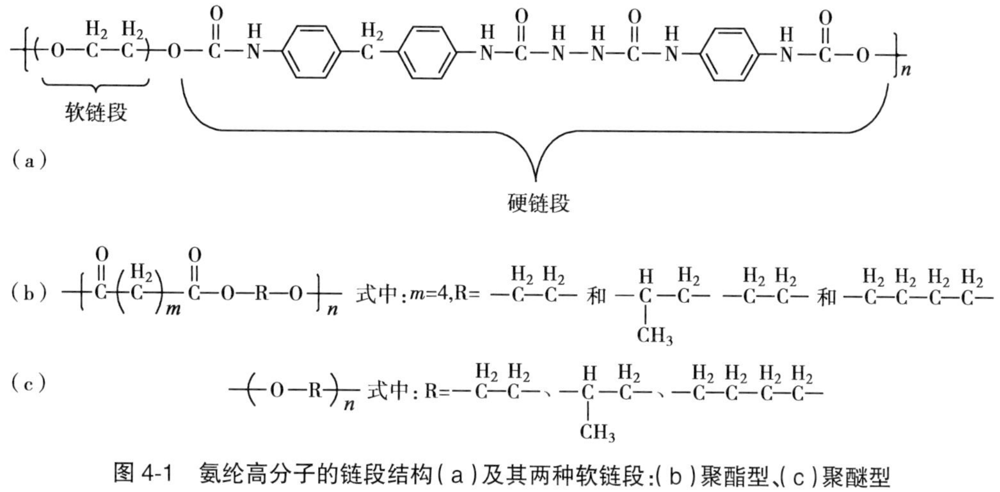

图4-1 氨纶高分子的链段结构(a)及其两种软链段:(b)聚酯型、(c)聚醚型

氨纶的高弹性原因在于其硬链段和软链段的交替排布(图4-2)。软链段长为$(15~20) \times 10^{-3} \mu m$,具有像弹簧一样的螺旋结构,具有很高的伸长率和弹性回复率;分子间作用力弱,具有低的玻璃化温度,在常温下处于高弹态(橡胶态)。硬链段链长为$(2.5~3.5) \times 10^{-3} \mu m$,作为交联网络结构的"结点",分子间作用力强,具有高的玻璃化温度,在常温下呈玻璃态。当纤维被拉伸时,软链段发生变形,而由于硬链段的"结点"作用,限制其滑移。由此可见,软链段长度决定氨纶纤维的弹性,硬链段的数量决定氨纶纤维的强度。几乎全部弹性材料的弹性机制与氨纶类似,不同的是交联形式。交联形式可分为物理交联和化学交联:物理交联

通过硬链段间相对稳定而有序的排列构成交联,软、硬链段长度比决定着纤维弹性,长度比越大,纤维弹性越好,但是硬链段太短会导致分子间不稳定,影响弹性;化学交联是由硬链段(长度近似为0)间的化学键完成分子间的相互联接。化学交联纤维伸长率和弹性回复率优于物理交联。

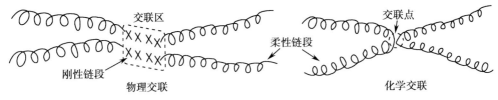

图4-2 氨纶的高弹性机制:物理交联和化学交联

（二）制备方法

目前氨纶常用的制备方法包括干法纺丝、湿法纺丝、熔融纺丝及其他一些方法。

1. 干法纺丝　干法纺丝是将扩链后的聚氨酯用二甲基甲酰胺(DMF)或二甲基己酰胺(DMAc)溶解,在加热搅拌条件下制成浓度为25%~35%、黏度为10~80Pa·s的溶液,加入添加剂后,再经过滤、脱泡、除气,得到黏度均匀的纺丝原液。之后,纺丝原液经过精确计量后,定量均匀地压入纺丝头,从喷丝板的小孔中挤出并形成细流,进入直径为30~50cm、长3~6m、温度为200~250℃的纺丝甬道。甬道中的高温气体使溶剂从原液细流中很快蒸发出来,丝条不断固化直至形成0.6~1.7tex单丝,然后集束并进行上油等后处理,最后卷绕成丝筒。根据线密度的不同,每个纺丝甬道可同时通过1~8个弹性纤维丝束。用这种方法生产时,还要注意溶剂的回收提纯。

干法纺丝卷绕速度一般在200~600m/min,最高可达1 000m/min;所得纤维的纤度为1.1~246.4tex;同时其生产设备占地面积小。这种纺丝方法技术成熟,制成的纤维质量和性能优良。

2. 湿法纺丝　从喷丝头中出来的液态细流的溶剂通过分子扩散作用扩散到凝固浴中,进而固化为丝束的纺丝方法为湿法纺丝。聚氨基甲酸酯聚合物的二甲基酸胺或二甲基乙酸胺或四氢呋喃溶液,被送入纺纱机后由计量泵压出到凝固浴中。凝固浴一般为水或醇。以水为凝固浴,纤维表面凝固快,但表面有皱折现象,用醇作凝固浴时,纤维的结构均匀,强度较高。因分子的扩散作用慢,凝固时间长,所以浴槽一般需要20m左右。出浴后的丝条在干燥定型前上油,以防丝束间的并粘。干燥定型温度为250~270℃,之后丝条还需经历三倍左右的拉伸,最后经再一次上油后卷到筒管上。

目前湿法纺丝的氨纶产量约占总量的10%,如日本富士纺公司的Fujibo氨纶。这种纺丝方法工艺复杂,纺丝速度低,一般为50~150m/min,所制纤维的纤度为5~400tex。

3. 熔融纺丝　熔融纺丝是将干燥后的切片送入螺杆挤压机,切片受热熔融后被挤出到纺丝泵,熔体经过精确计量后定量均匀地从喷丝板的小孔中挤出,细流在甬道中冷却而凝固成纤维。熔融纺丝只适用于易熔的和熔融温度下稳定性良好的聚合物,如由芳香族二异氰酸酯和线性的聚醚多元醇反应所制得的聚氨酯嵌段共聚物,如1,4丁二醇扩链生成的聚氨酯聚合物。此体系熔融温度为160~220℃,纺丝速度为200~800m/min,制成的纤维纤度为

1.38~1.51tex。

熔融纺丝工艺流程简单,生产技术成熟,原材料费用和设备费用都很经济,生产效率高,且不用可燃和毒性溶剂,故无须昂贵的回收设备。熔融生产的氨纶纤维产品质量稳定,性能已接近干法生产的氨纶性能。但是由于聚氨酯在高温下不稳定,停留时间稍长时,分子间会发生过量交联,生成凝胶,影响物理机械性能。

4. 化学反应纺丝　化学反应纺丝是将端基为二异氰酸酯的预聚体与纺丝浴中的链扩展剂(如二胺)组分发生扩链反应,长丝表面生成一层交联皮层,即为共价交联结构的初生纤维。从反应浴中出来的丝条,冲洗去夹带的乙二胺后送去干燥定性。初生纤维经卷绕后,在加压的水中进行硬化以使其内部尚未反应的部分交联,从而转变成三维结构的聚氨酯嵌段共聚物。该纺丝法的纺丝速度一般为50~150m/min,单丝的纤度为1.1~3.7tex,最后纤维丝束的纤度一般为4.4~340tex,依需要而定。

化学纺丝法效率较低,且存在环境污染的问题,目前该纺丝法的纺丝产量不到世界总产量的10%,正逐渐被淘汰。

(三)性能

1. 物理机械性能　氨纶的干态强度0.44~0.88cN/dtex,湿态强度0.35~0.88cN/dtex,伸长率为400%~800%,初始模量为0.13~0.22cN/dtex;氨纶丝在拉伸300%时,瞬时弹性回复率90%以上。聚醚型氨纶、聚酯型氨纶与普通橡胶丝对比明显(表4-1、表4-2)。聚醚型氨纶和聚酯型氨纶的物理机械性能差别不大,均表现优异,与普通橡胶丝相比,强度更高,在相同应力下,可以使用比橡胶丝细得多的纤维。由表4-3可知,在耐磨性上,氨纶比橡胶丝好。

2. 弹性与耐疲劳性　氨纶纤维的断裂伸长在使用中并不太重要,更为重要的是纤维变形的恢复能力,即纤维承受负荷后产生变形,负荷去除后,纤维具有恢复原来尺寸和形状的能力,简称弹性。图4-3(a)为纤维在拉伸实验机测得的一次拉伸循环回复曲线,弹性回复率是纤维变形中的可恢复部分(l_1-l_2)占纤维总变形(l_1)的百分比。此百分比越大,其弹性就越好。氨纶纤维的弹性一般在90%以上。图4-3(b)是按照标准FZ/T50007,氨纶纤维在拉伸速率为500mm/min,定伸长率为300%,连续循环拉伸5次时,所记录的第1次和第5次拉伸-回复曲线。由图可看出,氨纶纤维拉伸回复曲线接近原点,且重复拉伸五次后纤维的塑性变形很小,说明氨纶不仅弹性回复性能好,而且疲劳回复性能也较好。

表4-1　氨纶和橡胶丝的性能比较

性能	橡胶丝	氨纶
断裂强度/(cN·dtex^{-1})	0.3	0.3~0.9
延伸度/%	600~700	500~600
弹性模量/(cN·dtex^{-1})	0.2	0.5
滞后延长/%	3	20
抗老化性	差	好
可染性	难	易
最小线密度/dtex	100	11
热成模性	难	易

表 4-2 聚酯型和聚醚型氨纶的性能比较

性能	聚醚型（莱卡）	聚酯型（维林）
断裂强度 /(cN·dtex⁻¹)	0.618~0.794	0.485~0.574
弹性模量 /(cN·dtex⁻¹)	0.11	—
延伸度 /%	480~550	650~700
回弹率 /%	95（伸长 500% 时）	98（伸长 600% 时）
比重	1.21	1.20
回潮率 /%	1.3	0.3
耐热性	150℃发黄，175℃发黏	150℃热塑性增强，190℃强力下降
耐酸碱性	耐酸，在稀盐酸和硫酸中发黄	耐冷稀酸，不耐热碱液
耐溶剂性	良好	良好
耐气候性	长时间日光照射后强度下降	长时间日光照射后强度下降并变色
耐磨性	良好	良好

表 4-3 氨纶和橡胶丝的耐磨性比较

试样	耐磨性（回转数）
挤出橡胶丝，507dtex	100
氨纶，78dtex	3 600
氨纶，311dtex	19 000

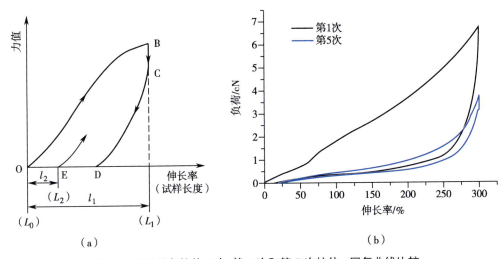

图 4-3 氨纶重复拉伸 5 次，第 1 次和第 5 次拉伸 - 回复曲线比较

注：(a) 纤维的回弹性实验曲线示意图。纤维被拉伸到一给定伸长值（B），停顿一定时间，纤维产生应力松弛（BC），然后卸去负荷，卸荷曲线为 CD，到 D 时，纤维已完全卸载，拉伸夹头回到起始点位置，再停顿一定时间，使纤维回缩，然后再进行第二次拉伸，使纤维先伸直（OE）后伸长。OE 为塑性变形，DE 为缓弹性变形。(b) 循环定伸长多次拉伸曲线。循环定伸长（300%）条件下，氨纶丝循环拉伸的第 1 次和第 5 次拉伸 - 回复曲线，其中黑色循环圈代表第 1 次拉伸 - 回复；蓝色循环圈代表第 5 次拉伸 - 回复。

弹性纤维最重要的性能就是弹性性能,即伸长后可快速松弛和回复,这种性能要能够经得起各种加工,特别是染整的湿热加工和化学加工,包括高温热定形、高温高压染色以及各种后整理加工,这样才能保持服装的形态和良好的舒适性。

3. **热学性能** 图 4-4 为氨纶纤维在极小张力作用下,伸长率随温度变化(从 –100℃开始逐步升温)而变化的关系曲线。由图可知,两条曲线都有一个伸长率降低的收缩阶段。对聚醚型氨纶,温度在 –70~–50℃,对聚酯型氨纶则在 –45~25℃。发生这一现象的原因是软、硬链段间的内聚力解除进而分子链收缩(聚醚还可能发生折叠),分布其中的硬链段也有活动性,从而引起纤维软化收缩。故这是软链段的玻璃化转变温度,这个变化被称为"预软化转变"。由图 4-4 可进一步发现,聚醚型的收缩开始时高一些,在 0℃ 左右收缩最大。聚酯型较硬,收缩较小。从 40℃ 和 70℃ 开始,聚醚型和聚酯型都开始伸长,并都在 90℃ 左右后伸长加快,当达到 150℃ 后,变化最快。一般来说聚醚型的在 150℃ 还会泛黄,175℃ 后会发粘;聚酯型的在 150℃ 后热塑性也大大增加,弹性减小。当温度超过 190~195℃ 后,纤维强度明显下降,最后纤维断裂。这些变化是由于氨纶中的硬链段被拆散引起的,交联结点完全被破坏后,纤维就断裂。氨纶的热学性能在染整加工中具有非常重要的意义。在"预软化转变"阶段可进行热定形,从而消除纤维内应力,提高纤维或织物的尺寸稳定性和染色重现性。对于织物来说,因氨纶是被其他纤维包芯在内部,纤维不易被损伤,所以热定形条件可选择在 116℃ 的蒸汽中处理 5~40min,或者于 175~195℃ 下热处理 20~90s。如果是纯氨纶,短时间的处理温度不要超过 195℃,长时间则不要超过 150℃,否则易引起氨纶变形和弹性丧失。

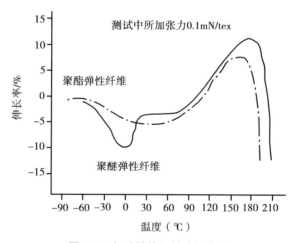

图 4-4 氨纶的热机械分析曲线

4. **耐化学与耐光稳定性** 聚醚类或聚酯类氨纶的化学稳定性一般均较好,对氧稳定,也较耐酸,但在耐碱性上两者稳定性差异很大。聚酯型氨纶在加热条件下遇碱水解,故在染整加工中要特别注意。两种氨纶可进行还原漂白,耐氧化剂性则由氧化剂决定,一般均只能用稀的过氧化物溶液漂白。次氯酸盐会与聚氨酯分子形成氮 - 氯结合而使纤维损伤,故两种氨纶均不耐氯漂白剂,且聚醚型的损伤更严重。氧化氮废气会被氨纶织物吸收,从而使一些分散染料发生烟熏褪色。

环己酮、二甲基甲酰胺或二甲基乙酰胺等有机溶剂可使氨纶溶解。一些不饱和油,例如松节油以及耐晒油(亚油酸酯等)可使氨纶溶胀,使其强力和强度降低。在染整加工过程中使用的各种表面活性剂和一些助剂,可起到载体和改变其性能的作用。

图4-5是光照射时间与氨纶、橡胶丝的强度及延伸度保持率的关系。从图可看出,光照下三种氨纶丝的强度保持率和延伸度保持率均高于橡胶丝,说明三者照光降解均比橡胶丝小。但随照光表面积增加,损伤增大,故氨纶丝越细,损伤越大。

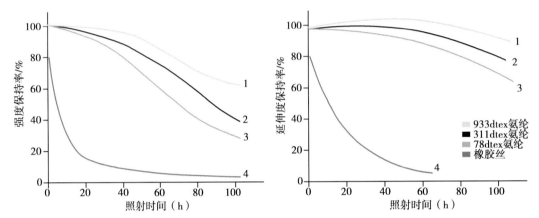

图4-5 照射时间与氨纶和橡胶丝的强度及延伸度保持率的关系

注:1. 933dtex 氨纶;2. 311dtex 氨纶;3. 78dtex 氨纶;4. 橡胶丝。

二、聚醚酯弹性纤维

(一)结构

聚醚酯(PEET)弹性纤维最初由 Teijin 公司在1990年生产,其嵌段主要为聚醚和聚酯,其中聚酯主要由聚对苯二甲酸乙二醇酯(PET)、聚对苯二甲酸丁二醇酯(PBT)作为硬链段,其链较短,刚性大,在纤维受力变形时起结点作用,赋予弹性回复性能,并决定了纤维的强力和耐热性。聚醚则为聚醚二醇,如聚1,4丁二醇(PTMO),聚乙二醇(PEO),因其柔顺性好,链较长,故容易伸长变形作为软链段。纤维内部大分子链之间没有化学粘连点和氢键连接,分子链网络节点主要是结晶单元,即聚酯链段形成的结晶单元。这种晶体间的分子粘连提供了纤维的弹性。弹性纤维的"区段"结构示意式如图4-6。

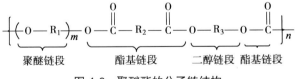

图4-6 聚醚酯的分子链结构

(二)合成工艺

经真空干燥去除水分的聚醚酯 PEET 切片在纺丝温度250℃下熔融,用螺杆挤压机压出后,进入喷丝板挤出成丝。纺丝速度一般为1 000m/min,但卷绕速度多采用200m/min,以兼顾产品用途、共聚组分以及含量的不同和避免卷绕及解舒时单丝或复丝间相互粘连。熔纺时要特别注意冷却丝的固化条件。此后,卷绕丝进行拉伸的热处理条件,如热处理的时间、温度及张力,要按对丝条要求的特性而定,一般为热板温度120~150℃,张力0.05g/D。此外,热处理时弹性丝应在弛缓、定伸长的状态下进行。在定伸长下进行均一的热处理,其结晶性会提高。

（三）性能

聚醚酯弹性纤维可以分为普强弹性、中强弹性及高强弹性纤维等类型,可根据产品用途不同来设计合成不同大分子结构的纤维,三者具体性能对比见表4-4。

表4-4 三种强度的聚醚酯弹性纤维的性能比较

弹性纤维	普强弹性	中强弹性	高强弹性
抗拉强度/($cN \cdot dtex^{-1}$)	0.45~0.89	2.67~3.56	7.12~8.00
断裂伸长/%	300~800	800~1 000	7.9~10.0
伸长弹性率/%	80~90	95~97	—
密度/($g \cdot cm^{-3}$)	1.0~1.3	1.0~1.3	1.0~1.3
熔点/℃	200~220	200~220	>230
耐光性	良	良	良
耐化学药品性	耐氯系漂白剂、酸碱及其他化学药品性良好		
耐热温度/℃	200		

由上表可知,各种聚醚酯弹性纤维强度较高,弹性也很好,在伸长50%时,中强弹性纤维的弹性已和氨纶相当。熔点也较高,可保证和PET纤维混纺时能在120~130℃下染色。此外,耐光性好,耐氯漂性、耐酸碱性等均优于普通氨纶。良好的耐酸碱性可使其与涤纶的混纺织物进行碱减量加工,以提高织物的悬垂性。该纤维原料便宜,生产和加工简单,是一类有发展前途的纤维。目前,日本帝人有限公司的Rexe已经实现商品化,受到市场关注。

三、聚烯烃弹性纤维

（一）结构

聚烯烃弹性纤维最早由陶氏化学公司生产,商品名称为Lastol,也称为XLA,已被正式命名为Elastolefin纤维,其分子式如图4-7所示,其成分为质量分数大于95%的乙烯和其他烯烃的共聚物。其弹性机制也是软、硬链段的交替连接,结晶体和大分子链间的共价键组成网络体系的交联点,较长的柔性聚烯烃链提供弹性伸长和回复性能(图4-8)。与前述两种热塑性弹性纤维不同,聚烯烃弹性纤维存在结晶节点和共价键交联点,因此随着温度升高到80℃左右,即使结晶体熔化,但共价键仍然存在,直到220℃时,纤维仍可保持形态,当温度降低后,又重新形成结晶网

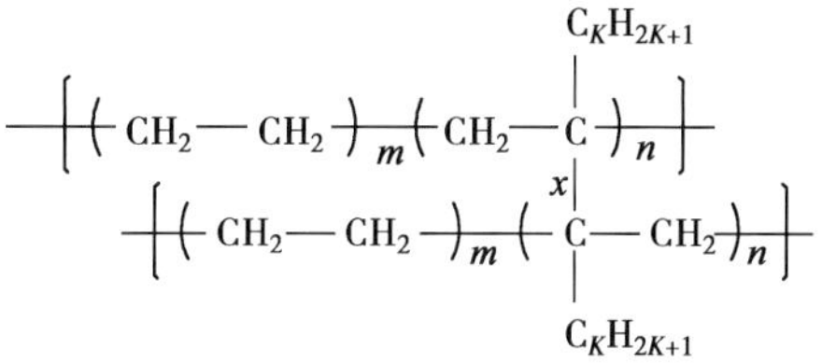

图4-7 XLA分子结构式

络,纤维可迅速恢复其强力和弹性。故这种弹性纤维的强力和耐热性更取决于共价键网络结构,即共价键的分布和密度。

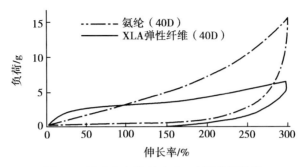

图 4-8　XLA 和氨纶的应力-应变曲线比较

（二）性能

1. 物理机械性能　因 XLA 弹性纤维特殊的微结构,它的弹性和其他弹性纤维有明显差异。由图 4-8 可知,XLA 纤维在较低应力下就有较大的伸长率和回复率,即模量低,刚性小,弹性柔软,回复性好,所制成的纺织品穿着时更贴身舒适。故该纤维纺织品染整加工时,应注意控制张力,不宜强拉,以免产生过大的变形。

2. 化学性能　XLA 纤维不含极性基团,是疏水性纤维,因此有较好的化学稳定性,耐强酸强碱和各种氧化剂。氨纶的耐氯漂性很差,而 XLA 纤维的耐氯漂性很好。但因 XLA 纤维是一种聚烯烃纤维,耐溶剂性差,很多溶剂对它有较强的溶胀作用。另外,XLA 纤维的耐光性稍差,但比氨纶好,这和它存在一定的共价键交联点有关。

由于 XLA 纤维优良的化学性能和特殊的力学性能,所以适合和其他纤维混纺或交织成各种弹性纺织品,包括与毛、棉等混纺或交织的纺织品,特别是泳衣、内衣、防皱弹性织物,例如弹性牛仔衣、免烫型职业装和休闲运动衫等。这些服装比氨纶纺织品有更好的悬垂性和手感,且该纤维可保证服装经多次干洗后仍能保持弹性。另外,这种纤维不含重金属,无有毒化学物质释放,制成的服装可回收利用,又被称为"环保"型弹性纤维。

四、其他弹性纤维

（一）硬弹性纤维

聚丙烯（PP）、聚乙烯（PE）等聚合物在特殊的加工条件下进行熔融纺丝,经过快速牵伸卷绕后制得的纤维具有橡胶的高伸长性,即使在低温下也具有良好的拉伸回复性。又因为其有较高的模量,所以被称为硬弹性纤维,这种纤维具有特殊的结晶结构。硬弹性 PP 纤维经拉伸回复后马上进行第二次拉伸,其模量与强度要下降很多。但如果松弛一段时间后再拉伸,其应力-应变曲线与第一次拉伸时的曲线就比较接近。这是由于拉伸后,纤维内的非晶区发生了分子链的伸长和回缩,以及非晶区结构的变形和晶区的旋转和分离,使纤维内形成了大量的微孔,马上再拉伸时,并不能立即回复到原来的片晶网络结构。只有充分的松弛才能逐渐回复到原来状态。这种微孔结构的存在,是硬弹性纤维具有较好弹性的原因。

（二）聚对苯二甲酸丁二醇酯和聚对苯二甲酸乙二醇酯纤维

PBT、PTT 与 PET 同属芳香族聚酯,三者均采用对苯二甲酸（PTA）进行酯化缩聚,但差别在于 PBT 采用 1,4-BDO（丁二醇）进行酯化缩聚,PTT 采用 1,3-PDO（丙二醇）,而 PET 采用乙二醇。

PBT 的弹性机制为晶型的转变,这与一般弹性纤维的弹性机制不同。PBT 聚合物晶区内的大分子链是没有完全展开的平面锯齿形,在每个 PBT 大分子重复单元里有 4 个柔性亚甲基,在受到应力作用时,PBT 聚合物的晶格结构将由松弛状态下的 α 晶型转变为拉伸状态下的 β 晶型,PBT 大分子也由螺旋型转变成伸直状,而拉力释放后,β 晶型又可转变回 α 晶型。PBT 有如下的特性和优良性能：①PBT 纤维的强度比 PET 纤维和 PA 纤维低；②杨氏模量比 PET 低得多,但与 PA6 接近；③伸长率为 20%~40%,和 PET 几乎相同；④弹性回复率伸长 3% 时接近 100%；⑤耐久性良好、尺寸稳定、不受环境湿度和温度影响的较好弹性；⑥纤维及其制品柔软,耐磨和纤维卷曲性均较好,拉伸弹性和压缩弹性极好,弹性回复率优于涤纶；⑦良好的染色性能,普通分散染料即可染色；⑧染色后的纤维色泽鲜艳,色牢度及耐氯性优良；⑨优良的耐化学药品性、耐光性和耐热性；⑩PBT 与 PET 复合纤维呈细而密的立体卷曲状、回弹性优越、手感柔软、染色性能佳,是理想的仿毛、仿羽绒原料,且价格远低于氨纶纤维。

PTT 重复单元里存在的 3 个亚甲基使大分子链之间产生"奇碳效应",即苯环不能和 3 个亚甲基处于同一平面,邻近两个羰基的斥力不能呈 180° 平面排列,只能以空间 120° 错开排列,由此使得 PTT 大分子链形成螺旋状排列。这种螺旋状结构可能会赋予 PTT 良好的内在回复性和低模量性。但其他理论认为,"奇碳效应"不可能使大分子链在非晶相中形成 Z 字形构象,因为大分子链在非晶相中是无规律分布的,而在晶相中,Z 字形构象的大分子链不可能受力首先发生构象变化,所以 PTT 纤维高回弹性的结构原因仍需进一步的研究。PTT 纤维同样具有一些优良特性：与 PET 纤维相比,PTT 纤维有更好拉伸弹性和回复弹性,较低的初始模量和较大的伸长率,伸长率虽远低于氨纶纤维,但大于除此之外的大部分纤维；手感柔软,悬垂性好,耐磨损性好,尺寸稳定性好,有较好的气候适应性和低温（110℃）染色特性。

第二节　非弹性纤维材料

尽管压力纺织品中弹性材料的比例远高于普通面料织物中的弹性材料比例,但弹性材料仍不是压力纺织品的最主要组成成分。压力纺织品的主要组成成分是非弹性纤维材料,包括棉、锦纶、涤纶、丙纶、腈纶等。非弹性材料的作用是赋予压力纺织品服用性以及调节弹性材料的单一性能。非弹性纤维材料通常包缠在弹性纤维外层,两者形成弹性复合纱。本节则主要介绍相关非弹性材料的结构、性能以及加工工艺。

一、棉纤维

（一）结构

棉纤维是棉属植物种子表面生成的绒毛,属于种子纤维,它是胚珠表皮细胞经伸长加厚而成的。一根棉纤维就是一个植物单细胞。它的生长特点是先伸长,然后加厚细胞壁,整个棉纤维的形成过程可分为三个时期：伸长期 - 加厚期 - 转曲期。

棉纤维的主要组成物质是纤维素（图4-9），占94%左右。纤维素分子式为$(C_6H_{10}O_5)_n$。除纤维素外，棉纤维还有很多伴生物（表4-5）：①蜡质和脂肪：在棉纤维的表面，能保护棉纤维不易受潮并增加纤维光泽，含量适当时能在纺纱过程中起润滑作用，但它妨碍棉纤维及其制品的着色能力。用乙醚、酒精和碱溶液可以把它溶解除去。②果胶：果胶物质会妨碍棉纤维的毛细管作用，除去果胶可提高棉纤维的吸湿性。③含氮物质：主要是蛋白质和其他含氮的化合物，含量随着棉纤维成熟度的提高而降低，用水加热或用碱液蒸煮即可除去。④糖类物质：指多缩戊糖，一般含量较少。含糖较多的棉纤维在纺纱过程中容易引起绕罗拉、绕皮辊、绕皮圈等现象，影响纺纱工艺及产品质量。⑤灰分：是铁、钙、镁、钠、钾等金属元素氧化物的总称。棉纤维成熟度愈高，灰分含量愈低。

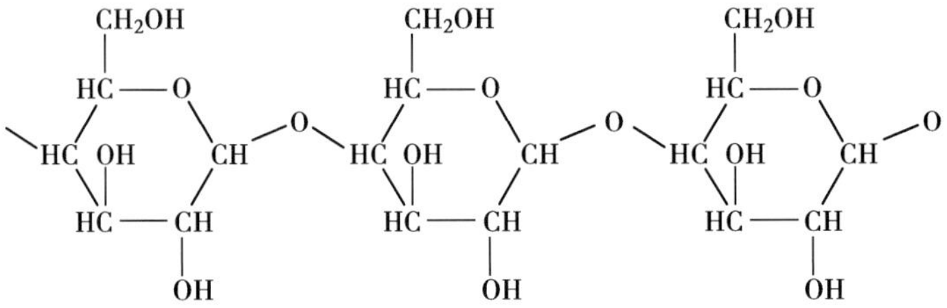

图4-9 纤维素的分子式

表4-5 棉纤维成分

组成物质	纤维素	蜡质与脂肪	果胶	灰分	蛋白质	其他
含量范围/%	93.0~95.0	0.3~1.0	1.0~1.5	0.8~1.8	1.0~1.5	1.0~1.5

成熟正常的棉纤维，截面是不规则的腰圆形，有中腔（图4-10A）。过成熟的棉纤维，截面呈圆形，中腔很小。棉纤维的截面由外至内主要由初生层、次生层和中腔三个部分组成。初生层是棉纤维在伸长期形成的初生细胞壁，成分是极少的蜡质、果胶和少量纤维素。纤维素在初生层中呈螺旋形网络状结构。次生层成分几乎都是纤维素。由于每日温差的原因，纤维素逐日淀积一层而形成一圈圈的日轮，同时使次生层加厚。但这种淀积并不均匀，纤维素以束状小纤维的形态与纤维轴呈螺旋形（螺旋角为25°~30°）排列，并沿纤维长度方向有转向，使棉纤维生成天然转曲。天然转曲（图4-10B）有利于纤维间的抱合，从而使纺纱工艺过程正常进行和成纱质量的提高。次生层的发育加厚情况取决于棉纤维的生长条件、成熟情况，它决定了棉纤维的主要物理性质。中腔是棉纤维生长停止后遗留下来的内部空隙。同一品种的棉纤维，外周长大致相等，中腔大小取决于次生层薄厚。中腔内的少数原生质和细胞核残余会影响棉纤维颜色。

（二）分类

按棉花的品种可分为：①亚洲棉和非洲棉，均为粗绒棉，长15~24mm，细2.5~4.0dtex，目前已很少作为纺纱用纤维；②陆地棉，又称细绒棉，长23~33mm，细1.5~2.2dtex，是世界上的主要栽培品种；③海岛棉，又称长绒棉，长30~60mm，细1.2~1.4dtex，用于生产高档织物或特种工业用纱，为世界次要栽培品种。

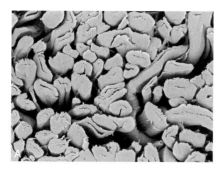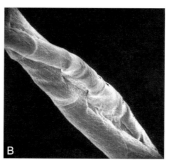

图 4-10　棉纤维的横截面（A）与纵向转曲（B）

按棉花的初加工方式（棉纤维与棉籽的脱离过程）可分为：①皮辊棉：由皮辊式轧棉机加工的皮棉。呈片状，有较多的杂质和短绒，纤维长度整齐性较差，但纤维长度损伤小，疵点少；②锯齿棉：用锯齿式轧棉机加工的皮棉。呈松散状，杂质和短绒量少，长度整齐度较高，但纤维长度损伤大，疵点多。

（三）性能

棉纤维通常为白色、乳白色或淡黄色。光泽较差，但可通过漂白或荧光增白处理，丝光和轧光等后整理有助于提高光泽度。染色性良好。棉制服装吸湿、透气，无闷热感和静电现象。棉纤维在水中浸润后，能吸收接近其本身重量 1/4 的水分，导致横截面变粗，长度变短，因此棉织物在裁剪前应预缩，以避免制成服装后尺寸变小。棉纤维吸湿后强力增加，因此棉织物耐水洗。在一定的温、湿度条件下，棉纤维易受真菌等微生物的侵害，纤维表面会产生黑斑。纤维内腔充满了静止的空气，因此棉纤维是一种保暖性较好的材料。棉纤维耐热性较好，优于羊毛、蚕丝，接近于黏胶纤维。棉纤维耐光性一般，与日光长时间接触后，纤维强力会降低，并发硬、变脆。棉纤维耐酸性较差，耐碱性较好。

二、锦纶

（一）结构

锦纶（尼龙）是聚酰胺纤维的统称，基本组成物质是大分子链节以酰胺键（—CONH—）相连的线型结构高聚物。杜邦公司于 1935 年首次合成尼龙 66。锦纶可分为两大类，一类是通过由 ω-氨基酸缩聚或由己内酰胺开环聚合制得的线性高分子缩聚物，再经过熔融纺丝及后加工而制得的纤维，如锦纶 6；另一类是由饱和的二元酸与二元胺通过缩聚反应制得的线性高分子缩聚物，再经过熔融纺丝及后加工而制得的纤维，如锦纶 66。锦纶 6 与锦纶 66 的结构如图 4-11 所示，可见两者的化学结构不同，故在很多性能上存在差异。

图 4-11　锦纶 66 和锦纶 6 的链节结构

（二）纺丝工艺

1. 锦纶 6　干燥切片经熔融纺丝、牵伸、卷绕便可制得锦纶 6 纤维。主要工艺参数如下：切片含水率<0.08%，熔体不允许有>6μm的杂质；纺丝温度在265~270℃；因聚酰胺分子间结合力大，易结晶，吸水性强，故需采用高速纺丝速度（4 200~4 500m/min），以保证预取向丝的高取向度和高结晶度，从而减少因吸湿带来的各向异性膨胀问题。

2. 锦纶66　目前，在国内锦纶生产中，主要以锦纶6为主，锦纶66弹力丝的生产比较少。以下为其主要生产工艺：切片干燥温度<110℃，含水率小于0.1%；纺丝温度严格控制在290℃±10℃；纺丝速度2 000~2 500m/min。

（三）性能

1. 热学性能　由表4-6可知，锦纶66熔点比锦纶6高40℃，原因是锦纶6大分子的重复单元里有偶数个碳原子，当大分子链反向平行时，所有的酰胺基均能形成氢键，当大分子链顺向平行时，只有一半酰胺基能形成氢键，因而熔点低，熔解热也小。锦纶66晶体中酰胺基不受顺向或反向平行的影响，都能形成氢键，因而熔点较高，熔解热也较大。

表4-6　锦纶6与锦纶66的热学性能比较

转变点	锦纶6	锦纶66
玻璃化温度/℃	47~50	47~50
软化点/℃	160~180	235
熔点/℃	215~220	250~265

两者耐热性均较差，锦纶66的安全使用温度为130℃；锦纶6的安全使用温度为93℃。高温发生各种氧化和裂解反应，—C—N—断裂，形成双键和氰基。

2. 物理机械性能　两种锦纶初始模量均小（其中锦纶66>锦纶6），且都低于涤纶，伸展性大，故手感柔软，易变形；回弹性最好，伸长3%时，锦纶6的回弹率100%，伸长10%时，锦纶6、涤纶和黏胶长丝的回弹率分别为90%、67%和32%；断裂强度高，耐疲劳性好，耐磨性最好，居合成纤维之首，因此锦纶耐穿耐用。缺点是易起毛起球，易变形、保型性差，不适合单独做外衣。

3. 化学性能　酰胺键易发生水解反应，100℃以上显著。因酸可催化酰胺键水解，故锦纶对酸不稳定，尤其不耐浓强无机酸。在浓的强酸中，锦纶可溶解，强度迅速下降。对碱稳定性好。强氧化剂如过氧化氢、次氯酸钠、高锰酸钾等，会对亚甲基产生氧化作用，故锦纶对氧化剂稳定性差，但可用氧化性小的亚氯酸钠、过醋酸等进行漂白。回潮率约4%，吸湿性较好，在合成纤维中仅次于维纶，染色性较好。耐光性差，长时间光照会使大分子链断裂，强度下降、纤维泛黄。

三、涤纶

涤纶又称达克纶，是合成纤维中的一个重要品种，是聚酯纤维的商品名称。其基本组成物质是聚对苯二甲酸乙二醇酯（PET），分子式为[—OC—Ph—COOCH$_2$CH$_2$O—]$_n$（Ph为苯基），相对分子量一般在18 000~25 000。经对苯二甲酸（PTA）或对苯二甲酸二甲酯（DMT）与乙二醇（EG）经酯化或酯交换和缩聚反应得到成纤高聚物，再经纺丝和后处理即制成纤维。

由涤纶分子链结构可知,大分子的重复单元—OC—Ph—COOCH$_2$CH$_2$O—含有柔性链段和刚性苯环,由于苯环转动能阻较大,所以涤纶大分子的刚性较大,化学规整性和几何规整性也比较高。

涤纶的大类品种有短纤维、拉伸丝、变形丝、装饰用长丝、工业用长丝以及各种差别化纤维。①长丝又分为单丝和复丝;②短纤维即在纺丝后加工中切断成各种长度规格的纤维;③变形丝是经过变形加工的化纤纱或化纤丝;④异形纤维为改变喷丝头形状而制得的不同截面或空心的纤维,这种纤维或改变纤维弹性、抱合性与覆盖能力,增加表面积,对光线的反射性增强;或因五叶形、三角形等特殊形状而具有特殊光泽;或因中空而质轻、保暖、吸湿性好;⑤复合纤维是将两种或两种以上的聚合体,以熔体或溶液的方式分别输入同一喷丝头,从同一纺丝孔中喷出而形成的纤维,又称为双组分或多组分纤维。复合纤维一般都具有三度空间的立体卷曲,体积高度蓬松,弹性好,抱合好,覆盖能力好。

涤纶具有强度高、弹性好、抗皱性强、尺寸稳定、耐磨性佳、化学性能稳定、易洗快干、耐热性和耐气候性优良等性能,是一种较理想的纺织材料。但也因内部分子排列紧密,分子间缺少亲水结构,回潮率很小,吸湿性能差,染色性差,抗静电性不好,易起球等缺点。但随着化学纤维技术的进步,用物理和化学改性等方法,涤纶的相关不足性能已得到一定改善。

四、其他纤维

(一)丙纶

丙纶是等规聚丙烯类纤维的中国商品名。丙纶的分子式为(C$_3$H$_6$)$_n$,由丙烯单体通过配位聚合得到。丙纶纤维结晶度在65%~75%,截面呈圆形,纵向光滑无条纹。

丙纶最大的优点是质地轻,是常见化学纤维中密度最轻的品种,其密度在0.9~0.92g/cm^3,比涤纶轻30%,比锦纶轻20%;丙纶的强度高,伸长大,初始模量较高,弹性优良,所以丙纶耐磨性好。此外,丙纶的湿强基本等于干强,是制作渔网、缆绳的理想材料;耐化学腐蚀性较好;耐热性差,100℃以上开始收缩,在水洗、干洗时温度都不能过高,否则会引起收缩、变形,甚至熔融。熨烫温度为90~100℃,此外,耐光性较差,易老化,染色性较差。

(二)腈纶

腈纶是聚丙烯腈纤维的中国商品名,是由85%以上的丙烯腈和少量第二、第三单体共聚,通过湿法或干法纺丝而制得的合成纤维。第二单体为结构单体,加入量5%~10%,作用是减弱聚丙烯腈大分子间的作用力,使纤维手感柔软,弹性好,也有利于染料分子进入纤维内部。第三单体又称染色单体,加入量为0.5%~3%,赋予纤维可染色性能。由于腈纶的性质类似羊毛,所以又有"合成羊毛"的美誉。腈纶纤维截面随纺丝方法不同而异,干法纺丝的纤维截面呈哑铃形,湿法纺丝的则为圆形,纵面粗糙,有少量沟槽。

腈纶的断裂强度为17.6~30.8cN/dtex,比涤纶和锦纶都低,其断裂伸长率为25%~46%,与涤纶、锦纶相仿。腈纶蓬松、卷曲而柔软,弹性较好,但多次拉伸的剩余变形较大,因此腈纶针织的袖口、领口等易变形;腈纶结构紧密,吸湿性低,一般大气条件下回潮率为2%左右;染色性较好;耐光性和耐气候性特别优良,在常见纺织纤维中最好。此外,腈纶耐热性好,不发霉,不怕虫蛀;但腈纶化学稳定性较差,耐磨性差,尺寸稳定性差。

第三节 弹性复合纱

由两种或两种以上种类的纤维混纺,其中至少有一种是连续长丝,所成的纱叫做复合纱。目前复合纱种类很多,最普遍的是用长丝作芯,周围用短纤维或长丝包覆。复合纱具有汇聚多种单一纱线优良性能的特点,故应用越来越广泛。在压力纺织品中,一般是将弹性长丝作芯,外包非弹性纤维材料,通过多种成纱方式,获得弹性优良且服用功能良好的纱线。本节根据成纱方式的不同,分别介绍各自成纱工艺、所成复合纱的结构及其性能。

(一)包覆纱

1. 结构　以弹力长丝为芯纱,外包螺旋状排列的合成纤长丝或棉和化纤纯纺纱或混纺纱(短纤纱),形成弹力包覆纱,以长丝包长丝居多。根据包覆层数可分为单包覆纱和双包覆纱两种,其中锦氨、涤氨多为单包,如图4-12所示。单包覆纱是在氨纶芯丝外层包上一层外包丝(纱),圈数较少,织物露芯较明显,不适宜做深色产品。双包覆是在氨纶芯丝外层包覆两层方向相反的长丝或纱,这极大地提高了芯纱的包覆程度,降低了裸露现象;并且由于外包丝是以相反的螺旋角对称包缠芯丝,平衡了包缠丝的弹力,一般不需定形处理即可进行后道工序的加工,但双包覆纱的加工费用较高。

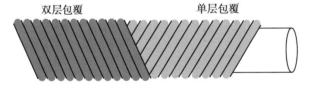

图4-12　氨纶单双层包覆纱结构

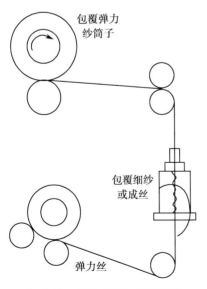

图4-13　氨纶包覆纱纺纱原理

2. 生产工艺　包覆纱一般用图示包覆机生产,其纺纱原理如图4-13所示。首先喂入弹力长丝,包覆细纱或长丝由空心锭的纱管上引出,穿过空心锭后与弹力纱合股加捻,然后由槽筒卷绕成筒纱。弹力长丝喂入时,需对其施加一定的预牵伸以保持喂入稳定。弹力包覆纱的弹力可由加捻捻度和预牵伸倍数等参数来调整。

3. 性能　在纺纱过程中,氨纶的预牵伸倍数是一项重要的工艺参数,它影响包覆纱及织物的弹性,又影响包覆纱的强度和伸长度、条干均匀度和蠕变性能。氨纶的预牵伸倍数过小,不能充分发挥弹性纤维的弹力优势,牵伸过高时造成纺纱困难,又容易引起断丝,产品质量也下降。随氨纶预牵伸倍数增大,包覆纱的强伸度增大,在牵伸到一定数值后,外包纤维会因氨纶丝的回缩性呈卷曲状态;继续增大预牵伸倍数,氨纶百分含量降低,外包纤维卷曲程度变大。但当牵伸过大,氨纶丝变形幅度接近变形的临界值,包覆纱强伸度下降,但包覆纱条干均匀度提高。在恒定牵伸力作用下变形随时间变化的现象称为蠕变。常规包覆纱在氨纶丝预牵伸 3.5 倍时,抗蠕变性能最好。但预牵伸倍数具体要按用途及其下游织物的风格适当调节。此外,还有一个重要工艺参数就是捻度,捻度影响成纱质量、强伸度和条干均匀度。捻度增大,外包纤维与氨纶丝之间的抱合力增大,包覆纱强力提高。但捻度过高,织物手感发硬,悬垂性差。捻度过低,外包纤维松散,包覆效果不好,易露芯。一般包覆时捻度应稍高些,但具体也要随纱的粗细的变化以及织物的风格要求不同做相应调整。另外氨纶丝的百分含量也影响包覆纱的弹性,含量高,弹性好。

(二)包芯纱

1. 结构　包芯纱是以弹力长丝为芯纱,外包一种或几种非弹力的短纤维(棉、毛、涤等)纺成的纱线,兼有长丝芯纱和外包短纤维的优良性能。

2. 生产工艺　氨纶包芯纱可采用多种纺纱工艺,如环锭纺、气流纺、涡流纺、静电摩擦纺等,其中以环锭纺使用最为广泛。下面以环锭纺为例说明其加工原理。

原理如图 4-14 所示,氨纶丝筒子(1)置于喂入机构(2)上,筒子表面和喂入罗拉表面保持紧密接触,氨纶丝不经过细纱的牵伸区,而直接通过导丝轮(4)(其作用是使氨纶丝处于喇叭口的中间,增强包覆效果)自前罗拉(8)处喂入,与牵伸后的棉须条在前罗拉钳口处并合,由钢丝圈回转加捻而形成包芯纱。

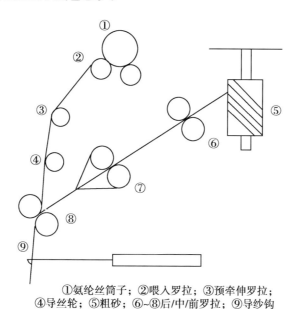

①氨纶丝筒子;②喂入罗拉;③预牵伸罗拉;
④导丝轮;⑤粗砂;⑥~⑧后/中/前罗拉;⑨导纱钩

图 4-14　在环锭细纱机上纺弹力包芯纱示意图

3. 性能　包芯纱的芯丝可完全被包覆而不裸露,同时纱线密度小、伸长大、弹性好、不易变形,制成的织物布面丰满。包芯纱的弹性由氨纶丝提供,而强力和耐磨性则由包覆在外面的纤维决定。因外力对包芯纱拉伸时,首先断裂的是外包纤维,外包纤维所形成的强力即是包芯纱的强力,而外包覆纤维之间的抱合被氨纶长丝破坏,氨纶长丝本身低强高伸长的性能又无助于纱线强力,故氨纶包芯纱强力较低。一般单纱强力只相当于同规格外包纤维单独成纱的80%~90%,故含氨纶量越高,包芯纱的强力越低。纱的捻度直接影响它的强力、耐磨性和手感,捻度低则手感柔软,但包覆性能下降,强力和耐磨性都差;适当提高捻度可提高强力和增强耐磨性,因此必须适当提高捻度。

（三）合捻纱

1. 结构　合捻纱又称包捻纱或合股线,是将弹力长丝边牵伸边和其他无弹性的两根或多根纱合并加捻而成低捻的弹力股线。其成本比包芯纱低,且纱线接头少、强力高、布面平整光洁。它与包覆纱结构相似,都是弹力丝在中心、外包纱线,区别在于合捻纱捻度较低。当芯纱与包纱的纤维不同时,须采用双浴染色,否则会形成双色。

2. 生产工艺　如图4-15所示,从筒子（1和2）上两种纱线经导纱器（5）合并成合股纱,合股纱经喂给辊（4）和导纱器（6）后输出,通过导纱钩和钢丝圈绕于筒管上。当锭子带动筒管一起回转时,纱线拖动钢丝圈在环状钢领上回转,对纱线完成加捻。

3. 性能　合捻纱的特点是氨纶丝与外层纱具有相同的捻度,即张紧时氨纶丝与其他纱之间互相捻绕。因此染色时由于氨纶丝与其他无弹性纱的着色性能不一致,易形成色花色差,不宜做深色产品。合捻纱的强力就是与氨纶丝配合的非弹力纱线的强力,因此较同规格氨纶包芯纱的强力高。该纱线的氨纶丝与非弹力纱线的抱合程度高于氨纶包芯纱中氨纶丝与外包纤维之间的抱合程度,因此合捻纱的弹性高于包芯纱。

综上,表4-7为三种成纱方式下的复合纱的相关性能比较。

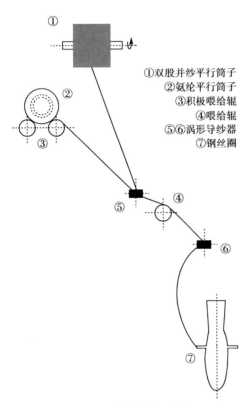

图4-15　合捻纺纱工艺图

①双股并纱平行筒子
②氨纶平行筒子
③积极喂给辊
④喂给辊
⑤⑥涡形导纱器
⑦钢丝圈

表4-7　三种复合弹性纱

项目	包芯纱	合捻纱	包覆纱
生产设备	纺纱机	捻线机	包覆机
芯丝加捻	有	有	无
芯壳关系	明显	不明显	明显
是否漏芯	否	是	是
强力	低	高	高
弹性	低	中	高
手感	柔软	硬	硬
纱线粗细	细	粗	中
用途顺序	机织针织	机织针织	针织机织

参 考 文 献

[1] 宋心远. 氨纶的结构、性能和染整(一)[J]. 印染, 2003, 29(1): 30-35.

[2] 王善元, 党敏, 张海霞. 氨纶纱加工、性能研究的现状与发展[J]. 纺织导报, 2004(4): 49-59.

[3] 张明霞, 张玉清. 氨纶弹力复合纱及其应用[J]. 中国纤检, 2008(3): 42-46.

[4] 张军, 赵耀明. 氨纶的生产、性能、应用及其发展趋势[J]. 广东化纤, 2000(4): 21-25.

[5] 张军. 氨纶的性能和纺丝技术[J]. 精细化工化纤信息通讯, 2002(2): 21-23.

[6] 张军, 赵耀明. 聚氨酯弹性纤维的生产与应用[J]. 聚氨酯工业, 2000(4): 11-14.

[7] 董纪震. 合成纤维生产工艺学[M]. 北京: 纺织工业出版社, 1984.

[8] 周涛. 熔融纺聚氨酯弹性纤维[J]. 化纤与纺织, 1996(2): 20-23.

[9] 侯养全, 尹波. 氨纶熔纺可行性探讨[J]. 合成纤维工业, 1999(2): 17-19.

[10] HOUSER NE, BAKKER W, DREIBELBIS RL. Process for dry spinning spandex: US5362432 A[P]. 1994.

[11] BRAUER M, BELLMANN C, SCHAUER G, et al. Polyurethane elastomers for melt spun fibers and their processing[J]. Chemical fibers international, 1998, 48(5): 385-389.

[12] 牛家祥, 何山, 张祖文, 等. 氨纶的生产及应用[J]. 聚酯工业, 2003, 16(2): 19-22.

[13] 李绍雎. 聚氨酯树脂[M]. 南京: 江苏科学技术出版社, 1992.

[14] 王家昭. 孙宗轩, 纪永玲. 氨纶弹力丝生产及其应用[M]. 北京: 纺织工业出版社, 1989.

[15] 王红, 斯坚, 叶世富. 氨纶纤维的生产、性能及应用[J]. 非织造布, 2008, 16(1): 22-24.

[16] 于伟东. 纺织材料学[M]. 北京: 中国纺织出版社, 2006.

[17] 宋心远. 弹性纤维纺织品的弹性、染整加工和助剂[J]. 印染助剂, 2011, 28(3): 1-14.

[18] 罗锦, 王慷, 徐广标, 等. 纺织弹性纤维弹性机制及其发展动态[J]. 纺织科技进展, 2009(2): 1-4.

[19] 吴胜利, 李光, 江建明. 热塑性聚醚酯弹性纤维[J]. 合成技术及应用, 2000(3): 32-35.

[20] 陈吉, 潘红霞, 李光, 等. 聚醚酯弹性纤维加工及性能[J]. 合成纤维工业, 2002, 25(4): 20-23.

[21] 赵庆章, 夏禾, 钟淑芳, 等. 聚醚酯弹性纤维的研究(二)[J]. 纺织科学研究, 1994(4): 18-22.

[22] 肖海英, 肖红, 施楣梧, 等. 三种弹性纤维的力学性能及应用特点[J]. 合成纤维, 2008, 37(12): 24-28.

[23] 陈熙婷, 王妮, 俞建勇. 聚烯烃弹性纤维 XLATM 的结构及其弹性表征[J]. 合成纤维, 2009, 38(9): 20-24.

[24] 杜强国, 林明德, 于同隐. 硬弹性聚丙烯纤维的结构特点[J]. 复旦学报(自然科学版), 1986(4): 18-25.

[25] 王府梅,李京歌,谢璇妍.PTT等弹性纤维的弹性回复性能比较[J].东华大学学报（自然科学版），2004，30（3）：90-92.

[26] 吴惠英.PTT弹性纤维性能研究[J].合成技术及应用，2007，22（4）：12-13.

[27] 陶杰.新型弹性纤维—PBT[J].国外纺织技术：化纤、染整、环境保护分册，1987（1）：5-8.

[28] 邢声远.弹性好易染色的PBT纤维[J].北京纺织，2000（3）：58-59.

[29] 郑淑昀,张民庆,李倩.纺丝工艺对尼龙66工业丝物理性能的影响[J].合成纤维，2006，35（1）：31-34.

[30] 周淑倩.锦纶66弹力丝纺丝工艺探讨[J].山东纺织科技，2006，47（1）：25-27.

[31] 刘伟时,肖水波.氨纶包芯纱的纺制、结构性能及应用研究[J].化纤与纺织技术，2009（1）：22-24.

[32] 王同勇,孙可隆.几种氨纶弹力纱线的结构性能及其对织物弹性和缩率的影响[J].上海纺织科技，2000，28（1）：11-14.

[33] 孔德民,于永玲,季英超,等.氨/棉包芯纱的试纺及其性能测试[J].大连工业大学学报，2001，20（1）：73-75.

[34] 刘荣清.弹力纱线的生产[J].纺织导报，2012（11）：68.

[35] 张明霞,张玉清.氨纶弹力复合纱及其应用[J].中国纤检，2008（3）：42-46.

[36] 张明霞,张玉清.氨纶弹力复合纱及其加工与性能[J].现代纺织技术，2008，16（3）：53-57.

[37] 彭绍钧,刘帅霞.氨纶包芯复合纱的性能与生产工艺[J].河南纺织科技，2000（4）：7-10.

[38] 姚瑞东,刘才容,陈南希,等.氨纶包覆纱概述及其捻度测量的研究[J].江苏纺织，2013（3）：51-53.

[39] 王慷.PTT/PET并列型复合长丝及其织物的弹性研究[D].上海：东华大学，2010.

第五章 压力绷带

随着社会的高速发展，人们生活节奏不断加快，工作压力也不断变大，从而由长期站立、久坐不动等导致的静脉曲张等疾病的发病数量也越来越多。除手术治疗外，压力治疗也是一种可供选择的有效方法。压力治疗的目的是提供外部压力，降低肢体区域的静脉压，减轻疼痛，将肢体肿胀容积减少到最小，并保持这种尺寸，增加肢体的可移动性；此外，也可以在肢体中保持均匀的压力梯度，以促进静脉血回流到心脏。

压力绷带是用于压力治疗的重要材料之一。发展至今，市场上出现了各种各样的压力绷带，按照结构主要分为机织压力绷带与针织压力绷带；按照伸长率分为非弹性压力绷带和弹性压力绷带；按压力又可分为低压、中压、高压以及超高压压力绷带。医生及患者可根据需要选择合适的压力绷带。

压力绷带对患者肢体的界面压力是决定治疗是否有效的重要因素，其受绷带因素、肢体结构、使用方法等多方因素影响。界面压力过小达不到治疗效果，而过大又会给患者带来不适，甚至引发一些并发症。因此，如何正确使用压力绷带，并准确测量、预测界面压力至关重要。全面了解压力绷带的制备过程、结构特点及其结构与界面压力的关系，将有助于医生对压力绷带产品的合理选择和使用。

第一节 压力绷带的发展与分类

绷带是一种常见的医疗用品，常见的绷带包括弹性绷带、轻支撑绷带、应力绷带、矫形绷带、压力绷带等。其中压力绷带是压力治疗常用纺织制品之一，本节将对绷带的发展以及压力绷带的分类进行简要介绍。

一、绷带的发展

20世纪80年代初，医用弹性绷带开始流行于发达国家，早期产品多为棉氨弹性绷带，利用氨纶裸丝、棉氨包覆纱、包芯纱或合捻纱等弹力纱产生弹性，采用弹力纱和非弹力纱织造而成。1982年，美国发明专利提出将纯棉纬纱和弹性聚氨酯经纱交织形成双面组织绷带，其表面只显露纯棉纬纱，提高了吸湿性；较粗的网眼外观，改善了透气性。

因氨纶在吸湿性和抗过敏上受到限制，随着纺织技术的发展，无毒副作用的纯棉弹性绷带越来越受到国内外研究学者的关注。纯棉弹性绷带由超强捻棉纱特殊配置织造而成，吸湿透气性好，对皮肤无刺激；可提供均匀的弹性，有助于减轻伤口疼痛，改善肿胀，便于肌肉收缩。这种理想的绷带材料已被发达国家广泛采用。

但纯棉弹性绷带也存在缺陷,如表面易与伤口粘连、弹力受湿度影响大等,复合弹性绷带在近年得到极大的关注。复合弹性绷带是将两种或两种以上性能各异的非织造布(或非织造布与其他纺织品及塑料制品等)通过化学、热或机械等方式复合在一起,制成具有高弹性能的材料。现有的复合弹性绷带多为"三明治"结构,中间层提供弹性,上下层为不粘附伤口的非织造布。1983年,美国专利中提出了一种复合弹性绷带,在两层非织造材料中夹持弹性薄膜,再使用粘合剂把三层结构粘合,得到吸湿透气弹性绷带。2003年,美国专利介绍了一种具有高吸湿高透气的复合绷带材料,由一层吸收型非织造布和一层透气型非织造布中间夹有一层平行排列的弹力丝构成。东华大学将非织造布与弹性膜通过热轧粘合、超声波粘合、化学粘合等方式间隔性复合,得到复合弹性非织造布,可用于弹性绷带基布。

自粘弹性绷带是另一类功能产品。1995年,有发明专利提出了一种在绷带基材表面涂覆一层黏合剂使其具有自黏结性能,由此开始了自粘弹性绷带的发展。目前,我国也加快了对自粘弹性绷带的研究和生产。

精准压力绷带是一类具有高科技含量和高附加值的产品,国内研发还远不够深入。例如,在设计制备方面,还没有一套被广泛采用的、准确、成熟的工艺。此外,因为人们对压力大小的感觉会被多种因素影响,所以在不同地方、不同时间段,即使是对身体同一部位最佳承受量的压力值的要求也不同。值得去研发更多的新型压力绷带产品和明晰其构效机制。

二、压力绷带的分类

目前,市场上压力绷带种类繁多,对压力绷带进行分类对于指导如何正确选择绷带至关重要。

(一)术语

在对压力绷带进行分类以及更清楚地了解其特性之前,需要先熟悉几个相关的常用术语。

1. 弹性　绷带在伸长状态下回复到原始长度的能力,表示绷带抵抗外力作用的能力。
2. 刚性　绷带在肌肉变形时维持界面压力的能力。
3. 工作拉力　测定绷带性能时从绷带两端对绷带所施加的拉力,单位N,按照每厘米公称宽度施加10N的拉力计算。
4. 伸长率　指绷带受工作拉力下的伸长(变形长度)与静止长度的比值,单位为%。计算式为 $\varepsilon_1(\%)=[(L_1-L_0)/L_0]\times 100$,如图5-1所示。

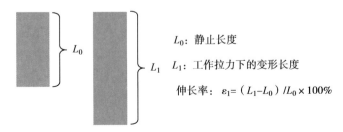

图5-1　绷带受拉前后长度

5. 回复率　指绷带工作拉力下拉伸到拉伸长度一段时间后,去除工作拉力后,绷带回复长度与变形长度的比值,单位为%,计算式为 $\varepsilon_2(\%)=[(L_2-L_0)/(L_1-L_0)]\times100$,如图5-2所示。

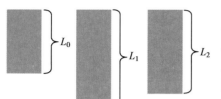

L_0: 静止长度
L_1: 工作拉力下的变形长度
L_2: 去除拉力后绷带的回复长度
回复率: $\varepsilon_2=(L_2-L_0)/(L_1-L_0)\times100\%$

图5-2　绷带受拉回复前后长度

6. 界面压力（interface pressure）　指绷带与皮肤之间由绷带产生的压力,单位为mmHg。（根据此单位,力学意义上应该称作压强,本文尊重医学习惯以及国内标准中的术语,称压力）。

7. 静息压（resting or supine pressure）　平卧或下肢抬高的坐位时,压力绷带对下肢产生的压力约40mmHg,通常认为该压力值可抵消静脉中的静水压,称为静息压。

8. 站立位压力（standing pressure）　表示站立时绷带对肢体产生的压力。

9. 活动压力（working pressure）　指活动状态时产生的压力,是肌肉收缩与放松之间的压力差值。

（二）分类

我国绷带相关的行业标准 YY/T 0507—2009《医用弹性绷带基本性能参数表征及实验方法》中未对绷带进行分类。本节参照相关文献及国外标准,对压力绷带进行了如下分类。

1. 按界面压力分类　界面压力是压力绷带最重要的指标之一。按照压力不同,可将绷带分为低压绷带、中压绷带、高压绷带及超高压绷带。而依据不同标准,各压力绷带对应的压力范围又有所区别,具体可见表5-1。

表5-1　按界面压力分的绷带类型

绷带类型	德国标准	英国标准
低压绷带	18.4~21.2mmHg	<20mmHg
中压绷带	25.1~32.1mmHg	21~30mmHg
高压绷带	36.4~46.5mmHg	31~40mmHg
超高压绷带	>59mmHg	41~60mmHg

2. 按伸长率分类　根据绷带弹性不同,可将其分为非弹性绷带和弹性绷带,其中弹性绷带又可分为低伸长绷带、中等伸长绷带和高伸长绷带,具体可见表5-2。

表5-2　按伸长率分的绷带类型

	非弹性压力绷带	弹性压力绷带		
伸长率 %（10N/cm 力作用下）	刚性（无伸长）	低伸长	中等伸长	高伸长
		<70%	70%~140%	>140%

（1）非弹力压力绷带：非弹性绷带如锌绷带，其由刚性纱布或弹性织物浸泡在锌凝胶或锌膏中而成。锌绷带湿润时使用，通过硬化产生压力，干燥后是刚性的，几乎不会滑落。锌绷带通常工作压力非常高，静息压力非常低，伸长率通常低于10%。在慢性静脉疾病患者中，仅限于早期充血减轻期使用。

（2）自适应压力绷带：在该系统中，压力可通过尼龙扣条在20~50mmHg调节，通过重新调整搭扣带（velcro）避免压力损失，可有效减少水肿。患者可以自行使用。

（3）短弹性绷带：短弹性绷带是低伸长的绷带。通常由棉制成，宽度为6cm、8cm、10cm和12cm，长度为5m、6m、7m和10m。具有工作（运动）压力高、静息压力低，施加的静息压力为40~60mmHg，然后快速降至较低值；可整夜穿戴，接受度好，第二天早晨起床前更换。

（4）长弹性绷带：即高伸长弹性压力绷带，由棉和一定比例的聚酰胺、聚氨酯（氨纶、莱卡）和黏胶组成。具有高静息压力和低工作压力；主动运动导致绷带扩张，从而使肌肉收缩期间几乎无任何阻力，对静脉回流无影响。长弹性绷带存在压力损伤的风险，不建议将长弹性绷带进行强压缩来独立使用。单一长弹性绷带压力治疗，也不建议隔夜应用。

3. 按层数与组分分类　与弹力袜不同，压力绷带可以单层使用，也可以多层使用。此外，组成绷带的材料可以是一种也可以是多种。因此，按照层数与组分不同，可将绷带进行如下划分：①单层单组分绷带；②多层单组分绷带；③多层多组分绷带。

4. 按结构分　织造方式不同，制备出的绷带结构也不同。按照织造方式主要可将绷带分为：①机织绷带；②针织绷带；③非织绷带。

第二节　压力绷带的治疗原理及应用

压力绷带的治疗原理是：在脚踝部建立最高支撑压力，沿腿部向上压力逐渐减小，在小腿肚处压力减小到最大压力值的70%~90%，大腿处压力减小到最大压力值的25%~45%。压力绷带形成的递减压力可使下肢静脉血回流，有效缓解或改善下肢静脉和静脉瓣膜所承受的压力。

静脉慢性疾病易发于老人、长期站立者或长期卧床者，使用压力绷带具有如下作用：①用于术后：消除术后水肿，促进伤口愈合；下肢静脉手术后促进静脉功能的恢复，防止静脉曲张再次复发。②预防静脉曲张及深静脉血栓：消除因静脉曲张或下肢静脉血回流障碍引起的肿胀及酸痛，促进溃疡处皮肤逐渐愈合，使变黑变硬的皮肤逐渐再生，恢复健康；预防长期卧床的患者出现下肢静脉血栓形成；消除妊娠晚期孕妇的下肢水肿；减轻长期站立或体力劳动者下肢酸胀感，同时预防下肢静脉曲张的发生。③静脉曲张等的辅助治疗。

压力绷带与弹力袜均可用于慢性静脉疾病的预防与治疗，但两个产品仍然存在一定的差异，适用性也有所不同。根据患者情况，将压力绷带与弹力袜的选择建议罗列见表5-3。有学者比较了多层绷带和Ⅲ级弹力袜在伤口愈合及患者生活质量方面的差别，发现两者对于愈合率无统计学上的显著差异，但压力绷带可缩短愈合时间。之后，又有学者比较了一种2层弹力袜系统和一种4层绷带系统用于下肢静脉溃疡治疗中的效果，发现两者对于溃疡愈合率相当。

表 5-3　压力绷带与弹力袜的选择

患者情况	压力绷带	弹力袜
活动性溃疡	√	√
愈合溃疡	√	√
水肿控制	√	患者接受时可选择
有自我照顾能力	一般不使用	√
不适合接受高压力治疗	√	√

注：√代表可以选择。

应用压力绷带时需要注意以下事项：

（1）弹性绷带比无弹性压力绷带易于应用，可由未经特别训练的工作人员和患者使用；

（2）非弹性材料应用于静息压较高的患者，应鼓励患者立即行走至少 30min；

（3）对于脚踝周径小的患者，绷带应该用较厚的骨科毛料以减少张力，保护肌腱；

（4）绷带包扎可起始于脚趾基部、脚踝附近以及在脚跟和脚背肌腱之间部位，这些部位便于绷带固定；缠绕足背延伸处的绷带应该包住踝关节，并用棉垫保护肌腱；

（5）可以采用螺旋方式或八字法进行重叠；

（6）高于膝盖的绷带段应该覆盖住腓骨头；

（7）绷带间必须没有缝隙，后一圈必须覆盖前一圈至少一半；

（8）绷带的材料必须是不会引起过敏反应的材料；

（9）垫片会增加溃疡或皮肤坏死处的局部压力；

（10）如果绷带太紧，嘱患者来回走动；疼痛提示有动脉缺血，在这种情况下，必须立即除去绷带；

（11）对于大部分慢性静脉功能不全患者，可使用不超过膝盖的绷带；

（12）行走练习对优化压力治疗必不可少，但压力治疗也能减轻制动或者严格限制活动的患者的下肢水肿情况，由于较低的静息压，使得无弹性压力绷带更适用于这类患者；

（13）在行走后，由于水肿的减轻，压力会下降；随着水肿消退，绷带将会在几天后松弛，应该在短期内重新包扎或应用低拉伸性绷带；

（14）当渗出液从溃疡处浸透绷带，应及时更换绷带，尤其在最初的治疗阶段时，应该告知患者，一旦发生应该返回医院；绷带应该平均 7d 更换一次。

第三节　压力绷带的制备方法

压力绷带的设计原理是，借鉴压缩弹簧的弹性原理，通过纤维的合理选择，以及对纱线和织物组织结构的科学设计，使织物具有潜在的弹性性能，当其在使用时，对肢体产生恒定的界面压力。选择合适的纤维材料，优化织造工艺可制备得到性能优良的压力绷带。压力绷带的制备方法主要包括机织、针织和非织。除织造外，绷带下机后往往需要对其进行后整理，如热定型等。本节将对这几种制备方法及后整理方法进行介绍。

一、机织

机织绷带由经纬纱在织机上交织而成,经纱可以是弹性纱也可以是非弹性纱。机织绷带的形成原理如图5-3所示:经纱由送经机构送出,绕过后梁和经停片,按设计好的织物组织有规律地逐根穿入综框的综眼;综框做上下运动,使经纱分成两层,形成梭口;纬纱引入梭口,在织口处形成织物;然后卷绕到卷布辊上。综框的提升规律决定着织物的交织规律,织造过程中提起的经纱均位于纬纱之上,未提起的经纱均位于纬纱之下。

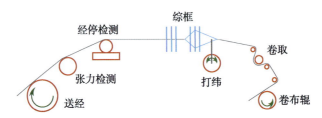

图5-3 机织绷带形成原理图

将纬纱引入梭口与经纱实现交织是绷带制备过程中的重要步骤。随着织造技术的发展,引纬方式主要包括有梭引纬、片梭引纬、剑杆引纬、喷气引纬和喷水引纬。有梭引纬采用传统的梭子作为引纬器,对应的织机称为有梭织机,而后几种由于不采用传统的梭子而称为无梭织机。片梭织机的引纬方式是用片状夹梭器夹持纬纱并将其引入梭口;剑杆织机引纬是通过来回往复运动的剑状杆夹持纬纱引入梭口,由于过程像体育运动中的击剑,因此而得名;喷气织机引纬是利用压缩气流牵引纬纱,将纬纱引入梭口;喷水引纬原理与喷气引纬一样,属于喷射织机,区别仅在于以洁净的水作为介质引导纬纱。

机织压力绷带所用的组织可以多种,经纬纱线也可按照需要有不同选择,如图5-4所示。通过选择不同经纬纱、调节织造参数可以获得不同结构、不同紧密度的压力绷带,使用时绷带将对肢体产生不同的界面压力。

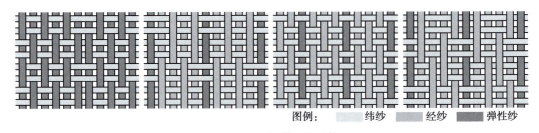

图例: 纬纱 经纱 弹性纱

图5-4 机织绷带组织结构

二、针织

针织绷带由一组或多组纱线在针织机上按照一定规律彼此相互串套成圈连接而成,线圈是针织绷带的基本结构单元。按照串套方式不同,又可分为纬编结构压力绷带和经编结构压力绷带,如图5-5所示,两者的区别在于纬编针织物中每一根纱线上的线圈沿着横向分布,经编针织物上的每一根纱线上的线圈沿着纵向分布。

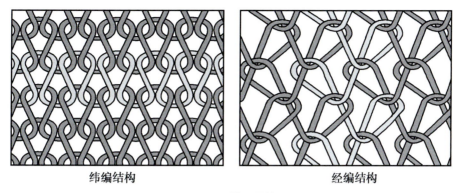

图 5-5　针织结构

在纬编中,可以直接将原料经过络纱后形成的筒子纱用于编织生产。即把每根纱线按顺序沿纬向喂入纬编针织机的各枚织针上,以形成织物。纬编针织物组织一般可分为:①基本组织:由线圈以最简单的方式组合而成,包括平针组织、罗纹组织和双反面组织;②变化组织:由两个或两个以上基本组织复合而成的;③花色组织:通过改变或取消成圈过程中的某些阶段、引入附加纱线或将两种或两种以上组织复合而成,制品具有显著的花色效应和不同性能的纬编花色组织。

纬编针织机分为:①圆纬机:生产效率较高,用于加工各种结构的针织毛坯布;②横机:与圆纬机相比,具有组织结构变化多、翻改品种方便、可编织半成型和全成型产品,但成圈系统较少、生产效率较低、可加工的纱线较粗;③圆袜机:在外形与组成部分上与圆纬机相似,只是尺寸要小些。如图 5-6 所示。

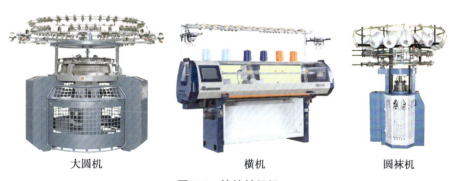

图 5-6　纬编针织机

在经编中,原料经过络纱、整经,纱线平行排列卷绕成经轴,然后用于编织工艺。从经轴上退绕下来的纱线,沿纵向垫放在经编针织机上的一枚或两枚织针上,从而形成经编针织物。经编针织物组织也分为:①基本组织:包括编链组织、经平组织、经缎组织、重经组织以及罗纹经平组织;②变化组织:包括变化经平组织、变化经缎组织以及双罗纹经平组织;③花色组织。

对于某些压力绷带的结构来说,需要在针织机上将纬编和经编两种方法结合在一起。这时需要配置两组纱线在针织机上,一组按纬编方法喂入纱线,另一组按经编方法垫纱,然后织针使两组纱线一起弯曲构成线圈,形成针织物。在纬编针织物中,由同一根纱线形成的线圈沿着纬向配置,而在经编针织物中则沿着经向配置。

为了保证针织过程顺利进行,保证产品质量,针织用纱应满足以下条件:①具有一定强度和延伸性,以便满足弯纱成圈要求;②捻度均匀且偏低,以免影响成圈;③纱线细度均匀,纱疵少;④抗弯刚度小,柔软性好;⑤表面光滑,摩擦系数小。

三、非织造

非织结构材料也可用于制备绷带,通常用于多层压力绷带体系中,作为填充层。该绷带层由短纤维或长丝通过机械、化学或物理的方法粘结或结合而成,其结构如图5-7所示。

非织结构绷带层与其他材料绷带层复合可形成复合压力绷带(图5-8)。该复合非织造绷带在复合过程中,纤维网层被拉伸,而弹性熔喷层形状没有明显变化,线性弹性层与纤维网层的状态相似。复合结束后,线性弹性层由拉伸恢复到自然状态,而纤维网层呈如图5-8所示皱缩状态,而弹性熔喷层也呈现皱缩,两者表面发生啮合,所以就有了自粘合的状态。塑料搭扣起固定作用。这种复合非织绷带具有如下优点:①在纤维网层一侧末端有塑料搭扣,使用方便,可自行包扎,不需要其他人的辅助就可以完成包扎;②不影响人体的血液流通,还有一定物理止血的效果;③手术后使用会对患者伤口愈合起到很好的作用;④压力适中,实现自粘结功能,没有采用胶黏剂,这就不会有与皮肤接触时的过敏反应和不适感;⑤透气性和透湿性均较好。

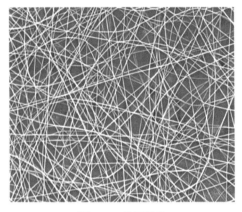

图5-7 非织结构

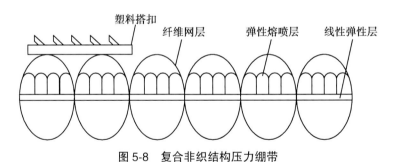

图5-8 复合非织结构压力绷带

四、后整理

压力绷带下机后通常需经热整理工艺,而常采用湿热定型。湿热定型可提高织物的弹性,改善织物的热稳定性。在湿热定型中,由于压力的存在,同时蒸汽作为热的载体,使得水气分子能够迅速地穿透纤维的内部结构,破坏分子间的互聚键,达到定型收缩的目的。蒸汽的存在不仅改善了织物的弹性,同时还使绷带织物表面厚实、紧密,改善了使用性能。

第四节 压力绷带的界面压力

绷带能产生压力是几种因素交互作用的结果,压力的产生与保持对于压力治疗至关重要。压力过小治疗效果不佳,过大使用舒适度不好,还可能引起其他并发症,如导致组织损伤、截肢,反向梯度压缩也可能阻碍静脉血回流。目前,在临床实践中发现,由于压力绷带使用的肢体尺寸或形状、材料特性以及用途差异等因素,使其难以达到期望的压力水平。另外,压力绷带实现的压力梯度随时间而变化,在使用过程中压力会不可避免地下降。目前还没有解决方案来控制压力及其在绷带局部或整体上的分布。因此,很多学者仍在不断研究压力绷带产生的界面压力,这对于更好地选择和使用压力绷带具有一定的指导意义。

一、界面压力的测量与计算

界面压力是一个相对复杂的体系,涉及材料结构的复杂性、人体曲面的复杂性以及运动时物理变化的复杂性,国内外仍在不断对其进行研究。

(一)界面压力测量

压力的测量方法可分为主观评价法和客观评价法。主观评价法是最直接常用的方法,快速方便但缺乏准确性,无法指导医务工作者及患者科学地调节压力治疗静脉慢性疾病。

客观评价法相对主观评价法能够较准确地测量绷带在具体部位对肢体产生的压力,其原理为:将压力传感器件置于测试部位,测量压力绷带对肢体产生的压力值。客观评价法又可分为:①间接测量法,包括覆模法、拱压法,这些方法只能用于测量静止状态下的压力值;②直接测量法,通常是在肢体表面直接测量绷带产生的压力,主要是通过压力传感器法,利用现代压力测量系统(包括压力传感器和数据采集系统)获得绷带产生的压力,具体过程是将压力传感器放于绷带与肢体之间,将感受到的绷带压力按一定规律转换成电压信号。

压力传感器是压力测量的重要组成部分,按照原理不同,传感器主要包括:①气动传感器;②流体传感器;③电阻传感器。不同压力传感器具有特有的优点及局限性,具体见表5-4。

表5-4 压力传感器的优缺点

传感器	优点	缺点
气动传感器	压力探头轻薄灵活 价格便宜、便于携带	难以用于动态测量 对温度敏感、有一定的滞后性
流体传感器	灵活、可用于动态测量	有流体流过时较厚
电阻传感器	轻薄、可用于动态测量	对曲线、硬度及厚度较敏感 不能用于长时间测量

可见,目前常用的压力传感器都存在一定的问题,理想的压力测量装置应满足如下条件:①方便使用,方便校准;②可连接电脑用于连续测量;③能适用多种传感器;④受温、湿

度影响小；⑤轻薄便携；⑥能用于不同领域；⑦长时间使用不对皮肤造成刺激。

（二）界面压力预测

由于肢体形状与尺寸存在很大的差异，因此测量部位变化会导致测量到的压力值发生很大的变化。此外，使用绷带的宽度、绷带的伸长与变形对肢体也会产生不同的压力，而压力的测量又都存在一定的局限性，也并非每位患者都愿意使用压力传感器，因此，为了获得最佳绷带压力，达到更有效的压力治疗效果，对界面压力进行预测就显得十分重要。

1. 拉普拉斯定律　拉普拉斯定律（Laplace law）在许多科学领域均有应用，如物理化学、化学工程学、生命科学等。当该定律用于计算柱状体壁压力时，公式为 $P=T/\gamma$，其中 T 代表张力，单位为 N，γ 代表半径，单位为 m。

肢体可以等同认为是柱状体，因此可借助该公式预测绷带下界面压力。然而，临床医生对工程学中常用的帕、牛顿、长度等单位并不习惯使用，医生常用 mmHg、Kgf、cm 等单位，此外，柱状体壁压力计算公式中的 γ 代表半径，事实上肢体半径并不容易测量，因此，往往需要将 $P=T/\gamma$ 中的 γ 转换成周长来计算。工程学与医学之间拉普拉斯定律各参数单位转换关系见表 5-5。

表 5-5　单位转换关系

参数	工程学单位	临床单位	转换因子
压力（强）	Pa	mmHg	0.007 5
张力	N	Kgf	0.102
长度	m	cm	100

考虑到单位的转换，因此，绷带界面压力计算式中引入常数 K 进行计算，公式为 $P=TK/\gamma$。除张力与肢体半径对压力的影响外，绷带宽度与层数也对压力值有所影响，因此有人将宽度与层数考虑在内，提出了新的适用于绷带界面压力计算的 Laplace 方程，其计算式如下：

$$P=\frac{T \times N \times K}{C \times W}$$

其中，P：压力绷带下的压力（强）（mmHg），即绷带向肢体施加的压力水平；T：绷带张力（kgf）；N：绷带层数；K：常数，为 4 630；C：肢体曲率半径（cm）；W：绷带宽度（cm）。

值得注意的是，组成绷带的纤维材料属于粘弹性物质，绷带在使用过程中由于应力松弛或蠕变作用，张力或宽度会随时间逐渐减小。因此，该方程也仅适用于绷带刚打好时界面压力的估算，无法用于估算使用过程中压力的变化。

2. 其他预测方程　Al Khaburi 等人基于厚壁圆筒理论提出了预测多层医用压力绷带的模型，其计算式如下：

$$P=\sum_{i=1}^{n}\frac{T[d+t+2t(i-1)]}{((1/2)w[d+2t(i-1)^2])+(wt[d+t+2t(i-1)])}$$

其中，P：n 层绷带产生的压力（强），单位为 N/m^2，根据表 5-5 所列的转换因子，可转变成以 mmHg 为单位；T：绷带张力，单位为 N；d：肢体直径，单位为 m；w：绷带受拉时的宽度，单位为 m；t：绷带受拉时的厚度，单位为 m；n：所用绷带层数。

由于绷带使用过程中界面压力是变化的，Al Khaburi 等人基于薄壁圆筒理论和厚壁圆筒理论提出了两种用于预测动态界面压力变化模型，具体如下：

$$\Delta P = \frac{2 \times \Delta d \times E \times w}{d^2} \text{（薄壁圆筒理论）}$$

$$\Delta P = \frac{\Delta d \times E \times w}{2 \times r \times (r+w)} \text{（厚壁圆筒理论）}$$

其中，ΔP：肢体尺寸变化产生的界面压力（强）变化值，单位为 N/m^2，根据表 5-5 所列的转换因子，可转变成以 mmHg 为单位；E：模量，单位为 N/m^2，可由绷带拉伸曲线计算而来；w：绷带厚度，单位为 m；d：初始肢体尺寸，单位为 m；Δd：肢体直径变化，单位为 m；r：肢体半径，单位为 m。

二、压力绷带界面压力的力学模型

压力绷带对肢体产生的界面压力与其本身的应力松弛有关，正确理解并模拟压力绷带的应力松弛对模拟界面压力有益。用于表达纤维材料粘弹性力学行为（应力松弛、蠕变）的两个基本模型分别为虎克弹簧模型和粘壶模型（图 5-9）。

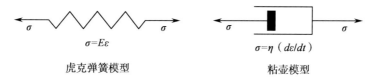

图 5-9 两个基本模型

σ：代表应力；ε：代表应变；E：代表虎克弹簧的弹性模量，单位为 N/m^2；
η：代表牛顿粘壶的粘滞系数。

虎克弹簧模型和粘壶模型组合起来能直观、形象地描述材料的粘弹性现象，并有利于深入研究和理解粘弹性行为和界面压力。用于表达压力绷带应力松弛及界面压力的力学模型有如下几种：

（一）马克斯韦尔（Maxwell）模型

马克斯韦尔模型由一个虎克弹簧模型和一个牛顿粘壶模型串联而成（图 5-10）。

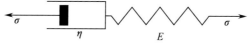

图 5-10 马克斯韦尔模型

根据该模型的变形特点，虎克弹簧与粘壶的应力与总应力是相同的，总应变是两者应变之和。因此，可以列出如下方程：

$$\varepsilon = \varepsilon_1 + \varepsilon_2 \text{（} \varepsilon_1\text{：弹簧形变量；} \varepsilon_2\text{：粘壶形变量）}$$

由上式构建的本构方程为：$\dfrac{d\varepsilon}{dt} = \dfrac{1}{E} \cdot \dfrac{d\sigma}{dt} + \dfrac{\sigma}{\eta}$

式中，E 为弹簧的弹性模量；η 为牛顿粘壶的粘滞系数。

当材料所受应变保持不变,即 $\varepsilon=\varepsilon_c=$ 常数,代入上述本构方程解微分方程可得到应力松弛方程式为 $\sigma(t)=E\varepsilon_c \cdot e^{-tE/\eta}$,该模型表明马克斯韦尔模型保持应变不变时,有应力松弛过程,且材料粘弹性比(η/E)越大,材料的弹性表现越为明显,其对应的应力松弛曲线如图 5-11 所示。

（二）标准线性固体模型

标准线性固体模型是由一个虎克弹簧模型和一个马克斯韦尔模型并联而成的(图 5-12），常被用于描述纤维材料的粘弹性现象,能够较好地描述材料在小变形下的粘弹性力学行为。

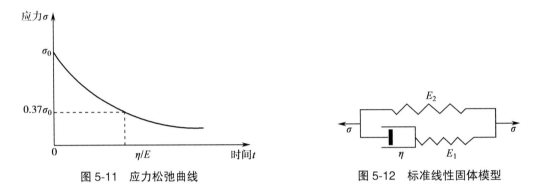

图 5-11 应力松弛曲线　　　　　图 5-12 标准线性固体模型

在这一模型中,总应力是虎克弹簧的应力 σ_2 和马克斯韦尔模型的应力 σ_1,而虎克弹簧的应变和马克斯韦尔模型的应变是相等的。因此,可以列出如下方程：

$\varepsilon=\varepsilon_1+\varepsilon_2$（$\varepsilon_1$：马克斯韦尔模型中的弹簧形变量；$\varepsilon_2$：马克斯韦尔模型中的粘壶形变量）；

$\sigma=\sigma_1+\sigma_2$（σ_1：马克斯韦尔模型产生的应力；σ_2：虎克弹簧产生的应力）。

由上式构建的本构方程为：$\dfrac{\eta(E_1+E_2)}{E_1}\dfrac{d\varepsilon}{dt}+E_2\varepsilon=\dfrac{\eta}{E_1}\dfrac{d\sigma}{dt}+\sigma$,该模型能表达绷带应力松弛现象。

（三）其他模型

除上述简单马克斯韦尔模型与标准线性固体模型外,将虎克弹簧模型及粘壶模型按其他方式组合成的力学模型也可以用于表达压力绷带的力学行为,如将两个马克斯韦尔模型与一个非线性弹簧模型按并联方式排列,如图 5-13 所示。

将各力学模型得到的应力方程代入拉普拉斯方程,可以得到界面压力（强）相关模型。有学者选用两种压力绷带(A：低伸长；B：高伸长),比较了上述几种力学模型用于模拟界面压力的准确性,其模拟效果如图 5-14 所示。

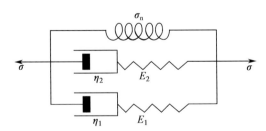

图 5-13 两个马克斯韦尔模型与非线性弹簧并联模型

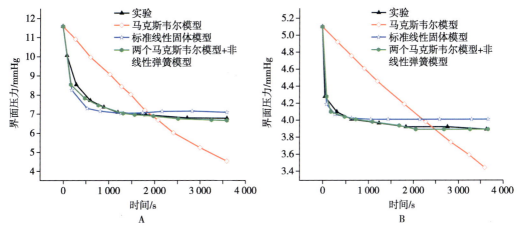

图 5-14　几种力学模型对绷带界面压力的模拟
A. 低伸长压力绷带；B. 高伸长压力绷带

从图 5-14 不难看出，标准线性固体模型和两个马克斯韦尔模型与非线性弹簧模型与实验测试得到的曲线较为相近，能更好地模拟压力绷带的应力松弛现象与对肢体产生的界面压力。马克斯韦尔模型相对较为简单，对绷带力学性能的模拟也不如其他两个模型精确，与实验结构有较大的区别。

三、影响界面压力的因素

压力绷带对肢体产生的压力主要与绷带本身的弹性、材料、使用技术、患者等因素有关，不同的患者体型、不同的绷带使用部位、静止或是运动均会对界面压力产生影响。本节就影响绷带与肢体界面压力的因素进行简单介绍。

（一）绷带材料与结构

1. 纤维材料　绷带由纤维材料制备而成，不同纤维材料之所以能产生不同的界面压力，归根结底还是由材料不同的粘弹性力学行为所致。那么何为纤维粘弹性力学行为？纤维由长链分子聚集起来，受外力作用变形时除了分子链主价键的变形（键长、键角的变化）外，还存在次价键逐步断裂导致的分子链的逐步伸展、纤维结构重排的过程，这一过程使得纤维材料变形具有时间效应或称为时间依赖性。因此，纤维材料的力学性能兼有弹性固体和粘性流体的变形特征，是一种粘弹性体。纤维材料的这种粘弹性力学行为主要表现在材料具有显著的应力松弛和蠕变现象，是纤维同一种性能的两种表现。应力松弛是指在一定变形条件下，纤维内应力随时间增加而逐渐减小的现象（图 5-15A）；蠕变是指纤维材料在一定负荷作用下，变形随时间而逐渐增加的现象（图 5-15B）。

纤维材料的这种粘弹性行为使得绷带在使用过程中，随时间推移也体现出类似的性质，宽度为 10cm 的纯棉机织压力绷带伸长 80% 时，其应力随时间的减少如图 5-16 所示，从而导致界面压力随时间逐渐减小。由图 5-16 不难看出，起始 15min 内应力减少比较急剧，2h 应力减少达 35%。

制备绷带常用的纤维材料为棉纤维、黏胶纤维、聚酯纤维、聚酰胺纤维等，Kumar 等人通过选择不同的材料配比、调节织造参数等制备了多种针织压力绷带，其详细信息可参照表 5-6，生产制备中相关参数也可做参考。

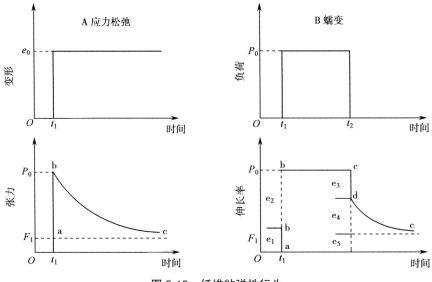

图 5-15 纤维粘弹性行为

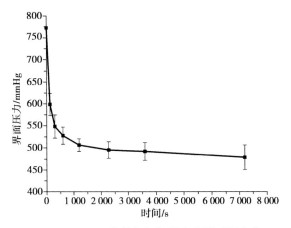

图 5-16 10cm 纯棉机织绷带应力随时间变化

表 5-6 几种实验室制备的针织绷带的详细参数

编号	A1	A2	A3	A4	A5	A6	A7	A8	A9
纱线	短纤	短纤	长丝	莱卡复合	莱卡复合	短纤	短纤	莱卡复合	莱卡复合
线密度 /tex	36.2	37.3	34.2	36.9	34.4	36.2	37.3	36.9	34.4
横向排列密度 /（根·cm^{-1}）	13.0	13.0	13.0	15.0	16.0	13.0	13.0	13.0	14.0
纵向排列密度 /（根·cm^{-1}）	7.0	9.0	8.0	14.0	13.0	20.0	19.0	24.0	22.0
克重 /（g·m^{-2}）	225.2	211.9	213.9	403.1	359.1	547.1	483.6	628.1	438.4
厚度 /mm	1.4	1.7	1.6	1.9	2.1	2.0	2.1	2.3	2.2
紧密系数 /（tex$^{1/2}$·cm^{-1}）	11.6	11.5	11.3	13.5	13.3	16.1	16.0	17.9	17.3

不同纤维具有不同的粘弹力学性质，从而导致绷带会产生不同的界面压力，使用过程中界面压力损失速度及损失率也不一样（图5-17）。由棉纤维或黏胶纤维制备而成的绷带由于材料本身应力松弛现象明显，压力损失较弹性纱线组成的绷带要大，8h内棉或黏胶绷带的压力损失超过40%，而弹性纱线绷带损失约为20%。因此，正确理解组成绷带的纤维材料的性能，对于预测与选择压力绷带十分重要。

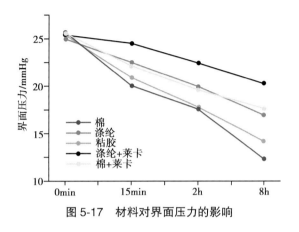

图5-17 材料对界面压力的影响

2. 绷带紧度 绷带紧度指绷带结构松紧程度。当单位长度内的纱线数或线圈数较多时认为绷带结构较紧，反之则认为结构较松。绷带紧度可用紧密系数表示，系数越大表示结构越为紧密，如紧密系数为11左右认为是低紧密度，17认为是高紧密度，其对界面压力的影响如图5-18所示。

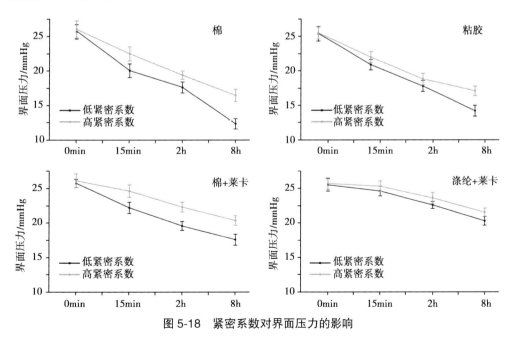

图5-18 紧密系数对界面压力的影响

从图中不难看出，结构较紧的绷带更有利于界面压力的保持，以棉绷带为例，低紧密系数的绷带使用8h的界面压力损失高达50%，而高紧密系数的绷带使用8h的界面压力损失约为35%。其他材料绷带也有类似规律,因此,设计生成压力绷带时可适当增大其紧度,以提高其对肢体产生的界面压力及压力保留率。

3. 绷带层数 用于压力治疗的绷带往往并非单层,多是多层绷带同时使用,含有低伸长绷带与高伸长绷带。有研究证明,四层绷带系统对于治疗下肢静脉溃疡十分有效,然而使用的层数越多,越容易对肢体造成不适感。Hanna等人让32位平均工作经验为9年的护士使用了三个系统绷带,并比较了三个系统绷带产生的界面压力,这三个系统分别为:①四层绷带系统(4LB):第一层为100%聚酯绷带;第二层为轻质、低伸长压力绷带;第三层为轻质、高伸长压力绷带;第四层为自粘性高弹性绷带,其产生的界面压力为(44.1±12.4)mmHg;②新型两层绷带系统(2LB):第一层为轻质、中等伸长压力绷带;第二层为自粘性高伸长压力绷带,其产生的界面压力为(39.8±10.1)mmHg;③低伸长两层绷带系统(SSB):第一层为100%聚酯绷带;第二层为自粘性低伸长压力绷带,所产生的界面压力为(23.2±9.5)mmHg。

从以上数据不难看出,低伸长两层绷带系统产生的界面压力较小,较难对静脉压力治疗产生较好的效果;4层绷带系统虽能产生较高的界面压力,但是并没有比新型两层绷带系统显示明显优势。

4. 绷带宽度与弹性 在使用方法与绷带材料结构一样的情况下,使用的压力绷带越宽,产生的界面压力相对越小,如图5-19所示,使用15cm宽的绷带,无论是膝盖还是脚踝处的压力都较7.5cm宽的绷带小。

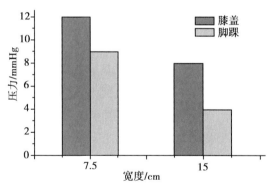

图5-19 绷带宽度对界面压力的影响

压力绷带分弹性绷带与非弹性绷带,两者在临床均有使用,并各具优点。对肢体产生相同的界面压力时,弹性绷带往往需要有很大伸长才能产生较为合适的压力,而非弹性压力绷带的伸长要小得多。

(二)肢体结构

压力绷带对肢体产生的界面压力除与绷带本身相关外,还与患者肢体的形态尺寸密切相关。压力绷带产生的界面压力与肢体粗细的相关性如图5-20所示,肢体越粗,压力绷带产生的界面压力越小。

(三)使用方式

1. 预加张力 使用压力绷带时对绷带施加不同的预加张力将会产生不同的应力松弛效应和界面压力。预加张力对压力绷带应力松弛的影响如图5-21所示。

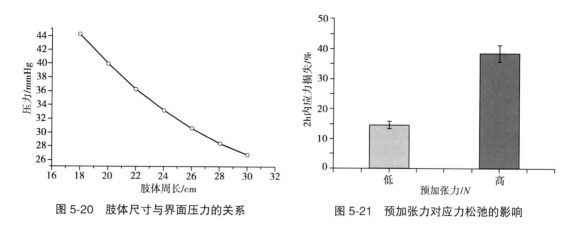

图 5-20 肢体尺寸与界面压力的关系　　图 5-21 预加张力对应力松弛的影响

从图 5-21 可以看出,对绷带施加较大的张力时,其应力减少比低张力下高很多,这是由于高张力下绷带内纱线纤维结构变形较大,为保持结构稳定,纤维纱线需迅速进行重排,以便再次获得稳定结构。预加张力对界面压力及其损失的影响如图 5-22 所示。对绷带施加比较大的张力时产生的界面压力也越大,然而使用高张力时界面压力的损失也比较大,如黏胶绷带在高张力下 8h 的界面压力损失为 43%,但低张力下压力损失要小些,约为 30%。

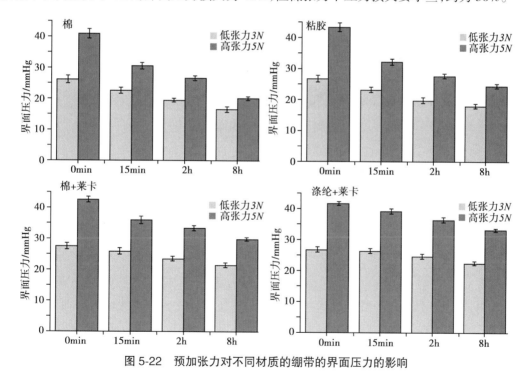

图 5-22 预加张力对不同材质的绷带的界面压力的影响

2. 包扎方法　绷带包扎方法有环形包扎法、螺旋包扎法、折转包扎法、蛇形包扎法和交叉包扎法(又称 8 字形包扎)。不同包扎方法产生的压力具有显著差异,交叉包扎法小面积下产生的压力较螺旋包扎法大,这是因为如果在绷带宽度的 50% 处重叠,螺旋包扎法相当于 2 层绷带,而交叉包扎法相当于 4 层绷带。绷带不同重叠百分比对界面压力的影响如图 5-23 所示,重叠面积越大,对肢体产生的界面压力越大。

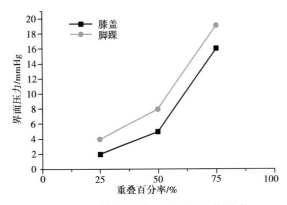

图 5-23 重叠百分率对界面压力的影响

(四)活动情况

使用压力绷带的患者并非始终处于静止状态,而活动状态和静止状态下压力绷带对肢体产生的界面压力差异很大。对于两层绷带系统,当伸长为 75% 时,测试动、静态时脚踝处的界面压力,其结果如图 5-24 所示。

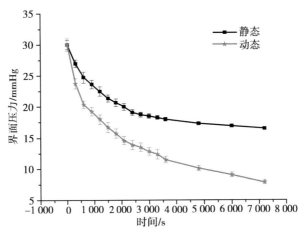

图 5-24 动静态下界面压力

由图 5-24 可知,动态下绷带对肢体的界面压力较小,且随时间推迟,压力减小较为迅速。2h 内,动态下界面压力减少高达 74.8%,而静态下界面压力减少大约为动态下的一半,为 44.1% 左右。这可能是由于动态下绷带容易产生应力集中,且纱线与纱线之间存在较大的摩擦,从而使得应力松弛现象明显,界面压力减少也较为明显。

参 考 文 献

[1] BARNHARDT JD. Warp knitted compression bandage fabric: US 3965703[P]. 1976-6-29.
[2] HAMPTON R, HANES JR, FRANK P. Woven elastic compression bandage: US 4207885[P]. 1980-6-17.

［3］WESTIP W. Permanently elastic network bandage：US4331135［P］. 1982.

［4］PARSONS D. Elastic bandage：US, US4653492［P］. 1987.

［5］MAZZA RJ, KING T, STONE J. Elastic bandaging material：US 5397298A［P］. 1995.

［6］安玉山, 王端, 刘洪玲, 等. 医用绷带的发展［J］. 上海纺织科技, 2001, 29（1）：49-50.

［7］徐先林. 医用成型压力绷带的研究［D］. 天津：天津工业大学, 2002.

［8］THOMAS S. The use of the Laplace equation in the calculation of sub-bandage pressure［J］. EWMA J, 2003, 3（1）：21-23.

［9］HENRY III, GRIESBACH L, KIM JH, WILLIS JM. Elastic bandage：WO, WO 2003017898 A1［P］. 2003.

［10］STOLK R, WEGEN VAN DER-FRANKEN CP, NEUMANN HA. A method for measuring the dynamic behavior of medical compression hosiery during walking［J］. Dermatologic surgery, 2004, 30（5）：729-736.

［11］DALE JJ, RUCKLEY CV, GIBSON B, et al. Multi-layer compression：comparison of four different four-layer bandage systems applied to the leg［J］. European journal of vascular and endovascular surgery, 2004, 27（1）：94-99.

［12］朱苏康, 高卫东. 机织学［M］. 北京：中国纺织出版社, 2004.

［13］CLARKE-MOLONEY M, O'BRIEN JF, GRACE PA, et al. Health-related quality of life during four-layer compression bandaging for venous ulcer disease：a randomised controlled trial［J］. Irish journal of medical science, 2005, 174（2）：21.

［14］徐先林. 针织圆筒形压力绷带筒径与压强关系的研究［J］. 天津工业大学学报, 2005, 24（4）：44-45.

［15］PARTSCH H. Assessing the effectiveness of multilayer inelastic bandaging［J］. Journal of Lymphoedema, 2007, 2（2）：55.

［16］MOSTI GB, MATTALIANO V. Simultaneous changes of leg circumference and interface pressure under different compression bandages［J］. European journal of vascular and endovascular surgery, 2007, 33（4）：476-482.

［17］TAYLOR M. Bandage Pressure Sensor：U. S. Patent Application 11/910, 394［P］. 2006-3-29.

［18］李海涛. 全成型医用压力绷带的设计与研究［D］. 天津：天津工业大学, 2007.

［19］龙海如. 针织学［M］. 北京：中国纺织出版社, 2008.

［20］PARTSCH H, CLARK M, MOSTI G, et al. Classification of compression bandages：practical aspects［J］. Dermatologic Surgery, 2008, 34（5）：600-609.

［21］MOSTI G, MATTALIANO V, PARTSCH H. Influence of different materials in multicomponent bandages on pressure and stiffness of the final bandage［J］. Dermatologic Surgery, 2008, 34（5）：631-639.

［22］SCHUREN J, MOHR K. The efficacy of Laplace's equation in calculating bandage pressure in venous leg ulcers［J］. Wounds UK, 2008, 4（2）：38.

［23］MOSTI G, MATTALIANO V, PARTSCH H. Influence of different materials in multicomponent bandages on pressure and stiffness of the final bandage[J]. Dermatologic Surgery, 2008, 34(5): 631-639.

[24] HANNA R, BOHBOT S, CONNOLLY N. A comparison of interface pressures of three compression bandage systems[J]. Br J Nurs, 2008, 17(20): 16-24.

[25] 于伟东. 纺织物理[M]. 上海: 东华大学出版社, 2009.

[26] JÜNGER M, LADWIG A, BOHBOT S, et al. Comparison of interface pressures of three compression bandaging systems used on healthy volunteers[J]. Journal of Wound Care, 2009, 18(11): 476-480.

[27] 李娟, 白永强, 吕桂玲, 等. 不同压力弹力绷带对抑制瘢痕增生的影响[J]. 中国组织工程研究, 2009, 13(38): 7583-7586.

[28] DAS A, ALAGIRUSAMY R, GOEL D, et al. Internal pressure profiling of medical bandages[J]. The Journal of The Textile Institute, 2010, 101(6): 481-487.

[29] LIU H, TAO XM, CHOI KF, et al. Analysis of the relaxation modulus of spun yarns[J]. Textile Research Journal, 2010, 80(5): 403-410.

[30] 柯勤飞, 靳向煜. 非织造学: 第二版[M]. 上海: 东华大学出版社, 2010.

[31] FLAUD P, BASSEZ S, COUNORD JL. Comparative in vitro study of three interface pressure sensors used to evaluate medical compression hosiery[J]. Dermatologic Surgery, 2010, 36(12): 1930-1940.

[32] KELLY PA. A viscoelastic model for the compaction of fibrous materials[J]. Journal of the Textile Institute, 2011, 102(8): 689-699.

[33] 张洁, 钱晓明. 弹性绷带的发展及其在医疗领域的应用[J]. 棉纺织技术, 2011, 39(8): 65-68.

[34] AL KHABURI J, NELSON EA, HUTCHINSON J, et al. Impact of multilayered compression bandages on sub-bandage interface pressure: a model[J]. Phlebology, 2011, 26(2): 75-83.

[35] KUMAR B, DAS A, ALAGIRUSAMY R. Prediction of internal pressure profile of compression bandages using stress relaxation parameters[J]. Biorheology, 2012, 49(1): 1-13.

[36] DAS A, KUMAR B, MITTAL T, et al. Pressure profiling of compression bandages by a computerized instrument[J]. Indian Journal of Fibre and Textile Research, 2012, 37(2): 114-119.

[37] KUMAR B, DAS A, ALAGIRUSAMY R. Analysis of sub-bandage pressure of compression bandages during exercise[J]. Journal of tissue viability, 2012, 21(4): 115-124.

[38] AL KHABURI J, DEHGHANI-SANIJ AA, NELSON EA, et al. Effect of bandage thickness on interface pressure applied by compression bandages[J]. Medical engineering & physics, 2012, 34(3): 378-385.

[39] KUMAR B, DAS A, ALAGIRUSAMY R. An approach to determine pressure profile generated by compression bandage using quasi-linear viscoelastic model[J]. Journal of biomechanical engineering, 2012, 134(9): 094501.

[40] PARTSCH H. Compression therapy in leg ulcers[J]. Reviews in Vascular Medicine, 2013, 1(1): 9-14.

[41] KUMAR B, DAS A, ALAGIRUSAMY R. Study of the effect of composition and construction of material on sub-bandage pressure during dynamic loading of a limb in vitro[J]. Biorheology, 2013, 50(1-2): 83-94.

[42] KUMAR B, DAS A, ALAGIRUSAMY R. An approach to examine dynamic behavior of medical compression bandage[J]. Journal of the Textile Institute, 2013, 104(5): 521-529.

[43] KUMAR B, DAS A, ALAGIRUSAMY R. Study on interface pressure generated by a bandage using in vitro pressure measurement system[J]. Journal of the Textile Institute, 2013, 104(12): 1374-1383.

[44] KUMAR B, DAS A, ALAGIRUSAMY R. Effect of material and structure of compression bandage on interface pressure variation over time[J]. Phlebology, 2014, 29(6): 376-385.

[45] SCHUREN J. In vitro measurements of compression bandages and bandage systems: a review of existing methods and recommendations for improvement[J]. Veins and Lymphatics, 2014, 3(1): 29-35.

[46] SIKKA M P, GHOSH S, MUKHOPADHYAY A. The structural configuration and stretch property relationship of high stretch bandage fabric[J]. Fibers and Polymers, 2014, 15(8): 1779-1785.

[47] PARTSCH H. Compression for the management of venous leg ulcers: which material do we have?[J]. Phlebology, 2014, 29(1 suppl): 140-145.

[48] CHASSAGNE F, MARTIN F, BADEL P, et al. Experimental investigation of pressure applied on the lower leg by elastic compression bandage[J]. Annals of biomedical engineering, 2015, 43(12): 2967-2977.

[49] 童晓虎. 一种复合自粘弹性绷带: 中国, CN205054581U[P]. 2016-03-02.

第六章

弹 力 袜

通过压力绷带对下肢静脉曲张等疾病进行压力治疗时,存在使用不便、过程繁琐、易造成患者不适及压迫患者组织等缺点,有许多患者抱怨绷带在着装、行动及生活习惯方面给其带来的烦恼。而本章将阐述的医用弹力袜(也称压力袜)则是压力较精准使用更加方便的压力治疗产品。

Compression stockings,直译为加压袜或压力袜。2009年11月17日国家工业和信息化部发布的纺织行业标准 FZ/T 73031—2009《压力袜》将之定义为"以踝部至袜口方向的压力(毫米汞柱,mmHg)的梯度递减变化,穿着时有压迫感,运动时有舒张感的袜子"。但在医学界多称压力袜为弹力袜,本书尊重医学习惯,统称为弹力袜。

广义的弹力袜泛指一切具有压力效果的长筒、中筒袜,而狭义上的弹力袜仅指医疗用的弹力袜,是具有沿腿部向上递减式压力分布的医疗用长筒、中筒袜。医用弹力袜是Ⅱ类医疗器械,接受严格的质量监控。使用时需根据患者具体的病情以及患者的腿型尺寸,选择压力水平适合、尺寸适当的弹力袜进行治疗。若弹力袜产生的压力过小,则不足以达到预防和治疗下肢静脉疾病的效果。若弹力袜产生过大的压力,将会抑制静脉血回流,并压迫细动脉,产生止血带的作用。医用弹力袜的压力是弹力袜所采用的弹性材料、织物组织结构以及弹力袜成型过程中的纺织工艺参数等多方面共同作用的结果,故弹力袜制备工艺与其成型后的最终压力性能密切相关。本章主要针对医用弹力袜的结构、尺寸、压力特点和纺织生产工艺进行详细介绍。

第一节 弹力袜的功能特点

医用弹力袜(medical graduated compression stockings,MGCS),又称循序减压弹力袜,利用其压力梯度改善机体内部的血液循环,可用于预防和治疗下肢静脉疾病。下肢静脉疾病通常包括两大类,即下肢静脉逆流和下肢静脉回流障碍,临床表现主要为下肢静脉曲张和下肢静脉血栓栓塞。弹力袜压力的递减变化可促进下肢静脉血回流,有效缓解或改善静脉瓣膜和血管壁所承受的压力。通过收缩小腿肌肉对血管加压,促进静脉血液回流心脏,防止下肢静脉淤血,确保下肢静脉血液的良好循环。

循序减压弹力袜按其应用主要分为治疗静脉曲张弹力袜、防血栓弹力袜和保健型弹力袜。医用弹力袜作为Ⅱ类医疗器械,在国内外已广泛流行。

通常,在相关规定中,对于 MGCS 仅描述了脚踝处压力。然而,MGCS 的压力曲线包含了脚踝、小腿、膝盖和大腿处的压力。图 6-1 显示了欧洲标准化委员会（Comité Européen de Normalisation, CEN）提出的 MGCS 的压力曲线。根据脚踝压力大小，MGCS 被分为四个压力等级，一级是最弱的，四级是最强的。弹力袜的选择取决于医疗指征、患者的耐受力与接受程度。

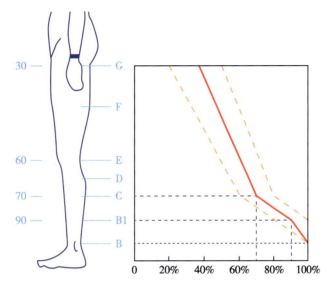

图 6-1　CEN 提出的 MGCS 的压力曲线，数字为 B 点压力值的百分比

一、弹力袜的性能要求

1. 安全性　弹力袜材料本身对皮肤无致敏性，且安全无毒。

2. 压力梯度　弹力袜必须在脚踝处施予足够的压力，不同的压力起到的医疗功效不同，即为压力等级。医用弹力袜利用压力梯度在增强静脉血回流、减少淤滞等方面效果明显。

3. 回弹性　回弹性保证弹力袜的压力梯度、压力持久性、可穿着性、舒适性等，从而保证弹力袜的治疗效果。

4. 尺寸和结构设计　根据人体形态特征，弹力袜的尺寸设计直接影响压力的分布。通过在袜口、袜根、袜身采用的不同组织结构，实现压力从脚踝到大腿部的依次递减。目前常用的医用弹力袜已实现不同组织结构的设计。

5. 抗皱性和尺寸稳定性　与纱线规格和织物结构息息相关。尺寸稳定意味着能保证压力梯度的稳定性。

6. 耐磨性和耐久性　因弹力袜的压力分级设计，其袜身的压力持久性是影响治疗效果的关键。袜口和开口等处的耐磨性保证弹力袜的可穿着性，防滑脱。

7. 可穿戴性和抗菌性　弹力袜的结构设计和压力分布直接影响弹力袜的可穿戴性。在材料相同的情况下，不同的组织结构具有不同的透气效果。患者与弹力袜接触时间较长时，易滋生细菌，特别是汗腺分泌汗液后，滋生的细菌易引发皮肤疾病或造成术后伤口感染。因此研究抗菌性医用弹力袜既可保证治疗效果，又可提高其附加值。

8. 舒适性　袜口、开口处的组织结构既需防滑脱,还需透气柔软,避免对皮肤造成勒痕、红疹或发痒反应等症状。

弹力袜选择时需综合考虑患者病情严重程度、患者腿部形态、环境以及使用行为等因素。

二、弹力袜的种类及特点

1. 按功能分类　医用弹力袜按其轴向压力分布情况,可分为静脉曲张弹力袜和抗血栓弹力袜(anti-embolism stockings,AES)。

静脉曲张弹力袜:医用弹力袜的压力沿腿部轴向梯度变化,最大压力部位为脚踝处,在小腿部位减到最大压力值的70%~90%,最小压力部位为膝盖或者大腿处,在大腿处减到最大压力值的25%~45%。利用这种压力梯度改善患者腿部的血液循环,可促进下肢静脉血回流,从而达到消除疲劳、预防和治疗静脉曲张的效果。

抗血栓弹力袜:与静脉曲张弹力袜的压力设计方式不同,抗血栓弹力袜则是保持腿部和脚踝压力均匀分布,在束紧压迫下肢的情况下形成向上的压力梯度,促使静脉血液回流,减少腿部静脉逆流和淤血,有效地改善静脉循环,从而预防和治疗静脉血栓以及防止肺栓塞形成。

2. 按袜身长度分类　目前,弹力袜有不同的规格,如表6-1所示分类。早期研究表明,与全膝关节压迫相比,全肢压迫时深静脉血流速度没有增加。此外,大腿或全长弹力袜与全膝长袜相比,穿着性和耐受性较差,因此,全膝长袜可望取代大腿长袜,其在深静脉血栓形成(deep vein thrombosis,DVT)的治疗和预防方面同样有效,且价格低廉,与患者较匹配,具有更好的耐受性。

表6-1　弹力袜类型

袜子类型	代码	备注*
中筒袜	AD	弹力袜上端对应的测量位置D,在上端最大10mm区域可以有较低的或无压力
中长筒袜	AF	弹力袜在拉伸下达到测量位置F(可以略小于)或在无拉伸时贴边或超过部分F位
长筒袜	AG	弹力袜上端对应的测量位置G,上端最大50mm区域(拉伸状态下)可以有较低的或无压力
袜裤	AT	弹力袜拉伸时至少达到测量点G位置。L表示左腿,R表示右腿
单腿裤袜	AGTL	

*测试位置点,参照图6-2。

3. 按结构和材料分类　医用弹力袜分为圆筒针织袜、平形针织袜、网状针织袜、单向拉伸弹力袜和双向拉伸弹力袜等,见表6-2。

4. 按压力型号分类　医用弹力袜按照压力型号分类如表6-3所示。

5. 根据国内外针对医用弹力袜的使用等级的已有标准分类　如表6-4所示。

表 6-2 按结构和材料分类的弹力袜类型

弹力袜类型	材料	特点
圆筒针织袜	尼龙和棉纱等	弹性和可穿戴性较差
平形针织袜	尼龙、棉以及聚氨酯基纤维制备的纱线	相较于圆筒针织袜,平行针织袜弹性更好,更易于穿着
网状针织袜	尼龙、聚氨酯基纤维等	网状织物裁剪并缝纫而成,不太美观,仅作为测试用袜
单向拉伸弹力袜	弹性纤维	仅作为测试用袜
双向拉伸弹力袜	弹性纤维	采用包覆弹力丝工艺,使得高弹针织袜更柔软、舒适,且易穿着

表 6-3 按照压力型号分类的弹力袜类型

型号	压力值	适用症状
一级低压预防保健型	15~20mmHg	静脉曲张、血栓高发人群的保健预防
二级中压初期治疗型	20~30mmHg	静脉曲张初期患者
二级高压中度治疗型	30~35 mmHg	下肢已经有明显的静脉曲张(站立时静脉血管凸出皮肤表面),并伴有腿部不适感的患者
三级高压重度治疗型	35~40mmHg	下肢高度肿胀、溃疡、皮肤变黑变硬、高度淋巴水肿、整形抽脂术后恢复期等患者

表 6-4 国内外标准压力(踝部)等级规范

单位:mmHg

压力等级:临床使用	UK	德国 RAL	欧洲 CEN	U.S.	中国
预防级:轻	—	—	10~14	8~15	
一低:轻微静脉曲张,CVI,轻度水肿	14~17	18~21	15~21	15~20	15~21
二中:轻度 CVI,轻/中度水肿,术后	18~24	23~32	23~32	20~30	23~32
三高:中度 CVI,下肢溃疡,重度水肿	25~35	34~46	34~46	30~40	34~46
四很高:重度 CVI,严重下肢水肿	—	>49	>49	—	>49

静脉曲张袜尺码分为 S 码、M 码和 L 码。尺码中规定的内容包括袜子类型代码,脚踝(测量点 B)横向尺寸范围,袜子上端横向尺寸范围(测试点 D、F 或 G)和长度范围(图 6-2)。

图 6-2 示出了静脉曲张弹力袜部分重要测试点的位置。静脉曲张袜一共有 5 种压力等级,如表 6-4 所示。静脉曲张袜主要对脚踝到膝盖的治疗区段进行治疗,因此通常针对此区段进行重点研究。

弹力袜的压力测试主要有三种方法。早期的方法是将拉伸试验机上的长袜拉伸到合适的尺寸,然后由拉普拉斯定律(Laplace law)根据织物张力间接计算织物压力。另一种方法是通过使用空气填充的腿部段来平衡弹力袜压力从而确定压力。更常见的方法是原位测量,基于以流体或空气填充的气囊的形式插入压力传感器、压力计或其他压力计量设备。所

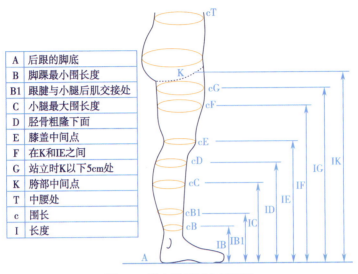

图 6-2 弹力袜测试点示意图

有这些方法都有内在缺陷。由于人的肢体尺寸不断在变,相同尺寸的弹力袜对于不同的个体产生不同的压力。为了获得压力值,必须对每个个体进行测量。精度也是一个问题,因为压力传感器本身可能会扭曲肢体尺寸并可能使压力测量不准确,只能获得几个测量点的压力,而不能获得总压力分布情况。

第二节 弹力袜的尺寸与结构设计

1. 原料特性 MGCS 因其性能要求高,故而原料选择严格。材料的安全性、回弹性、耐疲劳性等需符合相关标准和市场要求。

2. 压力等级 根据疾病的严重程度,不同类别的弹力袜需要提供轻度(Ⅰ级),中等(Ⅱ级)和强(Ⅲ级)级压缩,相应的压力值参见表 6-4。在静脉疾病的不同阶段需要不同的压力梯度。例如,按照英国标准,在静脉曲张阶段需要 14~17mmHg,而在静脉溃疡阶段通常推荐使用 25~35mmHg。这意味着不同的患者需要不同的袜子规格,即使是同一患者,规格也取决于压力要求。

3. 几何尺寸 理想的弹力袜尺寸应该满足不同患者的不同的腿部形状或腿部尺寸,也就是最好提供个性化的弹力袜。这样,增加了制造层面的复杂性。

在研究中,获得弹力袜最合适形状的常见方法是模拟动态穿戴过程。仿真设计中涉及两个对象:固态的腿和片材的弹力袜,重点是研究施加在腿部上的压力,因此仅模拟了从脚踝到膝盖或上部弹力袜的穿戴过程。在实际穿戴过程中,弹力袜与患者皮肤表面接触会产生摩擦。为保证摩擦效果,需要在接触表面的法线方向和切线方向上施加运动约束。

弹力袜在腿部产生的压力取决于腿部的形状、尺寸和特定位置。一旦穿戴好袜子,弹力袜产生拉伸应变 ε,如公式:

$$\varepsilon = (C_l - C_s)/C_s$$

C_l 为腿部周长,C_s 为弹力袜不受力时的周长。这里($C_l > C_s$)

弹力袜的拉伸应力：$\sigma = E \times \varepsilon$

根据拉普拉斯定律，穿着于腿部的弹力袜的内部径向压力为：

$$P = \frac{\sigma w}{r} = \frac{E\varepsilon w}{r} = 2\pi Ew \frac{C_l - C_S}{C_l C_S}$$

$r = C_l/2\pi$ 为腿部半径，w 为弹力袜的厚度。

弹力袜的不同位置需要不同的压力水平，通常需要踝关节具有最高的压力。合适的尺寸或定制特定患者腿部的弹力袜在一定程度上保证了弹力袜的功效。

4. 织物结构　目前商业产品较常见的是双向拉伸弹力袜。Gaied 等阐述了镶嵌结构和集圈结构的双向弹力袜（图6-3）。采用压力传感器测试两种结构的压力性能，观察袜身的同一部位，镶嵌结构承受压力较大；如果仅从袜身部位考虑，则集圈结构处的压力梯度小于镶嵌结构。弹力袜各个部位一般采用不同的组织结构：为了使得袜跟及开口处紧致、耐磨，多采用纬平针或纬平针+氨纶衬垫组织；袜身采用单珠地和氨纶衬垫组织，以保证压力和舒适性，如图6-4所示。

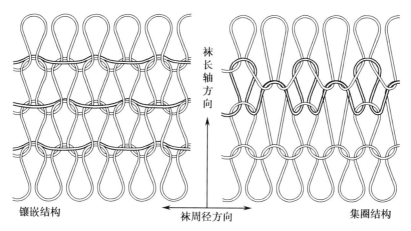

图6-3　弹力袜组织结构对比研究

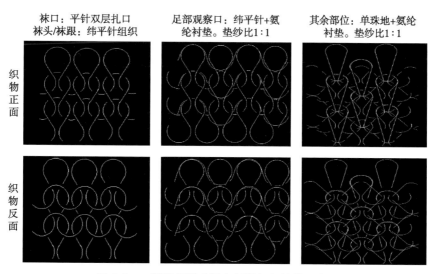

图6-4　一种商用弹力袜各部段组织结构示意图

5. 缝制要求　弹力袜采用弹力缝纫线缝制。缝纫线需要满足一定的力学性能,且型号匹配,防止脱散。

第三节　弹力袜性能的影响因素

弹力袜已广泛用于预防和治疗静脉曲张、深静脉血栓形成、腿部溃疡复发,以及淋巴水肿的控制。施加的压力取决于病情的严重程度,而提供适当的压力梯度分布是实现弹力袜治疗效果的最重要保证。压力梯度分布与弹力袜织物的材料性质和结构特征密切相关,即结构决定性质。弹力袜结构与其性能密切相关,有关研究证明弹力袜的拉伸和剪切性能受其所用材料性质和组织结构的影响。一些生理学家发现,具有不同弹性(拉伸)的弹力袜织物会产生不同的皮肤压力梯度(斜率)分布,而产生的不同的皮肤压力梯度显著影响患者的静脉血液流动。

因此,弹力袜织物的材料性能和组织结构均对其压力分布产生明显影响,如何通过优选原材料和织物组织结构,实现令人满意的压力分布是一个值得讨论和研究的问题。

一、材料性质

为了使织物具有特定要求的性能,生产中常将多种成分的原料复合使用。从将不同类型原料整合在一起的角度来看,多组分纺织产品的生产方法主要有三种:第一种是不同纱线的混用,即采用不同的纱线原料来生产织物,如针织生产中的衬垫和添纱等;第二种方式是采用复合纱线,即纱线本身由多种原料组成,这一方式中最常见的手段是混纺,如涤棉、棉毛等短纤维混纺成纱;第三种方法是将不同种类的纱线进行组合,制成新的复合纱线,例如包覆纱、包缠纱和合捻纱等。弹力袜的多组分原料应用主要采用最后一种形式,复合纱线能够在保证弹性的基础上兼顾一定的强度和耐磨性。纱线规格直接影响患者使用时的依从性,进而影响弹力袜的治疗效果。天然纤维或化纤可作为医用弹力袜常用的纱线原料,橡胶弹力纱或氨纶纱可为袜身提供弹力。氨纶纱通常是以氨纶包覆纱的形式应用在弹力袜中,以较少的用量在产品中便可达到所需求的性能。

弹力袜作用于下肢的压力源于材料变形产生的张力,压力大小主要取决于其各部段的弹性纤维含量和织物组织。相关资料显示弹力袜的使用寿命约为 6 个月,在穿着一段时间后弹力袜各部段压力呈现不同程度的衰退趋势。导致弹力袜内部径向压力减小的关键因素是弹力袜的松弛应力。弹力袜所用的粘弹性材料由于其应力松弛特性,导致压力袜的压力水平随时间呈现下降趋势。但是经水洗等处理之后压力值又会恢复至原来的状态。不同厂家生产的不同类型、不同型号的弹力袜,其压力变化也不尽相同。因医疗产品严格按照标准执行,弹力袜的压力衰减不是特别明显,各部段出现压力衰减还是有一定的差异的。探究弹力袜压力衰减的主要因素,从而有效调控,将大幅度提高弹力袜的穿着性能。

弹力袜的材料性质对于弹力袜性能的影响是多方面的,不同的材料用在弹力袜不同的部位会产生不同的影响。显然,揭示材料性质是如何影响弹力袜性能成为了必不可少的工作。常用的方法是通过一系列的实验来表征材料的性质和弹力袜性能之间的关系,因此,有研究者选择了两类(A 和 B)四个压力级别的八种弹力袜,其基本特征如表 6-5 所示。这些袜子均属于平纹针织结构,具有较高压力(即 A3 和 A4)的袜子的纱线比具有较低压力水平的纱线(即 A1 和 B2)厚。

表 6-5 样品基本性质的表征

	轻微压力		适中压力		中等压力		强压力	
样品代号	A1	B1	A2	B2	A3	B3	A4	B4
平均厚度/mm	0.41	0.28	0.74	0.36	0.75	0.97	1.18	1.45
平均克重/$(g \cdot m^{-2})$	106.7	63.3	246.7	89.0	250.16	251.3	376.3	435.7

在标准测试条件下(温度:20℃±2℃,相对湿度:65%±3%),使用 KESF 标准评估系统,测量这些样品的材料机械和表面性质,得到了沿着袜身的三个不同位置(踝关节、膝盖和大腿)的织物的机械和表面性质。从测试结果可以看出,几乎所有的材料性质指数都产生了从踝部到大腿区域的梯度变化趋势;弹力袜织物的拉伸应变(EM)、拉伸能(WT)、压缩能(WC)、弯曲指数和剪切性能等机械性能在袜身的不同位置具有不同的值。试验证明这些机械性能在袜身的踝关节区域都具有最低值,这意味着踝部区域的织物具有最小的拉伸度和最大的变形抗力。

上述现象说明沿着袜身的这种逐渐变化将影响皮肤和袜身之间的相应接触条件,从而产生从脚踝到人体大腿的皮肤压力的梯度分布。为进一步分析材料性质对弹力袜性能的影响,研究了弹力袜袜身纵向和周向(即横向)两个方向,其机械性能的变化情况。

研究发现从脚踝到大腿区域,拉伸能和拉伸应变的值随着袜身的纵向逐渐升高。然而,从脚踝到大腿,以上指标在周向方向也增加。而且,纵向方向的拉伸能和拉伸应变值均显著高于周向方向,意味着织物在纵向方向具有更好的延展性和线性弹性。

同时,随着袜身位置的升高,纵向和周向两个方向的剪切刚度值(G)均显著降低,两个方向织物之间剪切刚度值(G)存在显著性差异。

从上述分析可知,纵向的材料性质对皮肤压力梯度分布的影响较大。纵向拉伸性能的明显逐渐变化,形成了对皮肤的梯度递减压力。同时,织物在纵向方向上的张力更大,表面更光滑,有利于穿戴者的腿部运动,如膝盖和膝部的伸展更加舒适。

在上述材料分析中,织物性能的变化与皮肤压力似乎沿着袜身方向呈线性;因此,进行线性回归和方差分析,以检查不同材料性质对皮肤压力纵向分布的影响。如表 6-6 所示。

可以看出,对于 A 和 B 两种系列弹力袜,拉伸和剪切性能均显著影响皮肤压力梯度分布,特别是拉伸能($P<0.01$)、拉伸应变($P<0.01$)和剪切刚度($P<0.01$)。同时,我们注意到,A 系列织物的拉伸能和拉伸应变与皮肤压力纵向分布($0.8<|R|<1$)具有很强的线性相关性。剪切刚度、弯曲刚度和织物重量等因素也显著影响皮肤压力分布,但相关性均为中等水平($0.5<|R|<0.8$)。

上述分析表明,弹力袜织物的拉伸能和拉伸应变(WT 和 EM)以及剪切性能(G)的逐渐变化将在皮肤压力梯度分布中发挥更显著的作用。相关实验证明随着拉伸应变和拉伸能的增加,皮肤压力逐渐降低。其中,较高的皮肤压力集中在脚踝区域,拉伸性能和拉伸应变的值都相应较低。

表 6-6 材料性能对皮肤压力梯度分布的影响

性能	指数	R	F	P
A 系列				
拉伸性能	拉伸应变	0.816	19.915	0.001
	拉伸能	0.855	27.258	0.000
剪切性能	剪切刚度	0.744	12.368	0.006
弯曲性能	弯曲刚度	0.679	8.025	0.017
织物重量	克重	0.650	7.307	0.022
B 系列				
拉伸性能	拉伸应变	0.717	10.550	0.009
	拉伸能	0.726	11.137	0.008
剪切性能	剪切刚度	0.721	10.799	0.008

此项结果表明,拉伸应变和拉伸能值低的区域会在皮肤表面产生更高的压力;材料性质如拉伸(WT,EM)和剪切特性(G)的逐渐变化将诱导皮肤压力梯度分布;在实际佩戴中,踝部区域的皮肤压力大小将更容易受材料性质变化的影响。

二、织物组织结构

织物组织结构是影响织物性能的重要因素,而织物的组织结构则和组成织物的纱线性质和组织结构的选择等因素密切相关。每一种因素的改变都会导致织物组织结构的变化,从而影响到织物性能。弹力袜的不同位置的织物组织结构是不相同的。通过袜身不同位置的织物组织结构的变化来实现弹力袜不同的位置具有不同压力,从而使弹力袜对皮肤的加压呈梯度分布。弹力袜常用的是针织结构,针织纬编工艺参数直接影响织物的机械性能。

弹力袜有别于普通袜子在于其从脚踝处到膝盖或者大腿能够产生一个递减的压力梯度,而决定这个压力梯度最主要的因素是弹力袜结构和纱线的机械性能。Johnson Jr. 发现,相比较高模量的结构,低模量的弹力袜在更大腿围跨度的径向表现出更均匀的压力,即结构决定了压力分配,而结构中各组分的纱线则决定了该径向压力的大小。

不同织物组织结构及材料制备的 MGCS 具有不同的机械性能和舒适感,不同组织结构对弹力袜机械性能的影响尤为显著,直接关系到产品的质量。

Medline 公司生产的 EMS-AES 弹力袜,单只袜子各个部段织物组织结构不一样。为适应使用需求,袜跟及开口部位需要紧致、耐磨,因此采用纬平针或"纬平针+氨纶衬垫"组织,袜身则采用"单珠地+氨纶衬垫"组织,以保证压力和舒适性。这种组织的分配目前已经被国内普遍认可。

弹力袜的关键在于袜身对肢体足够的压力,同时袜跟耐用性较好,因此,在织造过程中,通过不同的织物组织实现袜身和袜跟的不同功效。然而,组织的差异易使袜跟部分产生"三角眼",影响弹力袜的表观美感和产品质量。有研究表明,为了有效避免"三角眼"的产生,必须使用合适的织物组织结构,如增加袜跟部分的织物密度等。

三、弹力袜使用者个体间差异

弹力袜施加的压力可能在个体之间、不同的腿部水平以及同一水平周向的不同区域间存在差异。基于腿部长度和周长的简单测量不足以准确评估施加在单个腿部上的压力。弹力袜治疗在临床实践中一直没有如研究中一样有效,部分原因可能是由于疼痛、炎热和发痒反应导致患者的依从性差异;以及一些潜在的并发症如皮下组织氧合损伤、腓神经损伤、皮肤坏死、压力性溃疡和诱导性动脉缺氧、甚至DVT等。有调查显示,弹力袜与个体腿部尺寸大小不够匹配,是造成这些负面影响的主要原因。为了确保压力梯度有效,且减少并发症,弹力袜尺寸适合非常重要。弹力袜的个性化设计和制备应是一个较好的解决方案。

四、其他因素

由于人的肢体尺寸不断在变化,压力测量成为难题。为了获得较精准压力,必须对每个患者进行测量。然而,因为压力传感器本身可能会扭曲肢体尺寸并造成不准确的压力测量。一般只能获得几个测量点的压力,而不是总压力分布。基于上述考虑,模拟腿部与压力袜之间的机械相互作用的数学模型,在理论上评估原位压力十分必要,并且可进一步了解弹力袜施加的压力疗法的机制。

弹力袜的拉伸引起其对腿部的压力,其值取决于织物张力和腿部表面的曲率。因此,腿上的压力分布是不均匀的。即使在相同的横截面处,织物拉伸相同,由于腿部不规则的非圆柱形形状,压力在不同点也会有变化。弹力袜模型可以简便快速地预测总体压力分布,有助于弹力袜的尺寸选择,并且协助医生了解患者使用弹力袜时腿部的机械状态。该模型还可实现梯度弹力袜的参数化设计。

然而,实际上由于各种原因,主要包括不同的腿部属性(形状或尺寸)以及材料(弹力袜各部段)的特性(温度依赖性)差异,难以实现目标压力水平。此外,由于弹力袜系统行为的时间依赖性,其压力随着时间的改变也是一个主要的原因。例如,实验研究表明,由于腿部肿胀减少,压力随时间降低。此外,许多压力产品在其应用之后出现初始压降,尽管包含弹性纱线可以缓解问题,但是因它们由聚合物材料(棉、黏胶、PET等)制成,应力松弛是固有属性。由于压力下降对于弹力袜来说几乎是不可避免的,因此需要更换低于目标压力的弹力袜。更换弹力袜的另一个原因是为了患者的舒适度,因为通常安排在睡前更换弹力袜,所以不会干扰睡眠。显然,上述传统方法的不足之处表明了对压力管理中的新型智能储存系统的迫切需求,允许通过外部控制来调节压力水平,以便在需要时改变或重新调整压力。

导致弹力袜内部径向压力降低的关键因素是弹力袜的松弛应力。Bipin Kumar等采用形状记忆聚氨酯制备智能弹力袜,材料在非常窄的范围内对温度变化非常敏感。其目的是调整弹力袜的内部应力,以便它可以补偿压力与初始指定压力水平的偏差,从而满足患者的多种尺寸需求。智能弹力袜在压力治疗过程中可从外部调整压力水平。

第四节 弹力袜的生产工艺

弹力袜的生产工艺包括弹力袜的编织和后整理。弹力袜的编织方式主要是采用袜机，编织形成圆筒形袜身，但是由于袜机的编织工艺、编织机构和编织速度等因素的影响，限制了弹力袜的产量和产品型号，因此也有人采用双针床经编机和横机编织弹力袜。这里以袜机编织弹力袜为例，介绍编织弹力袜的整个生产工艺。

一、弹力袜的编织工艺

产品所需性能决定了其编织工艺。因此，需依据产品性能结合袜机的编织工艺特点来设计弹力袜的各部分结构，并根据弹力袜不同部位的压力要求，通过调节织物组织结构来改变织物的密度以满足不同部段的压力分布要求，依据选定的组织结构来设定弹力袜的上机工艺参数，完成编织即可获得弹力袜。袜子一般分为六或七个部分，分别是袜口、袜筒（上筒和下筒）、袜跟、袜底、袜面和袜头。通过喂纱系统、牵拉系统和成圈机件在控制系统的配合下运行，完成弹力袜的编织过程。弹力袜作为一种具有医疗效果的长筒袜，其织物组织结构和传统的长筒袜有着明显的差异。在医疗使用中，袜筒部分需要对下肢产生逐渐递减的梯度压力，因此袜筒的编织工艺是研究的重点。

（一）袜机的选择

在传统商用长筒袜编织的基础上，通过改变袜筒各部段织物组织结构的方法来实现弹力袜各部段的压力梯度变化。根据这一编织要求，袜机需具备通过步进电机连续调节弯纱三角位置的功能，例如，LONATI L501型单针筒电脑袜机可作为弹力袜的生产设备。该电脑袜机的针筒直径为4英寸（10cm），机号E32，400枚织针，四路进纱。该电脑袜机包括机台控制系统、微机控制系统、编织系统和导纱系统等，编织机构的外形如图6-5所示。编织系统又由选针系统、三角系统等组成。在编织过程中，选针器、织针、三角和导纱器等部件协调运动，织针沿着三角做固定的轨道运动，并牵引纱线弯曲形成线圈，形成的线圈相互串套，最终形成针织织物。三角是袜机控制纱线成圈形式的关键部件。三角系统由多个三角机件组成，各三角根据功能不同可分为起针三角、压针三角、弯纱三角等，各三角根据编织工艺的要求处于进入或退出工作状态。通过对弯纱三角的深度进行控制，可以改变织针的弯纱深度和线圈大小。

（二）袜口和袜筒的编织

袜口位于袜子的最上端，其主要作用是使袜边不脱散、不卷边，并贴合人体。袜口需要具有一定的收紧效果以保证弹力袜穿着中不发生滑脱。单针筒电脑袜机编织袜口时，一般采用双层平针组织，因为双平针组织具有良好的弹性和延伸性，这是袜口所需具备的性能。双层平针组织也称作假罗纹组织，编织时，选针系统周期性地将织针选至退圈高度，完成部分织针的半成圈，继而完成系统成圈或集圈线圈编织，直至编织到规定横列数形成假罗纹袜口。袜口作为弹力袜最先被编织的位置，其工艺涉及纬编针织机的编织起步过程，其中起针过程是决定整个袜身编织效果的最重要因素之一。袜口的编织又分起口和扎口编织两个阶段：起口阶段过程中，袜机首先要空转，保证所有织针都开口成功，然后由选针系统来控制织

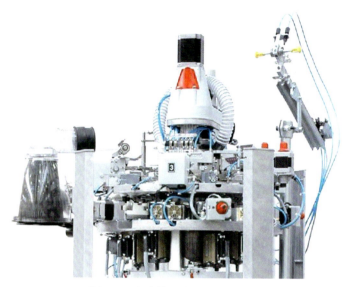

图 6-5　电脑袜机编织机构外观图

针的编织情况；扎口过程是当袜口编织到一定长度后，扎口针的三角进入工作，使扎口针再次伸长扎口盘，之后根据编织需要进行选针编织。

弹力袜的袜筒部分大多采用平针组织编织，也可采用双罗纹组织。横列数根据袜筒的产品长度和组织密度要求进行设置。弹力袜的袜筒组织结构关系到产品是否能产生适宜的梯度压力分布，是弹力袜实现其医疗压力功能的关键部分。弹力袜袜筒覆盖人体下肢脚踝部位起至大腿根部的区间，压力分布的要求为：脚踝处压力最大，在整个弹力袜上压力分布呈现从脚踝到大腿逐级递减状态。要实现整个袜筒的压力逐级递减状态，需要在平针组织的基础上，通过改变线圈长度和纱线张力来实现袜筒不同部分的压力分布。弹力袜产品需要符合人体规律，因此设计时要依照人体规律来设计，即需要在传统长筒袜生产工艺的基础上重新进行工艺设计。按照人体下肢对应的不同部分将袜筒划分为不同的压力部段，不同部段通过织物密度渐变的方式连接，得到的弹力袜产品需保证不同压力部段间的压力差符合弹力袜的压力设计要求。参照弹力袜纺织行业标准 FZ/T-73021-2009 的相关要求，将弹力袜袜筒部分划分成不同的部段，部段划分如图 6-6 所示。按照：F——大腿根部（渐变区）、E——膝盖上部（渐变区）、D——膝盖下胫骨粗隆下部（渐变区）、C——小腿围最大处（渐变区）、B1——跟腱与小腿后跟交接处（渐变区）、B——脚踝最细处（渐变区）和 A——脚底中心的顺序依次制订工艺参数。每一个部段区间内需要保持相同的组织结构，即工艺参数相同。部段高度大致为 30~40 个线圈横列，渐变区横列数根据渐变区长度和渐变步长的要求相应设定。

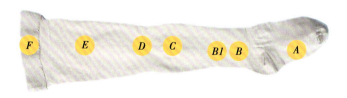

图 6-6　弹力袜的部段示意图（图中字母含义见正文）

（三）袜跟和袜头的编织

为了保证袜跟、袜头符合人体形状，此处织物组织结构需要发生变化以适应人体足跟和脚趾处的大曲率变化。袜跟、袜头的编织需要在袜筒编织的基础上进行较多的变化，其工艺参数的设定也要产生很大的变化。这部分的编织是袜子编织工艺中的最为复杂的部分，也是其工艺参数设计最困难的一部分。袜跟编织成型后可以在人体脚跟处形成接近于半球形的外观，如图 6-7C 所示。袜跟和袜头的编织原理大体相同，上机工艺也大致相同，但袜头需要在编织完成后额外进行缝合。

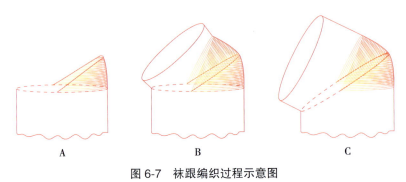

图 6-7　袜跟编织过程示意图
A. 半袜跟；B. 完整袜跟；C. 袜跟实际形态

袜跟和袜头的编织过程都可大致分为收针和放针两个阶段：

1. **收针阶段**　此时编织的是袜跟或袜头的前半部分，在针筒往复回转的状态下，收针阶段针筒每一往复回转由挑针器将参与编织的织针每次挑起一枚，使其退出编织，进行减针编织。当减针（收针）减至袜底针的 1/3 针数时停止减针。收针阶段完成后形成的袜跟如图 6-7A 所示，此时所编织的袜跟并不完整。收针阶段开始时编织袜面的织针退出编织区域。

2. **放针阶段**　此时编织的是袜跟的后半部分（图 6-7B），由揿针器进行放针编织，使收针阶段退出编织的织针逐渐恢复到参加编织状态。放针阶段的编织动作，需要揿针器介入编织动作，将挑针阶段挑起的织针逐渐加入编织工作。揿针杆的头端有一个缺口，这一弯折缺口的宽度恰好可以容纳一枚织针。编织过程进入放针阶段后，针筒旋转带动织针针踵进入揿针杆缺口；揿针杆在针踵推动下下降，带动织针重新进入弯纱三角的工作范围，重新参与编织。针筒的每一往复回转中，由揿针器将退出编织的织针每边各揿下一枚，即每次针筒回转左右两侧会分别揿入一枚织针进入三角工作高度。

弹力袜纺织成型后，还需要进行热定型后整理，使其消除纺织制备时的内应力，并使弹力袜具有漂亮的外观形态。热定型的工艺参数，如定型介质、时间、温度等，需要根据材料特性严格把控。

二、弹力袜产品的外观效果

弹力袜的外观如图 6-8 所示。弹力袜的表面光滑、平整，无漏针、纱线断裂现象，袜口处的缝头完整，无破损性疵点。由于弹力袜自身具有较好的压力弹性，所以能够与穿着者腿部完美贴合，从而提供全方位的压力支持。

三、弹力袜工艺对压力性能的影响

影响弹力袜压力性能的加工工艺有很多,送纱速度、针筒位置、压针三角等加工工艺对弹力袜的压力性能起到主要作用。

1. 送纱速度　主要影响弹力袜的横向尺寸,即筒径大小,从而影响压力性能。送纱速度增大,线圈长度增加,织物密度减小,弹力袜筒径变大,导致压力减小。

2. 针筒位置　也是影响弹力袜的压力的主要影响因素。在实际中通过控制袜机针筒上下位置的变化,改变线圈大小,调节织物密度,可实现压力的渐变调节且调节范围大。针筒位置随着其参数值的减小,线圈长度减小,织物密度增大,从而弹力袜压力增加。

3. 压针三角　影响弹力袜的压力大小,改变其参数值大小能引起线圈沉降弧的长度变化,从而改变线圈大小,线圈的大小影响织物密度,最终使织物压力发生改变。

实验研究表明,针筒位置对弹力袜压力的影响程度大于压针三角。横向尺寸最主要的影响参数是送纱速度,压针三角和针筒位置的影响很小,可忽略不计。

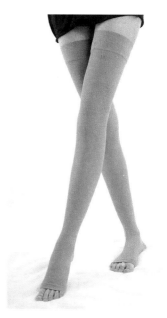

图 6-8　弹力袜的外观图

优化织造工艺参数,可得到具有良好保健与治疗作用的产品。

四、发展趋势

弹力袜的时尚设计:采用时尚色彩包覆纱设计或后整理印花等处理,提高时尚度,但成本相应会有所提高。

弹力袜保持稳定梯度压力的同时,具有抗菌防臭等性能:可利用具有抗菌防臭等功能的纱线,或对弹力袜进行不影响压力功能的后整理处理。

弹力袜的个性化定制:基于人体轮廓扫描系统,提取个性化的人体腿部特征数据,利用全电脑控制的针织设备,快速成型个性化弹力袜。

弹力袜的智能化:采用智能纤维原料,使其具有温度等响应性,尽可能保证穿着时弹力袜所产生的压力长期稳定。

参 考 文 献

[1] 李新阳. 保健压力袜工艺与压力分布的研究[D]. 杭州:浙江理工大学,2015.
[2] 王庆华. 弹力袜生产工艺研究与改进[J]. 山东纺织科技,1996(1):34-35.
[3] 欧亚. 医用静脉曲张弹力袜的制备与性能研究[D]. 杭州:浙江理工大学,2014.
[4] LIU R. Comfort and mechanical function of compression stockings[D]. Hong Kong:The Hong Kong Polytechnic University,2006.

［5］BRUNIAUX P, CREPIN D, LUN B. Modeling the mechanics of a medical compression stocking through its components behavior: Part 1-modeling at the yarn scale［J］. Text Res J, 2012, 82(18): 1833-1845.

［6］RAL-GZ387/1: 2008, Medical Compression Hosiery-Quality Assurance［S］.

［7］BLATTLER W, LUN B, UHL JF, et al. Determinants of pressure exerted by medical compression stockings［J］. Phlebologie, 2007, 36(5): 237-244.

［8］JOHNSON G JR, KUPPER C, FARRAR DJ, et al. Graded compression stockings. Custom vs noncustom［J］. Archives of surgery, 1982, 117(1): 69-72.

［9］LIU R, KWOK YL, LI Y, et al. Quantitative assessment of relationship between pressure performances and material mechanical properties of medical graduated compression stockings［J］. J Appl Polym Sci, 2007, 104(1): 601-610.

［10］JOHNSON S. Compression hosiery in the prevention and treatment of venous leg ulcers［J］. Journal of tissue Viability, 2002, 12(2): 67-74.

［11］GAIED I, DRAPIER S, LUN B. Experimental assessment and analytical 2D predictions of the stocking pressures induced on a model leg by medical compressive stockings［J］. Journal of biomechanics, 2006, 39(16): 3017-3025.

［12］张斯雯, 王文祖. 抗压力袜的性能测试分析与试织［J］. 东华大学学报(自然科学版), 2011, 37(1): 46-50.

［13］关红涛. 医用压力袜纺织结构及其力学性能研究［D］. 上海: 东华大学, 2014.

［14］周媛. 氨纶包芯纱的弹性与其织物缩率的关系［J］. 染整技术, 2014, 36(2): 21-23.

［15］MOSTI G, PARTSCH H. Occupational leg oedema is more reduced by antigraduated than by graduated stockings［J］. European journal of vascular and endovascular surgery: the official journal of the European Society for Vascular Surgery, 2013, 45(5): 523-527.

［16］MOSTI G, PARTSCH H. The progressive medical compression stockings increase more the capacity of the venous pump of the calf than conventional graduated compression elastic stockings［J］. Phlebol-Ann Vasc, 2012, 65(4): 13-18.

［17］MOSTI G, PARTSCH H. High compression pressure over the calf is more effective than graduated compression in enhancing venous pump function［J］. European journal of vascular and endovascular surgery: the official journal of the European Society for Vascular Surgery, 2012, 44(3): 332-336.

［18］MOSTI G, PARTSCH H. Compression stockings with a negative pressure gradient have a more pronounced effect on venous pumping function than graduated elastic compression stockings［J］. European journal of vascular and endovascular surgery: the official journal of the European Society for Vascular Surgery, 2011, 42(2): 261-266.

［19］BENIGNI JP, BRANCHOUX S, BACLE I, et al. Difficulty associated with donning medical compression stockings: results from a survey comparing two different compression stockings［J］. Women's health, 2013, 9(3): 291-300.

［20］张露. 人体下肢有限元模型构建及着袜舒适性数值分析［D］. 武汉纺织大学, 2013.

［21］DAI GH, GERTLER JP, KAMM RD. The effects of external compression on venous blood flow and tissue deformation in the lower leg［J］. J Biomech Eng-Trans ASME, 1999, 121（6）: 557-564.

［22］NARRACOTT AJ, JOHN GW, MORRIS RJ, et al. A Validated Model of Calf Compression and Deep Vessel Collapse During External Cuff Inflation［J］. IEEE Transactions on Biomedical Engineering, 2009, 56（2）: 273-280.

［23］WANG Y, DOWNIE S, WOOD N, et al. Finite element analysis of the deformation of deep veins in the lower limb under external compression［J］. Medical engineering & physics, 2013, 35（4）: 515-523.

［24］LIU R, KWOK YL, LI Y, et al. A three-dimensional biomechanical model for numerical simulation of dynamic pressure functional performances of graduated compression stocking （GCS）［J］. Fiber Polym, 2006, 7（4）: 389-397.

［25］RONG L, YI-LIN K, YII L, et al. Numerical Simulation of Internal Stress Profiles and Three-dimensional Deformations of Lower Extremity Beneath Medical Graduated Compression Stocking（GCS）［J］. Fiber Polym, 2007, 8（3）: 302-308.

［26］HARPA R, PIROI C, RADU CD. A New Approach for Testing Medical Stockings［J］. Text Res J, 2010, 80（8）: 683-695.

［27］VERAART JC, PRONK G, NEUMANN HA. Pressure differences of elastic compression stockings at the ankle region［J］. Dermatologic Surgery, 1997, 23（10）: 935-939.

［28］NISHIMATSU T, OHMURA K, SEKIGUCHI S, et al. Comfort pressure evaluation of men's socks using an elastic optical fiber［J］. Text Res J, 1998, 68（6）: 435-440.

［29］王远焕. 基于LabVIEW虚拟仪器袜品压力测试系统开发及应用［D］. 上海: 东华大学, 2007.

［30］李显波, 王希. 氨纶弹性针织服装压力的测试［J］. 针织工业, 2004,（6）: 90-91.

［31］WERTHEIM D, MELHUISH J, WILLIAMS R, et al. Movement-related Variation in Forces Under Compression Stockings［J］. European Journal of Vascular and Endovascular Surgery, 1999, 17（4）: 334-337.

［32］孙凤连. 双、三系统弹力袜三角眼与织物结构的关系［J］. 针织工业, 1981,（5）: 8-12.

［33］王庆华. 弹力袜生产工艺研究与改进［J］. 山东纺织科技, 1996, 1011: 34-35.

［34］TULBURE EA, SANDU I, MUNTEANU N, et al. 3D Modelling of Pressure Exerted by Polymeric Knittings with Increased Elasticity on Cylindrical Surfaces［J］. Mater Plast, 2013, 50（4）: 274-278.

［35］沈大齐, 竺素丹. 医用弹力袜的压力设计［J］. 西安工程大学学报, 1996（2）: 162-165.

［36］HEGARTY MS, GRANT E, REID L. An Overview of Technologies Related to Care for Venous Leg Ulcers［J］. IEEE T INF Technol B, 2010, 14（2）: 387-393.

［37］STOLK R, SALZ, P. A Quick Pressure Determining Device for Medical Stockings based on the Determination of the Counterpressure of Air Filled Leg Segments, in 2nd International Symposium, Compression Bandages and Medical Stockings-Clinical and Practical Results,

Measuring Methods and Standards.1987. Zurich.

［38］MOMOTA，H. MAKABE H，MITSUNO T，et al.，A Study of Clothing Pressure Caused by Japanese Men's Socks［J］. Journal of the Japan Research Association for Textile End-uses，1993.34（4）：175-186.

［39］MOMOTA，H. MAKABE H，MITSUNO T，et al.，A Study of Clothing Pressure Caused by Japanese Women's High Socks［J］. Journal of the Japan Research Association for Textile End-uses，1993.34（11）：603-614.

［40］HARRIES CA，PEGG SP. Measuring pressure under burns pressure garments using the Oxford Pressure Monitor［J］. Burns, 1989. 15（3）：187-189.

［41］GEERTS W，HEIT JA，CLAGETT GP，et al. Prevention of Venous Thromboembolism［J］. Chest，2001. 119：132S-175S.

［42］HAYES J，LEHMAN CA，CASTONGUAY P. Graduated Compression Stockings：Updating Practice，Improving Compliance［J］. Medsurg Nursing，2002，11（4）：163-167.

［43］林弘月. 下肢静脉曲张治疗的国内研究现状［J］. 长治医学院学报，2013，27（4）：314-317.

［44］徐光. 不同方法治疗下肢静脉曲张临床效果［J］. 中国实用医药，2014，9（36）：92-93.

［45］王智，李红. 压力袜理论计算分析［J］. 国际纺织导报，2012（12）：38-39，43.

第七章

间歇性充气加压

第一节 基本概念与发展简史

间歇性充气加压（intermittent pneumatic compression，IPC）在国外文献一般被称为 IPC 或 IPCD（IPC device，IPC 装置）。曾经用于描述 IPC 的名称有泵疗法（pump therapy）、序贯充气加压（sequential pneumatic compression）、主动性压力治疗（active compression therapy）和空气加压（air compression）等。国内一般称为间歇性充气加压（如《预防骨科大手术后深静脉血栓形成的专家建议（2005）》《ICU 患者深静脉血栓形成预防指南（2009）》）、间歇性加压（2008 年发表在《中华普通外科杂志》的《深静脉血栓形成的诊断和治疗指南》）、交替式压迫装置（《中国急性缺血性脑卒中诊治指南 2010》）等，目前倾向采用"间歇性充气加压"这一名称。

IPC 是一类设备的全称，而不是特定的某种设备名称。其构成的主要成分（组件）包括：气体发生装置（主机部分）、包裹患者肢体和/或躯干的部分（套筒或气囊）和气体传输通道（通气管）。不同的 IPC 设备，其样式、泵的压力循环模式、循环时间、循环方式、充气及放气持续时间都是不同的。根据加压部位的不同，可分为足底静脉泵、小腿-足底静脉泵、小腿静脉泵及小腿-大腿静脉泵。这些装置主要是通过增加下肢静脉的回心血流速度来加速静脉排空，减少血液淤滞。国内医疗器械市场上 IPC 类医疗设备的商品命名比较杂乱，尚无统一规范，常见的有空气压力治疗仪、空气波压力治疗仪、动静脉足泵、足底泵、A-V 泵、梯度压力泵、间歇式充气压力系统、深部静脉血栓防治系统等。

一、间歇性充气加压发展简史

淋巴丝虫病是一种经蚊媒传播的寄生虫病，几个世纪之前，医学、科技和交通非常落后，加之战乱四起，淋巴丝虫病在全球范围内肆虐蔓延，淋巴水肿和象皮肿的患者比比皆是。为了治疗或缓解患者的病情，很多机构和个人都在不遗余力地寻找有效的药物和治疗方法。

1834 年，在法国巴黎的一个出版物上首次出现了带有文字描述的 IPC 手绘图，称为加压抽吸泵（force and suction pump）。其结构为一个可以容纳肿胀肢体的柱形容器、手动活塞式唧筒、连接唧筒和柱形容器底部的通气胶管（图 7-1）。唧筒在充气状态时，柱形容器内压力不断升高，能逐渐减少肿胀肢体的水肿容积；而当唧筒处于抽气状态时，随着柱形容器内压力的减少，会对肢体产生反应性充血效应（又称贫血后充血效应）。1835 年，柳叶刀杂志发表了一篇名为"apparatus for removing the pressure of the atmosphere from the body or limbs"的文章，这是 IPC 类设备全球首次出现在医学期刊上（图 7-2）。

第七章　间歇性充气加压

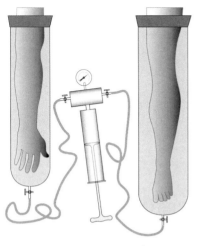

图 7-1　IPC 雏形示意图

图 7-2　1835 年《柳叶刀》杂志对 IPC 雏形的介绍

此间，也有很多医师进行了通过给下肢施加外部的压力来促进血液循环的试验。

1909 年，首台具有现代 IPC 概念的设备在德国卡塞尔诞生。其最大的改变是用机械装置替代了手动充气/抽气过程，实现了 IPC 的自动运行；此外用柔性的治疗套筒代替了刚性的柱形容器。

1934 年，Mont Reid 和 Louis Herrman 提出使用一种叫做"PAVAEX"（passive vascular exercise，被动血管训练）的交替式加压抽吸装置来治疗各种类型的下肢动脉疾病，成功地改善了动脉硬化、闭塞性脉管炎、雷诺病及足部溃疡患者的动脉循环。该装置由一个控制盒和一个气室构成，患者下肢置入气室后便可施加正压和负压。他们发现 20~40mmHg 的正压和 80mmHg 的负压循环施加 20s 之后，血栓闭塞性脉管炎、雷诺病和足部溃疡的患者下肢动脉循环就会有所改善。Landis 和 Gibbon 又将这种加压抽吸技术扩展到包括下肢缺血、慢性溃疡和间歇性跛行患者的治疗。

20 世纪 60 年代，第一台商用 IPC 问世。这是一台单腔的 IPC 系统，该系统在临床使用达数年之久（图 7-3）。

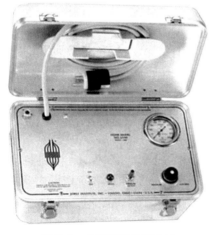

图 7-3　全球首台商用 IPC

到了 20 世纪 70 年代初，有人开始探索 IPC 对静脉系统的影响。他们使用 IPC 对足底和小腿间歇加压，并观察血流变化，结果发现加压时小腿静脉血流增加 200%（从 15ml/min 提高到 45ml/min），在减压时血流又恢复正常，因此他们认为对下肢使用 IPC 能有节奏地改变腿部静脉血流，他们成功地用 IPC 缓解了腿部的淋巴水肿，减少了深静脉血栓（DVT）的形成，改善了腿部微循环。1973 年人们又研究了 IPC 对血液中纤维蛋白分解活性的影响，指出 IPC 疗法对肢体的间歇加压可引起肢体静脉的间歇性闭合，而这种静脉的闭合刺激血液中的纤维蛋白的分解活性，从而降低 DVT 的发病率。

随着 IPC 使用的不断普及和应用领域的不断拓展,单腔 IPC 系统的不足逐渐显现。于是一种多腔体系便应运而生。在这种新体系里,治疗套筒由多个相邻的气室构成。在第一个气室达到设定的治疗压力之后,第二个气室开始充气。一旦所有的气室充气完成,全部气室同时卸压(序贯加压系统),再经过一定的间隔,又开始一个新的充气过程。这种多腔体系克服了单腔室系统容易发生血液和水肿液体逆流的不足。

最早的多腔 IPC 系统为 3 腔,后期出现了 4 腔和 6 腔。1968 年,12 腔蠕动加压 IPC 系统诞生。1979 年,在德国出现了 12 腔重叠套筒的 IPC 系统,经过不断的改进和完善,于 1994 年该系统实现了梯度加压功能。

国内 IPC 的研发起步较晚。从 20 世纪 90 年代开始,随着国际上对 IPC 在静脉血栓栓塞症预防方面认识的不断提高以及 IPC 在医学应用领域的不断拓展,国内不少一线城市的一些大型医疗机构开始引进国外的 IPC 设备。此后,国内一些相关的医疗器械生产厂家或是开始研发和生产自主品牌的 IPC 产品,或是代加工代生产国外产品。虽然至今国内的 IPC 品牌前前后后出现了 20 多个,但多因市场定位不准、产品质量落后、开发理念错位、缺乏专业性专一性意识等诸多方面的原因,被市场多次无情地淘汰和洗牌,能屹立国内生产销售领域的自主品牌寥寥无几。但也有一些为数不多的 IPC 专业生产厂家,多年来始终围绕 IPC 领域不断研发和提升产品的质量与性能,并积极采用压力传感器技术,以实现各个气室压力的数字化调整和显示。2011 年,国内诞生了首台 12 腔梯度压力和重叠套筒的 IPC 系统——IPC1200。

二、未来趋势

1. 主机　未来将可能有以下改变:①体积小型化、操作傻瓜化、用途专业化,如针对不同的科室、不同的疾病种类开发专用的设备;②便携式:主要面对长途驾驶和旅行人群;③多种电源供应:不同规格的交流电源、可充电电池等,便于在不同场所使用,以及院内转运等;④与小型化和专业化相反的多种治疗模式的通用机型;⑤采用压力传感技术,实现对每个气室压力的单独调节,数字化显示,触摸式操作;⑥与医疗网络互通的通讯接口,便于集中监控等。

2. 套筒　①采用新材料制作、质地柔韧、穿戴舒适、依从性更好;②专科式、专病种式套筒,如针对 PICC 患者的前臂套筒;③更多的气室结构,特别是对于水肿患者,气室越多越能产生更精细的挤压效果,提高患者的依从性;也能精确地规避不宜加压或者需要精细调整局部压力的部位;目前国内产品套筒最多为 12 腔,而在国外可以看到很多 12 腔以上的产品甚至是加压服;④个性化和定制:未来套筒将依据每个用户的身高、体重、躯体和肢体的周径来定制生产,用户甚至可在网络上按要求提供自己的数据(这方面在一些西方国家已经实现)进行个性化的定制。

第二节　间歇柱充气加压系统构成与工作原理

构成 IPC 系统的主要成分(组件)可分为三部分:主机、套筒和气管(图 7-4)。

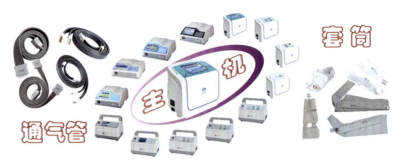

图 7-4　IPC 系统组成

一、主机

由于使用对象和临床用途的差异,各种品牌和型号的 IPC 主机外观差异较大,但其外观上的功能构件和主机内部的结构大致相同。图 7-5 为一款 IPC 主机的外观图。

(一)外观

从外观来看,IPC 的主要构件有:

1. 电源接口　多数为交流市电供电,部分设备为交/直流供电,还有一些便携机使用直流供电(图 7-6)。一些厂家为了适应不同国家的市电标准,还设置了 110V/220V 电源转换开关。

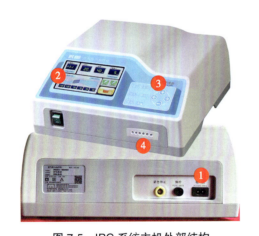

图 7-5　IPC 系统主机外部结构

注:①电源接口;②显示区域;③操作区域;
④气体输出接口。

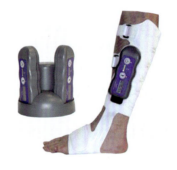

图 7-6　直流供电式 IPC 系统

2. 显示区域　包括时间、压力、治疗模式、工作状态等参数的显示。高端主机多为彩色液晶或单色液晶显示,以动态图形来模拟实时工况,部分高端机型采用彩色液晶触摸屏,将显示与操作融为一体。其他中端和低端主机为节省成本,多用数码管显示时间、压力等参数值,用指示灯显示工作状态。有的主机还采用指针式仪表来显示时间和压力参数。

3. 操作区域　包括电源开关、启动/停止控制、时间/压力/治疗模式等参数的选择与调整等。除电源开关外,高端机型多通过触摸屏或触摸按键来实现,中低端机型多采用旋钮式电位器完成。部分主机还带有远程的有线式紧急停止控制按钮。也有一些生产厂家开发出了"傻瓜式"的专用机型,除了电源开关和启动/停止控制部件外,没有其他可操作的部件。这种机型虽然操作使用非常方便,但也意味着用户无法对时间、压力和治疗模式进行干预。

4. 气体输出接口(插座) 除了足底脉冲式 IPC 及个别品牌型号的 IPC 系统的气囊为单腔外,绝大部分为 3 腔、4 腔、6 腔、8 腔、12 腔甚至更多,因而主机气体输出接口多为 3 个、4 个、6 个输出口为一组的单排或多排的插排式结构,与连接主机和套筒的气管接口相匹配。一个例外是 ARJOHuntleigh 的产品如 Hydroven 3 机型,主机为单通道输出,但在套筒上有一个单气管 3 腔梯度分配阀门,可以实现 3 腔梯度加压。

(二)内部结构

IPC 的内部结构主要有气体发生装置、气体分配装置和电路控制部分。现以国产 IPC400 机型为例(图 7-7),介绍一下 IPC 的内部结构。

1. 交流电源接口 多数为交流市电 220V 电压(一些厂家为了适应不同国家的市电标准,还设置了 110V/220V 电源转换拨动开关)。

2. 气泵 为气体发生装置。可分为交流气泵、直流气泵、交直流两用泵和电子气泵。不同类型的气泵,其噪声、寿命和输出流量均不相同。有的厂家为降低整机噪声,固定气泵时采用了减震固定装置,以确保气泵能稳定运行。

3. 变压器 为气泵(直流泵、电子泵、输入电压低于 220V 的交流泵)、电磁阀、电位器、显示屏和主板提供电源。对需要直流供电的主板电路和元器件还需要整流器件进行整流。

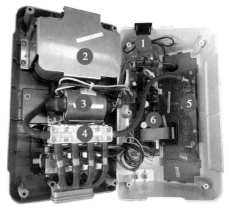

图 7-7 IPC 系统主机内部结构
①交流电接口;②气泵;③变压器;④气体分配部件;⑤压力传感器;⑥电路主板

4. 气体分配部件 有电磁阀和分配器两种。电磁阀多为二位三通或二位二通直动式,在一些高端机型里,甚至可以采用多种结构的电磁阀组按需搭配,以实现更精确更复杂的控制。每个电磁阀对应一个气囊,这样就能实现分别控制每一个气囊的加压、保持和卸压的过程。所以,一个 IPC 系统里,有几个气囊就会至少有几个电磁阀。通过程序对不同的电磁阀动作进行控制,就可以实现对不同气囊的压力实施分别调整。电磁阀常以电磁阀组的形式存在,连接一个或多个压力传感器。

在一些低端 IPC 设备,为了节省成本,用气路分配器(图 7-8)来控制气囊的加压和卸压过程。从其结构图可知,该类型 IPC 气囊的充气时间与减速电机的转速成反比,而充气量则取决于气泵的输出流量。其缺陷在于:第一,无法对气囊的压力进行调控。由于单位时间进入气囊的气体体积是恒定的,在套筒周径不变的情况下,对于肢体的周径不同的患者,套筒包裹的肢体所受到的压力与肢体的周径(胖瘦)成正比;第二,减速电机每转动一周便完成了气路选择→充气加压→卸压的过程。当下一腔开始加压时,前一腔卸压已经开始,无法维持保持状态。这就决定了这种类型的 IPC 不能实现序贯加压,而后者恰恰是医用型 IPC 用于临床的最基本和最基础的模式。目前,这种结构的 IPC 已接近淘汰。

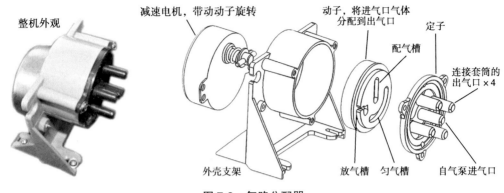

图 7-8 气路分配器

5. 压力传感器 又称为压力换能器(图 7-9),其作用是将压力变化的物理量信号经过传感器的换能元器件转换为电压量或电流量的变化电信号,后者经主板处理后或以数字形式实时显示在液晶屏等显示单元上,或对相关部件(如气泵、电磁阀)的动作进行反馈控制。图 7-7 中压力传感器⑤上方的压力敏感器件通过通气软管与电磁阀组④直接相通,也就意味着与气囊相通。充气时,气囊中压力的实时变化,通过软管也实时反映到传感器的压敏元器件上,经 A/D 转换后就能同步显示到显示单元上。当传感器感受到气路的压力达到程序设定的数值后,主板控制系统立刻给执行元器件(气泵、电磁阀等)一个动作信号,控制其动作。

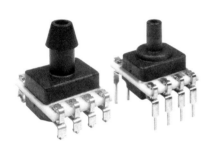

图 7-9 压力传感器

压力传感器的引入,使得 IPC 系统的压力控制更为精确。传感器与电磁阀的联合使用,可以对套筒的每一个腔室(气囊)的压力进行调节。在实际应用中,对某些不宜施加与相邻部位相同压力的区域,可以单独下调该位置对应的气囊的压力,甚至下调至 0mmHg,以规避不能加压的部位。

6. 电路主板 IPC 系统的核心部件之一,集成了单片机的中央处理器 CPU、可编程只读存储器 EPROM、各种接口电路(I/O 接口、IC 接口、LED 接口等)以及各种插座插槽的接口。

7. 压缩气体存储装置 仅见于 IPC 的一个特殊类型——脉冲式足底泵的主机内,包括空气压缩机和储气罐。足底泵(venous foot pump, VFP)又称为静脉足泵,其作用是模拟人体生理性足泵。人在行走或负重时,足底静脉丛中的血液被猛烈挤压,回流进入下肢深静脉,其产生的血流形态具有较强的搏动性。仅靠这种力量就足以在不需要任何肌肉收缩协助情况下,使人在站立位时将血液从足部回流至右心房。1990 年 Laverick 等首次报告模仿上述生理过程制作的动静脉泵可使腘静脉血流流速提高 250%,有效地降低了深静脉血栓的发生率。VFP 要模仿人体足部着地的瞬间冲击力,其充气相一般在 200~400ms,所以 VFP又称为脉冲泵(impulse pump)。要在毫秒级的极短时间内使作用于足底静脉丛的充气垫的压力达到具有生理效应的压力值(一般为 60~200mmHg),一般的气泵是不能实现的,必须通过空气压缩机把高压压缩气体储存在储气罐内,以便在 VFP 充气相能瞬间释放大量的气体。

（三）主机工作原理

IPC是一种采用嵌入式单片机系统控制的电子医疗器械产品。

IPC设备通常是由主机、通气管和肢体套筒组成的。主机内部包含电源、人机界面、控制电路板、电磁泵、充气阀组、放气阀组、压力传感器等部件。根据电磁阀组能控制的腔室数量，通常分为4腔、6腔及12腔等类型。在一些功能简化的版本里，可能只用一个充气阀组，也或者省去压力传感器。

IPC采用嵌入式单片机作为系统核心，通过人机界面设定产品的工作参数，包括压力、时间等。完成设定后，控制电路控制电磁泵开始工作，输出带有压力的空气到充气阀组，充气阀组按照程序的设置将带有压力的空气分配到套筒的相应腔室，对患者肢体形成压迫；与此同时，控制电路通过压力传感器监视充气的压力，在压力达到设定值后停止充气。在对患者肢体的压迫保持到程序设定的时间后，控制电路控制放气阀组工作，将肢体套筒里的气体释放掉（图7-10）。

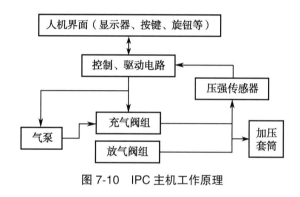

图7-10 IPC主机工作原理

由于程序的控制，充气阀组和放气阀组的通、放气是按照特定的顺序和时刻进行的，就形成了通常意义上的工作模式。

按照现行的强制标准，IPC产品应该有一个精度较好的压力指示器，能够比较准确地指示当前充气的压力；此外，应该有一个电源开关以外的按钮（或类似装置），在按钮按下后能停止充气并立即放气。

作为安全保证，产品应该在电源意外断开时将各个腔室的气体迅速放掉。在某些由简单的减速电机和配气机构构成的简易产品中，是无法实现这一功能的，在意外断电的情况下，有可能出现个别腔室持续保持压力的情况。使用者应重视在此情况下长时间压迫肢体带来的风险。

二、套筒

套筒是IPC系统中唯一与人体体表接触的部分，包裹在肢体或躯干上，由若干相邻的、可充气的气囊（cell）或腔室（chamber）构成，例外的是足底泵（VFP）只有一个可充气的足底气垫。

（一）套筒的分类

套筒的种类较多，①根据套筒的寿命，可分为一次套筒（也称为单人型套筒）和耐用型套筒；②根据套筒气囊数量，可分为单腔和多腔（如4腔、6腔、12腔等）；③根据套筒包裹部位，可分为上肢套筒、下肢套筒、腰部套筒、足部套筒、小腿套筒、加压服（加压夹克、加压裤、加压睡袋）等；④根据相邻气囊关系，可分为重叠套筒和非重叠套筒。

一次性套筒（disposable sleeve）：作为IPC系统的一种耗材可以有效地预防交叉感染，主材多为压敷热塑性聚氨酯弹性体橡胶（thermoplastic polyurethanes，TPU）材料的无纺布，通过模切、超声波压合一次成型，是下肢分段套筒（足部、小腿、足＋小腿、小腿＋大腿等组合）常见的类型，临床上多用于DVT的预防。当IPC用于预防DVT时，美国柯惠医疗认为外科患者应从手术开始用到能下地自由活动为止，内科患者则应该从入院用到出院为止；而英国安究亨特利提出的概念是IPC在外科手术患者的使用应贯穿于术前、术中和术后，且术后即刻起使用不得小于72h或到患者能完全自由活动为止，非手术患者一旦认定有DVT风险存在时要立即使用。由于每位患者一次性套筒使用的时间较长，治疗结束后将套筒作为医疗废物来处理是安全的、经济的，也符合一次性医用材料使用规范。

耐用型套筒（durable sleeve）：主材多为具有高机械强度、耐严寒高温及耐油耐水耐真菌等特点的医用热塑性聚氨酯弹性体橡胶（TPU）压敷于尼龙材料。在一些高端的套筒，其内部还有一层可以撕脱和粘接的、并能水洗的纯棉内衬，用以吸收加压部位的汗渍、减少污物、预防交叉感染。

严格来说，套筒（sleeve）用于四肢及部分躯干的压力治疗，而加压服（compressive garment）则主要用于躯干。加压夹克用于上肢和躯体上半部（肩、背、胸腹部），加压裤涵盖了下肢和躯体的下半部分（腹部、臀部和会阴部），加压睡袋一般有数十个气囊，加压的区域与加压裤相同，适合于下肢畸形和体型巨大的患者（图7-11）。

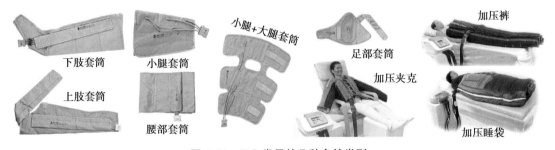

图7-11　IPC常见的几种套筒类型

非重叠气囊（non-overlapping chamber）套筒是指在套筒两个相邻的气囊或腔室之间有肉眼可见的物理分割结构，这种分割状态无论是在加压时还是在卸压后都清晰可见。非重套筒制作工艺简单，成本较低（图7-12）。其最大的劣势有2个方面：第一，加压中或加压后的保持期间内，相邻气囊之间的区域属于非加压区，缺乏应有的治疗效果。特别是在治疗肢体水肿时，非加压区由于没有任何压力，在除去套筒后，该区域的水肿可能依然存在，导致环形水肿的产生（又称水肿环）。第二，气囊充气期间，每个点的压力是不均匀的（只有充气完成后才会达到压力的均匀分布），就有可能导致静脉血液的逆流，这种情况在气囊容积过大（也就是整个套筒的气囊数量较少）时更容易出现。重叠气囊（overlapping/superimposing chamber）套筒与非重叠套筒相反，相邻的2个气囊之间，远心端气囊有1/3~1/2的区域叠加在近心端气囊上。在当前气囊充气时,该气囊远心端已经存在前一气囊所施加的压力,所以气体只在当前气囊的近心端上和下一个气囊的远心端上方产生压迫。这样就可以有效地防止静脉血的逆流,而且整个套筒的加压都是非常均匀的。因为不存在非加压区,特别适合水肿的患者使用。当然,重叠气囊套筒结构和制作工艺复杂,成本较高。

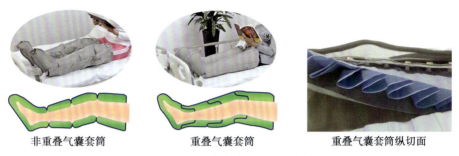

图 7-12　重叠套筒与非重叠套筒

套筒加宽带(insert, expansion fitting, extension zipper):是套筒的一个附件,用于扩展套筒的周径,适合肢体周径过于粗大、套筒不能包裹的患者。一些加宽带还带有可充气的气囊。加宽带的宽度一般在 5~10cm,德国 Bösl 的一款加宽带可以将套筒周径增加 13cm(图 7-13)。

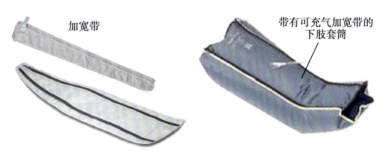

图 7-13　套筒加宽带

（二）套筒的气体通路接口

套筒与主机之间的连接,一般是通过称为通气管的构件相连接来实现的,大致可归纳为三种类型(图 7-14)。①插排插座式:这种类型在市场上占大多数。多腔气囊的每一腔气路软管并行在一起,粘接成排,并被套筒材料所覆盖和保护,外观上只能看到套筒的多路通气管接口。②独立插头式:套筒连接通气管的连接件直接固定于套筒外侧壁上,此种结构在一些品牌的一次性套筒可以见到。③一体式:即通气管与气囊的连接件相对固定,与套筒形成一个整体结构。使用时,只需将套筒上的气路插排(或单根的插头)直接与主机气体输出插座相连即可。

（三）套筒工作原理

套筒未充气时有较大的内径,开始充气后气囊的压力逐渐增大,并向压力较低的内侧和外侧膨胀。由于套筒表面材料特性的限制,气囊只能向内侧扩张,导致套筒内径显著变小,因而对包裹着的肢体或躯干产生一种环形压迫,肌肉和血管都会受到挤压(图 7-15)。

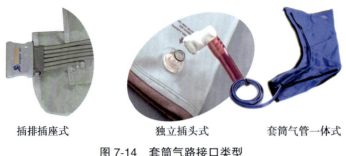

插排插座式　　　　独立插头式　　　套筒气管一体式

图 7-14　套筒气路接口类型

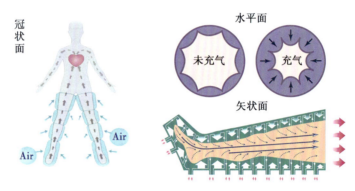

图 7-15　套筒工作原理

静脉血管管壁比较薄,又缺少像动脉管壁那样丰富的弹力纤维,所以对外部压力非常敏感。受到挤压后,管腔内的静脉血液会向阻力较小的方向流动,但由于静脉瓣膜的单向阀门机制的限制,静脉血液只能流向肢体近心端。同时,IPC 工作时,无论采用何种模式,理论上,在当前加压部位的远心端都处于相对高压的状态,即便是静脉瓣膜受损导致关闭不全,血流也会保持向心性流动。随着套筒从远心端向近心端的不断加压,平时缓慢的,甚至是淤滞状态的静脉回流血液都会在 IPC 的外力作用下快速流向心脏。因此,IPC 真正起到了驱动血液循环的作用。

三、通气管

通气管是连接主机和套筒的一个气体传输的部件,一般由医用聚氯乙烯(医用 PVC)材料制成,具有一定的伸缩性、抗拉性、抗弯性和抗扭结性。大多数 IPC 系统里,气管作为一个单独的系统组分,但也有部分品牌 IPC 的气管是与套筒作为一个整体出现的。

(一)外形与接口

除 VFP 和个别品牌型号的 IPC 为单腔系统、配有单腔通气管为外,大多数 IPC 系统为 3 腔、4 腔、6 腔、8 腔、12 腔,甚至更多,因而通气管为 3 个、4 个、6 个、8 个通气管为一组的单排或多排的插排式结构。多数 IPC 设备可以同时治疗 2 个肢体(或单肢体 + 躯干)。所以单腔 IPC 系统往往在主机上有两个输出通道;或者只有一个输出通道,但使用分叉的单腔气管连接两个单腔套筒。类似地,多腔 IPC 设备或是在主机上输出通道为套筒气囊数的两倍,或是在每个插排接头内部并联两个通气管插排用以连接两个套筒。后者又称为双排通气管或一拖二通气管(图 7-16)。

第七章　间歇性充气加压

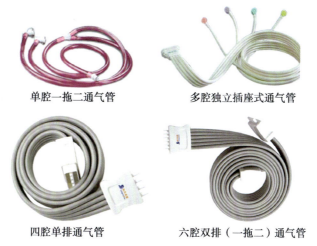

单腔一拖二通气管　　　　　多腔独立插座式通气管

四腔单排通气管　　　　　　六腔双排（一拖二）通气管

图 7-16　通气管接口类型

通气管要同时连接主机和套筒（通气管-套筒一体式结构的例外），所以通气管的连接插头可以分为主机端和套筒端。如果是一拖二的通气管，那么其主机端只有一个插头，而套筒端有两个插头。如果套筒是多腔独立插头式接口，那么通气管的主机端多为一个插排式插头，而套筒端则为与套筒气囊数一致的多个独立插座。

（二）连接主机与套筒

单腔单根通气管或单腔一拖二通气管与主机和套筒的连接比较简单，直接对位插入即可。主机的气体输出接口往往有一个弹簧锁（snap-lock）机构用于锁定通气管、防止脱落。多腔的独立插头式套筒，其连接插头处往往用不同的颜色来标识，应与通气管的独立插座颜色相对应（图 7-17）。

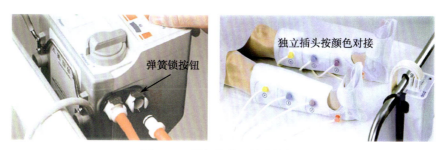

图 7-17　通气管接口的连接（1）

插排式通气管插头与主机连接具有方向性，因为一旦反方向连接，会导致气囊加压顺序的紊乱，造成临床上不可预测的后果。为防止这一情况的发生，制造商大多数在主机输出口上做了非对称设计或者存在限位机构，以保证在插排的方向错误时无法插入。如图 7-18 所示：A 在通气管插排侧面用箭头指示方向，同时其上方还有一个卡扣起着固定和限位的作用；B 示意在主机有两排输插座，在不同的插排插座上用不同的颜色区分，对应于相应颜色的通气管插排的插头，同时每个插座都是不对称设计，其上方的梯形凸起为限位机构。通气管插排与套筒接口连接时，一般有色标的一侧处于同一个平面即可（图 7-18C 和图 7-18D）。

第七章 间歇性充气加压

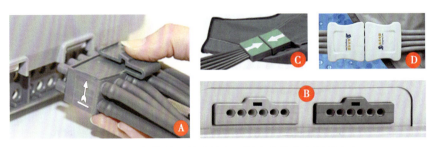

图 7-18 通气管接口的连接（2，图中字母含义见正文）

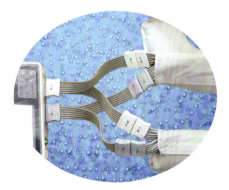

图 7-19 通气管接口的连接

图 7-19 是 12 腔 IPC 用于治疗双肢体的连接图。由于每个插排有 6 路，所以主机和套筒均有两个插排插座，并以两种颜色表示 1~6 腔和 7~12 腔。通气管采用双排（一拖二）结构，每个通气管的主机端插头插入主机对应颜色的插座里，有商标的一面向上；通气管套筒端的两排插头分别与两个套筒相同颜色的插座连接，同时要保证插头与插座的商标面在同一个朝向。

四、工作模式

工作模式是 IPC 设备在加压顺序上的变化。加压顺序的不同，其所产生的临床效果亦不相同，而主机结构的差异又决定了该设备所能实现的加压模式。由于缺少一个统一的规范，各生产厂家对 IPC 设备的工作模式的定义和命名也大有随心所欲之势。如果不认真阅读各厂家对工作模式的图解，很难从名称上判断其应有的作用。

无论模式千变万化，都离不开两个最基本的工作模式：序贯加压模式和蠕动加压模式。其他模式基本上都是这两种工作模式的衍生。

（一）序贯加压模式

序贯加压模式（sequential mode）的过程为：最远心端的气囊（①）加压到程序设定的压力值之后，处于压力保持状态，同时相邻的近心端气囊（②）重复同样的加压→保持的步骤，以此类推；至套筒最近心端的气囊（④）完成加压后，所有气囊统一卸压。至此，序贯加压模式结束（图 7-20）。

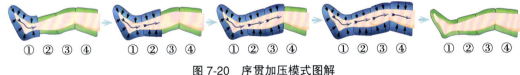

图 7-20 序贯加压模式图解
①②③④示气囊

序贯加压模式具有强大的静脉排空的能力，能有效地增加回心血流和血量、改善静脉淤滞状态。早在 20 世纪 80 年代就证实，从施加压力的部位开始，序贯加压模式像挤牛奶（milking）样驱动血液从远心端向近心端移动，并伴有血管壁的塌陷。序贯加压所产生的波浪形血流提供了一种最有效的静脉排空的方法，在 IPC 治疗静脉疾病时，Nicolaides 等人也通过多普勒超声检查证实了上述现象的存在，说明序贯加压更能彻底排空深静脉的血液。此外，在逐级序贯加压时，对血管内皮不断施加的压应力和剪应力能有效地刺激内皮细胞释放大量的活性物质，降低了血液的高凝状态、提升了人体自身的溶栓活性，因而广泛用于 VTE 疾病的预防，近期也用于治疗慢性和顽固性静脉溃疡。同时，静脉排空也增加了动静脉之间的压力梯度，间接提高了动脉的灌注，被用于治疗下肢外周动脉疾病（PAD）可以说，序贯加压模式是医用型 IPC 在临床应用的一个最基础的工作模式。

（二）蠕动加压模式

蠕动加压模式（peristaltic mode）的特征为：在任何一个时间点上，只有一个（或一组）气囊处于压力保持状态。随着时间的推移，压力保持状态的一个（或一组）气囊逐渐从远心端向近心端移动，类似一个波形从远到近的传播过程，所以蠕动加压又称为波状加压（wave mode）。以 4 腔 IPC 为例，蠕动加压模式的过程如下（参见图 7-21 中标准部分）。

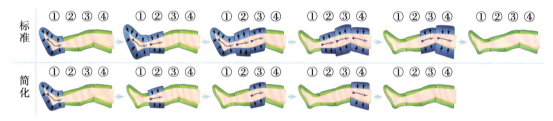

图 7-21　蠕动加压模式图解

A：腔①开始加压；

B：腔①加压完成后，腔②开始加压，此间腔①处于保持状态；

C：腔②加压完成后，腔③开始加压，同时腔①开始卸压。此间只有腔②处于保持状态；

D：腔③加压完成后，腔④开始加压，同时腔②开始卸压。此间只有腔③处于保持状态；

E：腔④加压完成后，腔③开始卸压，此间腔④处于保持状态；

F：腔④开始卸压。处于压力保持状态的一个或一组气囊完成了从远心端→近心端的传递过程。至此，蠕动加压过程结束。

蠕动加压模式之所以要求当前气囊充气时前一个气囊处于压力保持状态，是为了有效地防止血液和淋巴的逆流。如果当前气囊不断充气、压力逐渐增大，而相邻的后方（远心端）气囊压力逐渐减小时，相邻两个气囊的压力梯度递减方向出现从指向近心端逆转到指向远心端，就有可能导致逆流现象的发生。

一些 IPC 生产商出于节省成本或其他目的，常用一些廉价的零部件（或材料）来替代本来需要精密和高质量的部件与材料，导致最终产品在用途、调控和使用寿命方面的不足与缺陷。例如，当主机内部用旋转式气路分配器（图 7-8）替代较为昂贵的电磁阀时，从前者的工作原理可以得知，在当前气囊开始加压的即刻起，前一气囊就开始卸压了。这样，蠕动加压模式就变成了图 7-21 里的简化模式，有可能出现血液倒流，导致静脉瓣膜负荷增加甚至损伤。

相对序贯加压模式而言，蠕动加压是一种比较温和的模式。临床上多用于患者不能耐受序贯加压模式给心脏带来较大的负荷，或加压的局部不适时，或者以促进局部肌肉活动和代谢为目的,如预防肌肉萎缩和压疮时。所以,很多时候人们更倾向将蠕动加压模式称为按摩模式。另外,在一些由多种工作模式组合而成的治疗方案时,蠕动加压模式常常作为一种基础的"热身"模式。

（三）水肿模式

水肿模式,也叫淋巴模式（lympha-mode）,主要是针对国内外大量的淋巴水肿患者而设计,模拟手法淋巴引流（manual lymphatic drainage, MLD）的原理。该模式下 IPC 系统的套筒多为 12 腔及以上重叠式的肢体套筒（sleeve）或加压服（garment）。

淋巴管壁较薄、压力低,任何外力作用于淋巴管都能推进淋巴液流动。骨骼肌收缩、邻近动脉的搏动,以及外力对肌体压迫和按摩等,都可成为推动淋巴回流的动力。手法淋巴引流的核心就是：沿着淋巴管的路径,离心性地对肢体或躯干做向心性序贯加压。所谓离心性,就是每次序贯加压的起始部位都要比前一次序贯加压更接近远侧端。以 4 腔 IPC 系统为例,水肿模式的原理如下（图 7-22）：

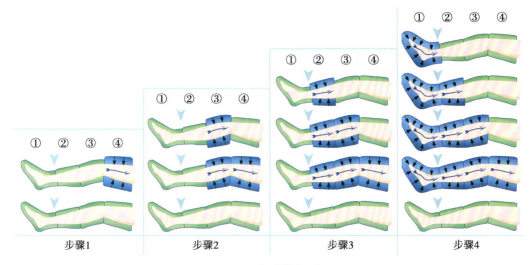

图 7-22　水肿模式图解

步骤 1：从套筒最近心端的气囊（图中腔④）开始完成一个加压→保持→卸压的过程；

步骤 2：后退一个气囊位置,完成一次向心性（图中③→④方向）序贯加压过程；

步骤 3：再后退 1 个气囊位置,开始一次向心性序贯加压过程。依次类推,至最后一个气囊位置；

步骤 n（n= 套筒气囊数）：从套筒最远端开始,完成一个整个的序贯加压过程。

由此可见,水肿模式并不是一个可以一次完成的单一的模式,实际上是由多个序贯加压过程构成。从近心端开始,每一次的序贯加压都为下一个过程减轻了前端水肿液体带来的阻力,因为 IPC 治疗水肿的主要原理就是一个机械挤压（milking compression）的过程。水肿模式或淋巴模式能最大程度地模拟手法淋巴引流 MLD 的过程,是 IPC 治疗水肿的最佳模式。为了达到最理想效果,治疗水肿时应尽量选用气囊数量偏多的重叠式套筒。气囊数量越多,意味着挤压越精细、阻力越小、对水肿组织和淋巴结构的损伤也越少。气囊数量越少,或者使用非重叠套筒,发生血液和淋巴液逆流的可能性就越大,有可能导致静脉瓣膜和淋巴管瓣膜的负荷加重。

序贯加压模式本身在一定程度上可以缓解或减轻水肿。但在水肿程度较为严重时，随着挤压部位向近心端的靠近，水肿容量逐渐加大，所面临的阻力也越来越大，强行挤压将有可能对淋巴系统的结构造成破坏。这个就是为什么在临床上可以见到一些乳腺癌术后上肢淋巴水肿的患者，在使用仅有序贯加压模式的 IPC 之后，病情反而加重的原因。

（四）梯度压力

严格来说，梯度压力（gradient pressure）不是 IPC 的工作模式，而是指压力在整个套筒或者加压服上从远心端到近心端呈递减分布的一种情况（附注：pressure 在力学意义上不是代表压力，而是压强，是指单位面积上所受到的压力。压强的单位为帕斯卡，即牛顿/米^2、千帕、mmHg 等，本文尊重医学习惯以及国内标准如纺织行业标准 FZ/T 73031—2009 中的术语，称之为压力）。

正常人体的静脉系统存在着向心性递减的压力梯度，即从人体四肢末端到靠近心脏的位置，压力由高到低。其形成主要取决于心脏的收缩力，但也受体位、呼吸运动、骨骼肌的收缩和静脉瓣膜的影响。这个压力梯度也是静脉血回流的一个动力之一。因为流体总是从压力较高的地方流向低压的位置，这种压力梯度决定了流体的流向，所以静脉血液能够向心流动。

梯度压力的概念是医学研究成果之一，是伴随着弹力袜的生产制造过程而逐渐发展来的。IPC 的梯度加压，一般根据三级压力梯度原理而设计。从套筒末端到近心端大约等分为 3 份，末段、中段和近心段的压力分配是预设值的 100%、80% 和 60%。图 7-23 是一种 IPC 3 腔、6 腔和 12 腔的梯度压力分配图。也有一些制造商按照足部 135mmHg、小腿 45mmHg、膝部 40mmHg 和大腿 35mmHg 的压力值进行压力递减分布。

使用梯度压力 IPC，患者主观感觉压力梯度在邻近近心端更加舒适，不会长时间在大腿处存在紧绷压迫感。梯度压力系统因从远心端到近心端压力递减的趋势与下肢静脉压力变化趋势相符，达到了治疗中人体生理所需压力，也提高了 IPC 系统治疗时患者的依从性。梯度压力治疗对皮下组织和血管产生的效果比较平稳而柔和，能促进静脉血回流、消除肢体肿胀，对代谢和气体交换也有比较持续的改善和促进，广泛用于淋巴水肿和静脉溃疡等疾病的治疗。

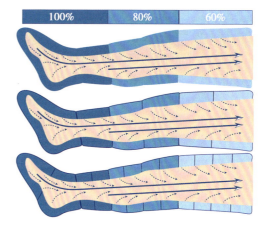

图 7-23 梯度压力分布示意图

第三节　间歇性充气加压的生物学效应

20 世纪 60 年代第一台商用的单腔 IPC 出现，标志着 IPC 疗法的开始。到了 70 年代，IPC 疗法逐步成为定型的一种医疗技术。IPC 的基本原理是利用机械方法对包裹于肢体的

第七章　间歇性充气加压

气囊从远心端到近心端实施序贯的间歇性加压。加压时可使肢体静脉血液最大程度地排空，而在卸压时静脉管腔再次得到充盈，从而形成一种搏动性的快速回心血流增加，减少了静脉管腔内的血液淤滞，达到促进肢体血液循环进而改善全身血液循环状况的目的；静脉血液的快速排空，不仅提升了动静脉之间的压力梯度、有利于改善动脉灌注，同时由于毛细血管静脉端压力的下降，减少了组织间液的潴留并加速其回流到静脉管腔内。这就是 IPC 治疗作用的基础。

IPC 的生物学效应可分为两个方面：血流动力学效应（机械效应）和血液学效应（生化效应）。

一、血流动力学效应

正常情况下，深静脉管腔里面的血流较慢，速度比较稳定。当受到一个突然的外在压力时，套筒所在部位的肢体，无论是在组织结构或是在血流动力学方面都会出现显著的生理学变化。一旦突然加压，则在加压部位和未加压部位之间产生一个突然的压力梯度，迫使血液加速向加压部位的近心端方向流动，同时伴有加压区域的管腔塌陷，从而有效地促进静脉的排空。如果施加的压力达到 50mmHg 时，管腔的扩张或膨胀能使内皮细胞的张力增加约 20%。如果持续施加压力，管腔内加速的血流可增加到峰值流速（peak flow velocity, PFV）的 200% 以上。Malone 等人对 IPC 施加的压力和充气速度进行了比较，发现无论是健康人群还是血栓后患者，在 IPC 压力较高、充气速度较快时，股静脉和腘静脉的峰值流速更快。IPC 增加了深静脉的血流速度，减少了静脉血淤滞的程度，导致有利于机体的血流动力学改变，如降低静脉压力、减少细胞间水肿液体等。IPC 所产生的静脉容积速度和静脉流速的增加，还会使静脉管腔发生扩张，从而引起内皮细胞剪应力的增加。动物实验表明，内皮细胞剪应力的增加等机械性改变，有利于 IPC 的促溶栓、血管舒张和抗血栓的效应。

IPC 的血流动力学效应也同样在动脉系统可以看到。早在 1957 年，Allwood 利用静脉体积描记和热流热量测定技术就证实，下肢使用 IPC 疗法后，正常人下肢动脉血流增加了 60%，而血管闭塞性疾病的患者血流增加了 30%。足部静脉压力下降，血流增加。IPC 可以产生 30~40mmHg 的动静脉压差，自然也就能导致肢体加压部位总血流量的增加。Henry 在记录由于小腿部的加压导致来自足部组织的 I^{131} 的迅速清除时，也同样证实了足部动脉灌注的提高。IPC 引起的静脉排空和静脉压下降会导致动静脉压力梯度加大，因而就能增加下肢动脉的灌注。这也是 IPC 用于治疗下肢外周动脉疾病（PAD）的重要机制之一。也有人发现使用 IPC 之后，下肢腘动脉的平均血流增加高达 93%。IPC 之所以能引起腘动脉血流的显著增加，可能是由于动脉血在心动周期中收缩期的峰值流速和舒张末期流速的增加导致了外周血管阻力明显下降所致，还有就是正常心动周期中动脉逆流的减少。

虽然腘动脉流速的增加是基于正常受试者的研究结果，但下肢动脉灌注增加并不局限于健康人群。间歇性跛行患者和股浅动脉闭塞患者使用 IPC 后也可以观察到腘动脉血流和皮肤灌注的增多。研究人员利用 IPC 治疗间歇性跛行和严重肢体缺血（CLI），随机试验已经证实间歇性跛行患者的行走距离得到改善，与外周动脉缺血程度有关的踝肱指数（ABI）也有提高。

IPC对肢体所施加的圆周压力不仅作用于血管系统,也同样传导到肌群和皮下组织,引起细胞外间隙的压力升高。当细胞外间隙压力大于血管内的流体静压力时,第三间隙液体被迫回到循环中。这种现象能有效减少下肢的横断面积,也减少了皮下组织伸长率,最终使得肿胀的肢体皮肤张力下降。而皮肤张力的降低能改善经皮氧合作用,有利于毒素和代谢废物的清除。

许多研究证实,IPC能够减轻慢性静脉疾病和下肢溃疡患者的水肿程度。下肢静脉溃疡患者使用IPC治疗后,通过对其血流动力学和容积效应的研究,以及用激光多普勒血流仪(LDF)记录的胫动脉多普勒波形扫描图和皮肤灌注情况的研究,表明IPC能显著缩小下肢溃疡患者下肢的容积(与恢复后的患者比较,$P=0.01$),认为水肿容积的减少导致了皮肤血流的再分布,有利于浅表毛细血管灌注的皮肤血流的增加。

IPC有助于静脉溃疡的愈合,其确切机制依然不是很清楚。Kolari等在对10名血栓后下肢溃疡患者(治疗组)和9名溃疡恢复后患者(对照组)的研究中发现,治疗组9/10的患者经皮氧分压($TcPO_2$)升高;当治疗组IPC的压力在42.7mmHg时,$TcPO_2$相比IPC施加26.2mmHg的压力时要高。推测是因为IPC减少了组织间液体容量和静脉淤滞,导致表皮组织氧合的增加、促进了溃疡的愈合。

但也有资料并不支持这一发现。Nemeth等人对IPC治疗下肢溃疡和凹陷性水肿的研究并没有表现出IPC能增加$TcPO_2$。Nemeth等人和Kolari等人所使用的IPC在充气时间和周期上有着显著的不同:前者加压90s,卸压30s,充气周期120s;而后者加压12s,卸压18s,充气周期30s。由于正常静脉再充盈的时间≤28s,这就不难理解30s的充气周期要优于120s,较短的充气周期能使内皮细胞受到的剪应力和下肢静脉排空效果最大化。

IPC的机械效应表现在以下几个方面。①静脉排空增加、静脉血淤滞减少、峰值静脉流速最大可达到使用IPC之前的2倍以上;②血管内皮的剪应力增加,有利于静脉瓣膜窦的排空;③静脉排空和静脉压下降引起动静脉压力梯度上升,有助于提高动脉灌注;④经皮氧分压($TcPO_2$)的改变;⑤内皮细胞受到牵拉,张力增加20%以上,引起其他方面的生物学效应。

二、血液学效应

尽管人们对IPC的机械效应还不是完全明了,但对IPC在作用部位所产生的血流动力学方面的改变却早已熟知。然而1976年的一个开创性的研究还是为人们全面了解IPC的机制开辟了新的途径。Knight和Dawson观察到,当IPC用于上肢时,能降低下肢的DVT发生率。这个发现提示,IPC降低DVT发生率的功效不单是直接的机械加压引起的血流动力学改变所致,IPC施加的压力也能刺激全身纤溶系统的活性,或者激发循环系统的生化机制。

当IPC用于下肢,突然施加的压力会产生一个搏动性的回心血流。与此同时,加压区血液完全排出。血流容积的急剧变化导致血管膨胀,致使静脉内皮细胞产生压应变;而血流速度的加快又使得施加在这些内皮细胞上的剪应变加大。当静脉压力突然下降引起动静脉压力差增加,从而导致动脉血流速度增加时,这种应力变化现象也同样发生于动脉系统内,增加了动脉内皮细胞的剪应力。动物模型和细胞培养研究显示,压应变和剪应变的机械力能引起内皮细胞生理反应,后者有助于 IPC 的抗凝血、纤维蛋白溶解和血管舒张等效应。

（一）组织型纤溶酶原激活物（t-PA）

IPC 似乎是通过影响魏尔啸三要素中的两个要素而改变纤溶活性:即静脉淤滞和血液高凝状态。内源性纤维蛋白溶解源于纤溶酶原转化为纤溶酶,而这个转化过程需要 t-PA 和/或尿激酶型纤溶酶原激活物（u-PA）的活化。当活化剂与血液循环中的纤溶酶原活化剂抑制物-1（PAI-1）结合,或纤溶酶与 α2-抗纤溶酶结合后,纤溶酶的纤维蛋白溶解活性便被中和。

t-PA 是一种丝氨酸蛋白酶,主要由血管内皮,特别是静脉血管的内皮细胞合成。体外实验发现,对培养的牛内皮细胞实施周期性拉伸的张力超过 7% 时,所诱导产生的具有免疫反应活性的 t-PA 明显增加。此外,对细胞内 t-PA 和表达 t-PA 的 mRNA 的免疫细胞化学检测发现,内皮细胞在受到张力大于 7% 的周期性牵拉时,t-PA 和表达 t-PA 的 mRNA 含量明显增加。在培养的内皮细胞受到 15 和 25dyn/cm^2 的剪应力时,t-PA 分泌率比基础分泌率分别增大了 2.1 和 3.0 倍。下肢使用 IPC 后会增加动脉血和静脉血的流速,因而可能会增加对血管内皮细胞所施加的剪应力。

血管内皮细胞释放 t-PA 的增多是否能解释 IPC 的治疗效应,目前尚不清楚。Jacbos 等人的研究发现,使用 IPC 后,血液中纤维蛋白降解产物和纤维蛋白原降解产物显著增加,t-PA/PAI 复合物也显著增加,而优球蛋白溶解时间明显缩短,PAI-1 也明显减少,股静脉血流量明显增加。停用 IPC 后,上述结果恢复到原来水平。优球蛋白溶解时间（euglobulin lysis time, ELT）指在特定条件下观察凝血块完全溶解的时间,是判断纤溶系统活性的筛选试验之一。一般认为溶纤活性增强会导致 ELT 缩短,故术前 ELT 是预测术后 DVT 形成的一个很好的告警指标。有人观察到,术后即刻起的一段时间内纤维蛋白溶解活性降低,而 IPC 能减少,甚至排除这种纤溶活性降低的情况。在上肢使用 IPC 后,ELT 有缩短的趋势,提示着纤维蛋白溶解活性有所增加。

许多学者认为,纤溶活性的增加是继发于内皮细胞释放的 t-PA 的升高。但 Comerota 等人在一个很有价值的研究中的发现提示,IPC 引起的纤溶活性的增加是纤溶酶原活化剂抑制物 PAI-1 减少的结果,极有可能是 IPC 提高了 PAI-1 的清除率。与体外培养的研究结果不同,内皮细胞释放的 t-PA 并没有增加。看来合理的解释是,IPC 通过转变两者的平衡,提高纤维蛋白溶解酶活性,使组织纤溶活性增加,有利于血栓的溶解。

也有人发现了与 Chouhan 所见不同的情况。在使用 IPC 之后,虽然股总静脉血流速度有明显提升,但 t-PA 或 PAI-1 抗原却没有出现具有统计学意义的改变,他们认为 IPC 在 DVT 预防方面的疗效是血流动力学的改变所致,即 IPC 减少了下肢的静脉淤滞状态。这些相互矛盾的资料提示,IPC 是否影响了全身的纤维蛋白溶解活性还是一个需要进一步研究的课题。

（二）组织因子途径抑制物（TFPI）

血液由流动状态变为凝胶状态称为血液凝固,是由一系列凝血因子参加的、复杂的酶促反应和分子聚合过程（图 7-24）,可分为 2 个途径。①内源性凝血途径:由凝血因子Ⅻ活化而启动。当血管受损,内膜下胶原纤维暴露时,可激活Ⅻ为Ⅻa,进而激活Ⅺ为Ⅺa。Ⅺa 在 Ca^{2+} 存在时激活Ⅸa,Ⅸa 再与激活的Ⅷa、PF3、Ca^{2+} 形成复合物进一步激活因子Ⅹ。因上述过程参与凝血的因子均存在于血管内的血浆中,故取名为内源性凝血途径。②外源性凝血途径:由损伤组织暴露的因子Ⅲ与血液接触而启动。当组织损伤血管破裂时,暴露的因子Ⅲ与血浆中的 Ca^{2+} 和Ⅶ因子共同形成复合物进而激活因子Ⅹ。由于启动该过程的因子Ⅲ(又名组织因子 tissue factor,TF)来自血管外的组织,故称为外源性凝血途径,也称为组织因子途径。

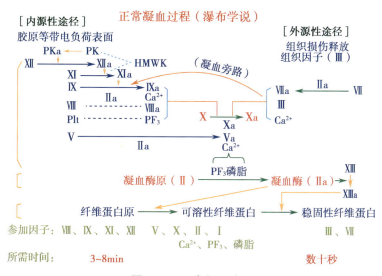

图 7-24 正常凝血过程

人们已经意识到,TFPI 是外源性凝血途径启动中的一个重要的调节因子,它能直接抑制 Xa 和 TF-Ⅶa 复合物。对于 Comerota 等人的研究结果,Chouhan 等人又做了扩充研究。他们发现无论是健康人群还是血栓后患者,使用 IPC 后Ⅶa 的水平比起各自的基线值均有显著下降($P<0.001$),而且对照组比患者组的下降更为明显($P<0.05$)。同样地,TFPI 的水平在对照组比患者组有更明显的升高($P<0.001$)。在 TFPI 和Ⅶa 之间存在着负相关,证实了外源性凝血系统受到了抑制。Chouhan 等人的这些发现,提示 IPC 刺激了内皮细胞从 TFPI 池释放 TFPI,同时也表明通过组织因子途径的抑制来减少血管内凝血,可能是 IPC 抗栓效果的一个重要机制。

(三)前列环素(prostacyclin)

前列环素(PGI_2)是近年特别受关注的抗血栓物质,主要由内皮细胞合成,具有强大的扩血管和抗血小板聚集作用,是目前已知的最有效的内源性血小板聚集抑制剂。同时还能有效抑制平滑肌的收缩,导致血管扩张。体外实验证实,在内皮细胞受到张力为 24% 的周期性拉伸(10s 拉伸、10s 松弛)后,前列环素合成能力增强,且呈现时间依赖性。当内皮细胞受到的剪应力提高时,前列环素的释放也增多。除上述体外实验外,已有临床资料表明,IPC 能增加前列环素的合成。前列环素不稳定,半衰期仅有数分钟,在体内迅速分解为 6 酮-前列腺素 F1α,后者性质较稳定,但生物活性极弱。一项针对外科手术患者的前瞻性研究显示,使用 IPC 之后,来自加压部位的股静脉血液中 6 酮-前列腺素 F1α 水平升高,意味着前列环素合成的增加。

（四）一氧化氮（NO）

使用 IPC 不但能增加静脉血的流速，之后还可以观察到动脉性的充血效应。这不仅仅是 IPC 增加了静脉排空、提高动了静脉压差的缘故，应该也与早在 1980 年 Furchgott 偶然中发现的、由小静脉内皮细胞产生的内皮舒张因子（endothelium-derived relaxing factor, EDRF）的作用有关系。EDRF 通过舒张平滑肌来增加小动脉的直径，其作用解释了使用 IPC 后，缺血性疼痛因动脉灌注的提升和氧合血红蛋白增多而得以缓解。Gardner 和 Fox 推测 EDRF 释放的"扳机"就是 IPC 加压对小静脉产生的剪应力。这一发现说明 IPC 不仅能机械性刺激血液流动，而且还诱导产生了具有全身效应的代谢因子，有着极其重要的意义。

具有充血效应的 EDRF，目前已经确定就是一氧化氮（nitric oxide, NO），是由内皮细胞膜分泌的。与前列环素一样，具有强大的血管平滑肌舒张剂作用。此外，NO 还能抑制血小板聚集、刺激聚集后的血小板解聚，以及抑制血小板和单核细胞向内皮表面的黏附作用。

NO 能导致血管扩张这一发现获得了 1998 年的诺贝尔生理学或医学奖。临床上用于心绞痛的硝酸甘油、用于新生儿肺动脉高压的一氧化氮吸入都是 NO 的扩血管机制应用的体现。美国辉瑞公司根据这一机制，研制出了新药西地那非（即"伟哥"），其作用是防止 NO 引发的细胞内 cGMP 信号快速消失，从而维持血管平滑肌细胞舒张，增加血流量。

NO 已经显示出了能影响痛觉感受器、阻滞痛觉感知的作用，因而其在疼痛控制方面（从诸如自身免疫性疾病到术后疼痛控制）有着多方面的用途。Abramson 证实，NO 改变了骨关节炎的慢性疼痛和急性发作。在人的神经系统里，似乎存在有多个类型的 NO 合酶（NOS），NOS 能够催化体内 NO 的生成，因而 NOS 对具有缓解慢性疼痛作用的 NO 产物水平具有深远的影响。

Hancock 和 Riegger-Krugh 总结了能够解释 NO 在缓解骨关节炎患者疼痛中所起角色的几种可能机制：①血流途径：在有 NO 存在的情况下血流的正常化有助于减少缺血性疼痛；②神经传导途径：降低了对存在于滑膜、骨和软组织里的神经的刺激；③阿片受体途径：能刺激人体正常的镇痛过程；④抗炎途径。总之，NO"能产生实质性的止痛效果，且无副作用"。

NO 的释放是伴随着物理的、化学的刺激物质导致血管损伤而发生的，在局部缺血得到再灌注后，NO 合成急剧下降。研究表明，当培养的内皮细胞置于机械剪应力为 $16\sim20\text{dyn/cm}^2$ 的层流环境下，NO 合酶的 mRNA 表达上调；当啮齿类的肠系膜上动脉受到的剪应力增加时，其 NO 的合成也增多。动物实验表明，使用 IPC 30min 后，血管舒张达到最大值，而这种舒张可以为 NO 抑制剂（NG-单甲基-L-精氨酸）所阻断，暗示着一氧化氮对血管舒张的正作用。

IPC 的应用可以增加局部血流速度，产生高达 200dyn/cm^2 的剪应力，而在生理状态下的剪应力只有 15dyn/cm^2。因而这种改变对于处于血流与血管壁之间的血管内皮细胞来说是一种机械信号的刺激。血流可以产生三种机械力影响内皮细胞的结构和功能：剪应力、压应力和张应力，而剪应力是调节内皮细胞应答的主要机械力。内皮细胞通过感受血流剪应力的变化，通过调节包括 NO 合酶在内的一系列物质合成、活化与分泌过程，达到调节血管管径的目的。Tan 等人报道，IPC 使用之后，内皮细胞 NO 合酶（eNOS）的 mRNA 表达迅速升高到 180%。IPC 产生的机械压力至少部分地增加了血管壁的剪应力，使内皮细胞增加了 NO 产物的释放量，导致了挤压部位及远端肌肉里的血管扩张，并使微循环得到了改善。

第四节　间歇性充气加压的临床应用

由于 IPC 能够增加静脉血液回流的速度、提高局部动脉的灌注,同时又能降低全身血液的高凝状态,因而其作为一种物理或机械的治疗手段,在临床有着广泛的用途。自 20 世纪 60 年代第一台商用 IPC 出现后开始,IPC 疗法逐渐被越来越多的人所接受,所涉及的医学领域也越来越广泛,从最初的水肿治疗,发展到今天的 VTE 疾病的预防、动静脉疾病的治疗和康复保健领域。相信随着对 IPC 机制的进一步揭示,这种物美价廉的疗法将会惠及更多的医患群体。

一、静脉血栓栓塞症的机械预防

静脉血栓栓塞症(venous thromboembolism, VTE)包括深静脉血栓形成(deep vein thrombosis, DVT)和肺血栓栓塞症(pulmonary thromboembolism, PTE),常并发于其他疾病,是导致医院内患者非预期死亡的重要原因,已经成为医院管理者和临床医务人员面临的严峻问题。VTE 是继缺血性心脏病和卒中之后位列第三的最常见的心血管病,具有高发病、高死亡、高误诊/漏诊、高投诉、高赔偿的特点。同时,VTE 也是最有可能预防的一种致死性疾病。在国外,术后 VTE 曾被列为医院获得性疾病(hospital acquired conditions, HACs)。2008 年,美国医疗保险中心将髋关节/膝关节置换术(THR/TKR)术后发生的 DVT/PTE 列为"医院获得性疾病";除非有可被接受的理由,美国医疗保险中心对 10 类"医院获得性疾病"将不予理赔。

自 2004 年中华医学会举办的第一届全国血栓会开始,中华医学会各个专业分会相继发布了本专业的 VTE 预防指南,对 VTE 知识的普及和临床指导起到了巨大的推动作用。2016 年,全国首个血栓防治示范基地在西安交通大学第一附属医院成立,开始了国内从医院整体层面水平进行 VTE 综合防治管理体系建设的热潮。

目前,还有为数不少的医疗机构和医务工作者对 VTE 疾病的预防依然停留在以药物预防为主的观念上。诚然,药物预防 VTE 在临床上由来已久,人们也掌握了大量的知识和经验,取得了不俗的效果。但药物预防依然存在一定的缺陷:①从手术开始到术后的特定时间段内不能使用抗凝剂,成为药物预防的"空窗期";②某些常用药物需要频繁监测血流动力学的变化;③抗凝剂使用有潜在的出血并发症的风险,如肝素诱导的血小板减少症(HIT)、颅内出血(ICH)等;④当患者有出血风险或预计出血后果很严重(如颅内出血)时,成为抗凝剂使用的禁忌证。

IPC 作为一种机械预防措施,除了能显著增加下肢静脉的回心血流速度(在麻醉后和/或使用肌肉松弛剂后,下肢静脉回流的主要动力——肌泵机制几乎完全丧失,IPC 促进静脉回流的这一作用尤为重要),还能降低血液的高凝状态。所以,从预防 VTE 的角度来说,IPC 的优势在于既能降低 VTE 的发生率,却没有增加出血的风险,在手术期间及术后即刻起就可以使用。由此可见,IPC 作为一种机械预防 VTE 的措施,可以很好弥补药物预防的不足,因而在 VTE 预防方面,受到越来越多的重视。此外,对于下肢手术术后患者,由于骨牵引、皮牵引或其他原因不能使用全长套筒的情况下,IPC 还可以在对侧肢体使用,这是基于 IPC

的血液学效应之缘故。所以，新近出台的各种VTE预防指南里，都开始强调机械预防联合药物预防的重要性。对于有充血风险的患者，首选IPC预防，待出血风险降低后再联合药物预防。

二、慢性静脉疾病的治疗

慢性静脉疾病（chronic venous diseases，CVD）的病因多种多样，可分为原发性、继发性及先天性等，发生的因素包括：①静脉瓣膜功能不全引起的静脉反流；②近端静脉阻塞造成的静脉血回流障碍；③先天发育异常；④遗传因素。在其发病机制中，静脉逆流、静脉阻塞、静脉壁薄弱和腓肠肌泵功能不全所致的下肢静脉高压是CVD的主要病理生理改变，而慢性炎症在CVD的发展中起着关键作用。

对于慢性静脉疾病的诊断和分级，国内外普遍的采用依然是综合了临床（clinical）、病因（etiology）、解剖（anatomic）和病理生理（pathophysiology）分类方法的CEAP分类法（表2-1）。从临床分类来看，CVD经历了静脉曲张、水肿等过程，其发展的终末期往往是静脉溃疡。在这些疾病的治疗方面，压力疗法依然是保守治疗的基石。因为压力治疗的原理直指CVD的主要病理生理机制——静脉高压，此外还具有简便易用、无创伤性，以及成本低廉等优点。

下肢CVD的压力治疗方法包括弹力袜、绷带（弹性绷带和无弹性压力绷带）以及IPC。弹力袜和绷带属于静态压力治疗的范畴，治疗CVD的历史悠久（详见第十二章慢性静脉疾病中的压力治疗应用），随着时间的推移，其制造技术和治疗技术日趋完善。但静态压力治疗从其机制上看，还有一定的缺陷，应用上有一定的限制。例如，对于过度肥胖、重度水肿、严重脂质硬皮病的患者，静态压力治疗往往难以提供足够的压力；当患肢局部并存动脉缺血性疾病时，往往成为静态压力治疗的禁忌证。IPC疗法通过给包裹在肢体上的套筒间歇性充放气，提供一种间歇性的动态压力。在机制上，除了具有与静态加压相同的促进静脉回流、缓解静脉高压外，还可以通过改善局部血运、改善内皮功能和促进皮下纤维的吸收等作用来加速溃疡的愈合。所以，IPC疗法逐渐显现出优于传统的静态压力治疗的优势，在临床上用于治疗不能耐受静态压力治疗或治疗效果不佳的患者，以及同时存在动脉灌注不足的患者。

三、下肢外周动脉疾病的治疗

下肢外周动脉疾病（peripheral arterial diseases，PAD）的主要发病机制，大多是动脉粥样硬化致使动脉弹性减低、管腔变窄、灌注减少。动脉粥样硬化的病理学发展的第一步就是内皮细胞功能的异常，表现为抗炎和抗血栓介质的减少，多种免疫细胞因子的产生和分泌引起局部炎症反应，最终导致粥样硬化斑块的形成和管腔狭窄。

通过压力的变化来改善动脉灌注的历史非常悠久。20世纪30年代，就有人利用交替式加压抽吸装置来治疗各种类型的下肢动脉疾病，包括血栓闭塞性脉管炎、雷诺病和足溃疡患者的下肢动脉血液循环都所改善。Landis和Gibbon又将这种技术扩展到包括下肢缺血、慢性溃疡和间歇性跛行患者的治疗。但由于当时的工业和制造业发展水平的限制，这些重要的临床成果因为当时的设备庞大而笨重、也不适合家庭使用，所以没有得到应有的重视和发展。到了20世纪80~90年代,随着IPC制造技术的发展和提高,IPC用于动脉疾病治疗的临床应用和理论研究都有了明显的加快。

IPC治疗PAD疾病的主要机制包括3个方面:内皮细胞功能的改善、动静脉压力梯度增加引起的充血效应、骨骼肌的加压效应导致的血管密度增加和侧支循环的改善。

四、静脉淋巴水肿的治疗

健康状态下的毛细血管壁对水分子是完全通透的,水分子可以在毛细血管壁内外自由流动。其流出或流入的方向取决于毛细血管血压、组织液胶体渗透压、组织液静水压和血浆胶体渗透压这四种力量的博弈与平衡。即体内液体的分布处于一种动态平衡。当这种平衡被打破的时候,就容易形成水肿。严格来讲,水肿(edema)是指组织间隙或体腔内过量的体液潴留,一般情况下所说的水肿仅指组织间隙内的体液增多,而体腔内体液增多则称积液。

常见的引起水肿的原因有:①血浆胶体渗透压降低;②毛细血管内流体静力压升高;③毛细血管壁通透性增高;④淋巴回流受阻:常见各种淋巴清扫手术、丝虫感染、淋巴管内癌细胞栓塞等。水肿包括了静脉水肿(venous edema)和淋巴水肿(lymphedema),统称为静脉淋巴水肿(phlebolymphedema)。前者主要是因各种原因导致的静脉压的升高所致,后者则因淋巴回流受阻所产生。

IPC治疗水肿的主要机制包括两个环节:①同治疗CVD类似,强有力的静脉排空有效地缓解了静脉高压状态、有利于水肿液体快速回流到静脉管腔内;②IPC的序贯加压能有效地推动淋巴回流。淋巴回流加快,使得组织液的胶体渗透压降低,有利于减少水肿液体的生成。在这两个环节中,一般认为减少静脉高压程度、增加组织液在静脉端的回流是主要的消肿机制,而加速淋巴回流的作用是次要的。

临床上,IPC主要用于治疗CVD的静脉水肿和缓解其他原因导致的静脉水肿。淋巴水肿的治疗主要用于乳腺癌术后上肢淋巴水肿,以及盆腔术后出现的下肢淋巴水肿(详见第十五章)。在美国,IPC已经成为乳腺癌术后淋巴水肿最常见的治疗方式,已被提议纳入一些理疗学校的多学科课程中。

五、镇痛作用

慢性疼痛是一种疾病。需要强调的是,慢性疼痛不仅仅在于疼痛本身,更重要的是长期的疼痛刺激可以促使中枢神经系统发生病理性重构,使疼痛疾病的进展愈加难以控制。目前,很多机构将疼痛列为继体温、脉搏、呼吸和血压之后的第五大生命体征。

1979年,国际疼痛学会(International Association for the Study of Pain,IASP)对疼痛的定义为:疼痛是一种与实际的或者潜在的组织损伤,或者与这种损伤的描述有关的一种令人不愉快的感觉和情感体验。这种表述边界不清(只包含了感觉和情感,却没有包括临床上其他很重要的因素,特别是认知和社会成分)。其次,"不愉快"太轻,大部分临床上的急慢性疼痛都要远远超出"不愉快"范围。所以在2016年,IASP又把疼痛的定义修改为"疼痛是一种与实际或潜在组织损伤相关,包括了感觉、情感、认知和社会成分的痛苦体验"。

痛觉的产生过程:当有害刺激(压力、热、化学、电)造成组织损伤后,受损组织释放氢离子、钾离子、五羟色胺、组织胺和乙酰胆碱等神经递质;受损的神经纤维释放致痛因子(P物质等；在局部合成前列腺素、缓激肽等）；炎性介质白介素 1 和 TNFα 等能提高痛感反应强度和程度。这些致痛物质共同刺激痛觉感受器，产生动作电位（神经冲动）。

疼痛形成的神经传导基本过程：①疼痛感受器痛觉传感 - 换能（transduction）；②上行痛觉传递：一级传入纤维、脊髓背角、脊髓—丘脑束等（transmission）；③皮层和边缘系统的痛觉整合（interpretation）；④下行控制和神经介质的痛觉调控（内源性镇痛）（modulation）。

理论上，阻断任何环节都可使疼痛缓解。

IPC 对内皮细胞施加的压应力和剪应力使得内皮细胞受到牵拉，释放具有充血效应的内皮舒张因子（endothelium-derived relaxing factor，EDRF），即一氧化氮（nitric oxide，NO）。一氧化氮具有能影响痛觉感受器、阻滞痛觉感知的作用，能改变骨关节炎的慢性疼痛和急性发作。当在术中使用 IPC 时，麻醉剂用量可以减少。

IPC 具有镇痛效应的现象很早就已经发现，基于对 IPC 认识的不足，很多人的解释是 IPC 周期性充放气加速了回心血流，因而有助于炎性物质和致痛物质的排除和代谢。实际上，IPC 的镇痛效果是多途径的，涵盖了以下几种可能的机制：血流的正常化有助于减少缺血性疼痛；一氧化氮降低了对存在于滑膜、骨和软组织里的神经的刺激；刺激人体正常的镇痛过程；抗炎途径。总之，一氧化氮"能产生实质性的止痛效果，且无副作用"。

六、促进骨折愈合

动物实验已经显示出 IPC 在促进长管骨骨折愈合方面的效果。先建立动物胫骨骨折模型，在骨折断端之间保证长度 3mm 的骨质缺损区，然后用管型石膏外固定。1 周后拆除管型石膏，改用石膏夹板固定。然后将改造后的 IPC 治疗仪气囊固定于动物模型的右小腿上，实验组（A 组）迅速充气到（15.331±1.533）kPa［约（115±11.5）mmHg］，5s 后缓慢放气，间隔 20s 后再重复，每次治疗 30min，每天 2 次，持续 8 周。对照组（B 组）同样拆去石膏后虽然使用相同的 IPC 治疗仪，但气囊不予充气。每次治疗后两组动物模型重新以石膏夹板外固定，每日检查治疗后肢体有无压迫性溃疡、皮肤坏死等并发症。

IPC 的作用机制是多方面的：

1. 良好的血运是骨折愈合的基本条件之一　骨折后血供的好坏直接影响骨折的修复过程，关系到其愈合的速度与程度。由于血运的重建是组织再生的基础，在骨折愈合过程中，从始至终均需要血供的参与。如前所述，IPC 能增加局部血管的密度并改善侧支循环，同时刺激一些活性因子的释放，使得局部动脉灌注得到改善。血运的改善加速了骨折断端的新陈代谢，为骨折处带去更多促愈合物质，带走组织细胞的代谢废物，从而可以促进骨折的愈合。

2. 加压减轻肿胀的机械因素是一个重要组成部分　IPC 强大的消除水肿作用也是加速骨折愈合的一个重要原因，而且消肿与血运的改善具有相辅相成的作用。

3. 增加骨组织形成　IPC 可增加骨密度（BMD），加速骨细胞成熟。一方面，改善了骨缺损部位的血液循环，促进骨组织的形成；另一方面，这种直接挤压作用加速了骨缺损部位骨与血液的物质交换，促进矿物质在新生骨基质中的沉积，加速成骨细胞向骨细胞转化。

七、预防压疮与失用性肌萎缩

压疮（pressure ulcer）又称压力性溃疡、褥疮，是由于局部组织长期受压，发生持续缺血、缺氧、营养不良而致组织溃烂坏死。皮肤压疮在康复治疗、护理中是一个普遍性的问题。据有关文献报道，每年约有6万人死于压疮并发症。

压疮发生的最主要因素是长期受压、局部缺少活动引起的血液循环障碍。一旦皮肤出现破溃，很容易引起感染和溃疡。感染和溃疡又互为因果互相加重。压疮常见于因心脑血管疾病而长期卧床的患者，可见于身体任何部位，尤其是在骨隆起处、遭受长时期过度压迫的部位。压疮可造成从表皮到皮下组织、肌肉，甚至骨和关节的破坏，严重者可继发感染引起败血症。所以，压疮已成为卧床患者的头号"杀手"。

失用性肌萎缩是指因疾病本身或治疗原因，肌肉长期处于失用状态而出现的肌肉萎缩，它不仅使肌肉形态、结构方面有所变化，其生化代谢与功能活动也可发生明显改变。其机制尚不清楚。国内外的许多学者在这方面做了大量的工作，提出了许多学说或假说，主要归纳为神经营养障碍学说、神经冲动减退学说和氧化应激学说。

IPC用于预防和治疗压疮与肌肉萎缩的主要机制在于：①对肢体或躯干进行大面积的挤压、按摩，其挤压力和刺激可达深部肌肉、血管，可促进淋巴液的回流，增加回心血量，改善肌肉和神经营养。其给治疗部位提供的被动运动增加了氧和其他营养成分的供给，改善了局部的新陈代谢，加速了刺激物质和代谢废物的排出，维持肌肉正常张力。②内皮细胞受到牵拉后释放的大量血管活性物质有利于局部血运的改善和伤口的愈合。

注：IPC在预防和治疗躯干的压疮和肌肉萎缩时，应使用包裹躯体的套筒或加压服。

第五节 间歇性充气加压设备使用规范

一、操作前准备

1. 设备与环境准备　检查IPC设备情况。包括套筒有无破损，通气管有无破损、是否通畅，接口是否完好，连接是否紧密；使用环境包括温度及湿度应符合产品说明书的规定；设备使用场所有可供使用的电源。

2. 操作者自身准备　着装规范，洗手，戴口罩。熟练掌握IPC设备使用的基本知识和随机附带的简易操作规程卡片。

3. 检查与核对，以确保治疗能顺利完成　①核对医嘱（包括临床检查和化验结果，确保患者没有IPC禁忌证的情况）、护理卡、患者床号、姓名、治疗部位和时间；②与患者沟通，使得患者理解本次治疗的目的和意义，以取得其配合；③观察患者目前病情、意识状态、患肢血运情况、精神状况、有无大小便等，以便让患者做好准备，保证治疗过程的完整和顺利；④检查IPC设备的安全性能。

二、开机前准备

1. 了解套筒使用的注意事项

（1）单人型套筒材质为无纺布，属一次性医疗器具，适合手术室、ICU等较高感染控制等级的科室使用。为预防交叉感染，应专人专用。专人不再使用后，应按照国务院2017年颁布的《医疗废物管理条例》进行处置。

（2）重复型套筒：材质更加耐用，表面适合酒精擦拭消毒，或者整套低温等离子消毒。由于粘扣在使用中容易粘上毛发、织物纤维等杂物，导致粘接力下降，造成充气时套筒开裂，因此需要及时清理毛发、织物等杂物，恢复粘扣的粘接力。

（3）拉链闭合式套筒在拉链下方多有保护皮肤的条状纺织护垫，闭合拉链时应尽量押平，避免拉链伤及皮肤。

（4）佩戴腰部（髋部）套筒时，套筒的气路接口一般指向足部方向（或按照制造商产品说明书来正确穿戴），不可颠倒。

（5）若佩戴套筒的部位有手表、戒指、手链、足链等物体时应予以摘除，否则可能损伤身体或损坏套筒。

2. 按设备厂家的要求正确连接主机、通气管和套筒（参见本章第二节相关内容）。

3. 连接主机电源并按下主机电源开关，系统开始加电。

三、开机操作

1. 开机通电后，设备开始自检并通过。依据具体的IPC设备，简单的专用机型直接按下"启动键"即可，复杂的通用机型还需要进行各种参数的设置方可按下"启动键"，IPC开始工作。

2. 观察设备工作状态。当IPC设备正常完成一个充气放气循环后，再次核对患者姓名，将床头呼叫器或IPC设备的手持式紧急停止控制器放于患者可及之处，告知患者如不适及时通知医护人员，整理床单后方可离开。

3. 在IPC设备运行中，若需停止治疗，按下"停机键"。

4. 异常情况的处理：

（1）当感觉IPC设备有问题时立即停机，从套筒上拔下通气管，并关闭电源开关；

（2）若使用中身体有异常，立即停止使用；

（3）若突然停电，将通气管从套筒上分离，并排除套筒的残留空气；

（4）治疗期间，护士应定期巡视病房，发现异常应及时处理，或通知主诊医师处理。

四、治疗中止/终止后

1. 治疗中止后，操作人员应依据现场处理情况决定继续治疗还是终止治疗。

2. 治疗终止后，关闭电源开关，从插座拔出电源线。由上至下依次解开套筒粘扣或者拉开拉链，抬起肢体，取下腿套，整理床单。

3. 携IPC设备返回治疗室，酒精擦拭后整理套筒、通气管、主机及电源线。设备及附件消毒以备下次使用。将整理好的套筒、气管和电源线放入专用治疗车下方的整理箱内。

4. 洗手，并做好相应记录。

五、手术室间歇性充气加压使用的指南建议

术中和术后是DVT的高发期，据统计，50%的DVT始于术中，在术中和术后第一天的发生率最高；75%DVT形成于术后最初的48h。所以，关于VTE的术中预防，国内外诸多指南均有推荐。但从术前准备到手术完成后患者在院内的转运的整个过程中如何使用IPC，国内指南里很少涉及。在美国手术室注册护士协会（Association of periOperative Registered Nurses，AORN）发布的预防术中静脉淤滞的指南里对此做出了较为详尽的建议。这里就该指南里有关机械预防措施的相关描述做一摘录，希望读者能结合各自单位的实际情况参考实施：

1. 术前　对所有的患者进行VTE风险评估；要确保能及时合理地按照IPC制造商的建议使用IPC。

2. 术中　术前风险评估完成后，确保抗血栓袜和IPC正确穿戴在患者身上，抗凝药物按规定使用；当患者转到手术室的手术床上后，IPC机器应在全身麻醉开始前，或局部麻醉完成以前加电。确保在手术过程中IPC工作正常。

3. 术后　确保IPC设备没有妨碍患者的搬运；确保IPC仪器置于工作状态，并正常工作。如果要脱机，脱机的时间必须尽可能短。

参 考 文 献

［1］邵松，尚希福. 下肢深静脉栓塞预防的进展［J］. 临床骨科杂志，2008，11（6）：579-582.

［2］邱宗文. 淋巴丝虫病：重新认识这个古老的疾病［J］. 国际医学寄生虫病杂志，2003，30（6）：258-261.

［3］CLANNY WR. Apparatus for removing the pressure of the atmosphere from the body or limbs［J］. The Lancet，l835，23（601）：804-805.

［4］MURRAY J. On the local and general influence on the body, of increased and diminished atmospheric pressure［J］. The Lancet，1835，23（604）：909-917.

［5］REID MR，HERRMANN LG. Passive vascular exercises-treatment of vascular diseases by rhythmic alternation of environmental pressure［J］. Arch Surg，1934，29（5）：697-704.

［6］LANDIS EM，GIBBON JH. The effects of alternating suction and pressure on blood flow to the lower extremities［J］. J Clin Invest，1933，12（5）：925-961.

［7］LANDIS EM. The treatment of peripheral vascular disease by means of alternate negative and positive pressure［J］. Penn Med J，1935，38：579-583.

［8］CLARK WB，MACGREGOR AB，PRESCOTT RJ，et al. Pneumatic compression of the calf and postoperative deep-vein thrombosis［J］. The Lancet，1974，2（7871）：5-7.

［9］KNIGHT MT，DAWSON R. Effect of intermittent compression of the arms on deep venous thrombosis in the legs［J］. The Lancet，1976，2（7998）：1265-1268.

［10］LAVERICK MD，MCGIVERN RC，CRONE MD，et al. A Comparison of the Effects of

Electrical Calf Muscle Stimulation and the Venous Foot Pump on Venous Blood Flow in the Lower Leg[J]. Phlebology, 1990, 5(4): 285-290.

[11] KAMM RD. Bioengineering studies of periodic external compression as prophylaxis against deep vein thrombosis—part I: numerical studies[J]. J Biomech Eng, 1982, 104: 87-95.

[12] NICOLAIDES AN, FERNANDES JF, POLLOCK AV. Intermittent sequential pneumatic compression of the legs in the prevention of venous stasis and postoperative deep venous thrombosis[J]. Surgery, 1980, 87(1): 69-76.

[13] SALZMAN EW, MCMANAMA GP, SHAPIRO AH, et al. Effect of optimization of hemodynamics on fibrinolytic activity and antithrombotic efficacy of external calf compression[J]. Ann Surg, 1987, 206(5): 636-641.

[14] KORDZADEH A, JONAS A, PANAYIOTOPOULOS YP. Intermittent Pneumatic Compression in Treatment of Chronic Venous Leg Ulcers: A Case Report and Review of Literature[J]. Case Reports in Clinical Medicine, 2014, 3(9): 513-517.

[15] 段曼. 慢性淋巴水肿空气波压力治疗的临床研究[D]. 长春: 吉林大学, 2009.

[16] SMITH P C, SARIN S, HASTY J, et al. Sequential gradient pneumatic compression enhances venous ulcer healing: a randomized trial[J]. Surgery, 1990, 108(5): 871-875.

[17] MALONE M D, CISEK P L, COMEROTA AJ J R, et al. High-pressure, rapid inflation pneumatic compression improves venous hemodynamics in healthy volunteers and patients who are post-thrombotic[J]. J Vasc Surg, 1999, 29(4): 593-599.

[18] KUMAR S, WALKER M A. The effects of intermittent pneumatic compression on the arterial and venous systems of the lower limb: a review[J]. J Tissue Viability, 2002, 12(2): 58-66.

[19] LURIE F, AWAYA DJ, KISTNER RL, et al. Hemodynamic effect of intermittent pneumatic compression and the position of the body[J]. J Vasc Surg, 2003, 37(1): 137-142.

[20] CHEN AH, FRANGOS SG, KILARU S, et al. Intermittent pneumatic compression devices-physiological mechanisms of action[J]. Eur J Vasc Endovasc Surg, 2001, 21(5): 383-392.

[21] ALLWOOD MJ. The effect of increased local pressure gradient on blood flow in the foot[J]. Clin Sci, 1957, 16(2): 231-239.

[22] COMEROTA AJ. Intermittent pneumatic compression: Physiologic and clinical basis to improve management of venous leg ulcers[J]. Vasc Surg, 2011, 53(4): 1121-1129.

[23] HENRY JP, WINSOR T. Compensation of arterial insufficiency by augmenting the circulation with intermittent compression of the limbs[J]. Am Heart J, 1965, 70(1): 79-88.

[24] MORGAN RH, CAROLAN G, PSAILA JV. Arterial flow enhancement by impulse compression[J]. Vasc Surg, 1991, 25(1): 8-15.

[25] VAN BEMMELEN PS, MATTOS MA, FAUGHT WE, et al. Augmentation of blood flow in limbs with occlusive arterial disease by intermittent calf compression[J]. J Vasc Surg, 1994, 19(6): 1052-1058.

[26] LABROPOULOS N, WATSON WC, MANSOUR MA, et al. Acute effects of intermittent pneumatic compression on popliteal artery blood flow[J]. Arch Surg, 1998, 133(10):

1072-1075.

[27] EZE AR, COMEROTA AJ, CISEK PL, et al. Intermittent calf and foot compression increases lower extremity blood flow[J]. Am J Surg, 1996, 172(2): 130-134

[28] KAVROS SJ, DELIS KT, TURNER NS, et al. Improving limb salvage in critical ischemia with intermittent pneumatic compression: a controlled study with 18-month follow-up[J]. J Vasc Surg, 2008, 47(3): 543-549.

[29] KOLARI PJ, PEKANMAKI K, PHJOLA RT. Transcutaneous oxygen tension in patients with post-thrombotic leg ulcers: treatment with intermittent pneumatic compression[J]. Cardiovasc Res, 1988, 22(2): 138-141.

[30] MALANIN K, KOLARI PJ, HAVU VK. The role of low resistance blood flow pathways in the pathogenesis and healing of venous leg ulcers[J]. Acta Derm Venereol, 1999, 79(2): 156-160.

[31] NEMETH AJ, FALANGA V, ALSTADT SP, et al. Ulcerated edematous limbs: effect of edema removal on transcutaneous oxygen measurements[J]. J Am Acad Dermatol, 1989, 20(2 Pt 1): 191-197.

[32] IBA T, SUMPIO BE. Tissue plasminogen activator expression in endothelial cells exposed to cyclic strain in vitro[J]. Cell Transplant, 1992, 1(1): 43-50.

[33] JACOBS DG, PIOTROWSKI JJ, HOPPENSTEADT DA, et al. Hemodynamic and fibrinolytic consequences of intermittent pneumatic compression: Preliminary results[J]. J Trauma, 1996, 40(5): 710-716.

[34] SUMMARIA L, CAPRINI JA, MCMILLAN R, et al. Relationship between postsurgical fibrinolytic parameters and deep vein thrombosis in surgical patients treated with compression devices[J]. Am Surg, 1988, 54(3): 156-160.

[35] SINCLAIR ME, SIMPSON P, MARSHALL FP, et al. Effect of varying methods of upper limb occlusion on fibrinolytic activity in man[J]. Br J Anaesth, 1984, 56(2): 175-177.

[36] COMEROTA AJ, CHOUHAN V, HARADA RN, et al. The fibrinolytic effects of intermittent pneumatic compression: mechanism of enhanced fibrinolysis[J]. Ann Surg, 1997, 226(3): 306-313.

[37] ALBERS GW, AMARENCO P, EASTON JD, et al. Antithrombotic and thrombolytic therapy for ischemic stroke[J]. Chest, 2008, 188(6): 630S-69S.

[38] VELIK-SALCHNER C, HAAS T, INNERHOFER P, et al. The effect of fibrinogen concentrate on thrombocytopenia[J]. J Thrombo Haemost, 2007, 5(5): 1019-1025.

[39] CAHAN MA, HANNA DJ, WILEY LA, et al. External pneumatic compression and fibrinolysis in abdominal surgery[J]. J Vasc Surg, 2000, 32(3): 537-543.

[40] CHOUHAN V, COMEROTA AJ, SUN L, et al. Inhibition of tissue factor pathway during intermittent pneumatic compression: a possible mechanism for antithrombotic effect[J]. Arterioscler Thromb Vasc Biol, 1999, 19(11): 2812-2817.

[41] COMEROTA AJ. Intermittent pneumatic compression: Physiologic and clinical basis to

improve management of venous leg ulcers[J]. J Vasc Surg, 2011, 53(4): 1121-1129.

[42] HANADA T, HASHIMOTO M, NOSAKA S et al. Shear stress enhances prostacyclin release from endocardial endothelial cells[J]. Life Sci, 2000, 66(3): 215-220.

[43] GUYTON DP, KHAYAT A, HUSNI EA, et al. Elevated levels of 6-keto-prostaglandin-F1a from a lower extremity during external pneumatic compression[J]. Surg Gynecol Obstet, 1988, 166(4): 338-342.

[44] MORGAN RH, CAROLAN G, PSAILA JV, et al. Arterial Flow Enhancement by Impulse Compression[J]. Vasc Surg, 1991, 25(1): 8-15.

[45] FURCHGOTT RF, ZAWADSKI JV. The obligatory role of endothelial cells in the relaxation of arterial smooth muscle by acetylcholine[J]. Nature, 1980, 288(5789): 373-376.

[46] GARDNER AMN, FOX RH. The venous pump of the human foot: a preliminary report[J]. Bristo Med Chir J.1983, 98(367): 109-112.

[47] ABRAMSON SB. Nitric oxide in inflammation and pain associated with osteoarthritis[J]. Arthritis Res Ther, 2008, 10(suppl 2): S2.

[48] HANCOCK CM, RIEGGER-KRUGH C. Modulation of Pain in Osteoarthritis: the role of nitric oxide[J]. Clin J Pain, 2008, 24(4): 353-365.

[49] LEFER AM, TSAO PS, LEFER DJ, et al. Role of endothelial dysfunction in the pathogenesis of reperfusion injury after myocardial ischemia[J]. FASEB J, 1991, 5(7): 2029-2034.

[50] GEDDENS DP, ZARINS CK, GLAGOV S. The role of fluid mechanics in the localization and detection of atherosclerosis[J]. Biomech Eng, 1993, 115(4B): 588-594.

[51] ITO S, CARRETERO OA, ABE K. Role of nitric oxide in the control of glomerular microcirculation[J]. Clin Exp Pharmacol Physiol, 1997, 24(8): 578-581.

[52] TAN X, QI WN, GU X, et al. Intermittent pneumatic compression regulates expression of nitric oxide synthases in skeletal muscles[J]. J Biomech, 2006, 39(13): 2430-2437.

[53] 谭湘陵,齐文宁,陈隆恩,等.间歇性气囊挤压大鼠腿部对挤压部位和远端骨骼肌一氧化氮合酶mRNA表达的影响[J].南通医学院学报,2000,20(1):6-12.

[54] 翟振国,王辰.建立和完善医院内静脉血栓栓塞症的防治管理体系[J].中华医学杂志,2015,95(30):2417-2418.

[55] FALCK-YTTER Y, FRANCIS CW, JOHANSON NA, et al. Prevention of VTE in orthopedic surgery patients: Antithrombotic Therapy and Prevention of Thrombosis, 9th ed: American College of Chest Physicians Evidence-Based Clinical Practice Guidelines[J]. Chest, 2012, 141: e278S-325S.

[56] GOULD MK, GARCIA DA, WREN SM, et al. Prevention of VTE in Nonorthopedic Surgical Patients: Antithrombotic Therapy and Prevention of Thrombosis, 9th ed: American College of Chest Physicians Evidence-Based Clinical Practice Guidelines[J]. Chest, 2012, 141(2): e227S-e277S.

[57] MURRAY J, HART J, FERRAR T, et al. On the local and general influence on the body of increased and diminished atmospheric pressure[J]. Lancet, 1835, 23(604): 909-917.

[58] EZE AR, COMEROTA AJ, CISEK PL, et al. Intermittent calf and foot compression increases lower extremity blood flow[J]. Am J Surg. 1996, 172: 130-135.

[59] Lymphoedema Framework: Best Practice for the Management of Lymphoedema. International concensus[M]. London: MEP Ltd, 2006.

[60] 赵广超,卜海富,桂斌捷,等.间歇性充气加压对骨折愈合的影响[J].安徽医科大学学报,2007,42(2):170-173.

[61] MORR S, CHISENA EC, TOMIN E, et al. Local soft tissue compression enhances fracture healing in a rabbit fibula[J]. Hss Journal, 2010, 6(1): 43-48.

[62] O'MEARA PM, KAUFMAN EE. Prophylaxis for venous thromboembolism in total hip arthroplasty: a review[J]. Orthopedics, 1990, 13(2): 173-178.

第八章

压力器具应用规范

用于脉管系统压力治疗的器具包括纺织基医疗器械（主要包括弹力袜和压力绷带）和IPC等。IPC的应用规范详见第七章第五节，本节主要介绍纺织基压力器具的应用规范。

纺织基压力器具治疗下肢静脉疾病时应注意压力治疗系统的选择、肢体的测量、压力治疗的实施、压力系统的解除以及效果评估等各个方面。

一、肢体测量与压力系统选择

（一）肢体测量

1. 压力绷带 使用压力绷带前应使用软尺测量踝关节上方小腿周径，便于选择适当的压力绷带及决定绷带层数。该周径值应进行书面记录以便于评估压力治疗效果。

2. 弹力袜 开具弹力袜处方前需要对肢体进行精确测量，并使用适当工具如测量表进行记录，平织和定制弹力袜需要根据不同生产商提供的特殊文件格式进行测量。

3. 定制弹力袜的测量 市面销售的标准尺寸弹力袜（小、中、大、超大等）可满足大部分患者需求。但对于尺寸过于悬殊或特殊形状的下肢（如"倒香槟酒瓶"样肢体），则需要定制弹力袜。定制弹力袜需要和生产商/供应商协商，并根据其提供的测量部位进行特殊测量并发出订单。需要定制的情况包括：①患者肢体形状特殊，或测量值过大或过小；②踝关节周径过大；③需要平织袜用于淋巴水肿。

4. 测量时机 测量应在无水肿的状态下进行。①清晨：是最佳测量时间，此时下肢尚未出现水肿，因此可获得正确的测量值；②解除压力绷带后即刻进行肢体测量，此时肢体仍然保持最小治疗周径。在每次开具弹力袜处方前均应对下肢进行测量，大多数弹力袜销售商可提供此服务。专业治疗师应熟悉多种弹力袜的测量方式并接受专业培训。

5. 测量与记录 使用卷尺测量双下肢，因为每条下肢可能有不同的尺寸。测量时，患者足部应平放在地板上。若选择膝长弹力袜，且患者足部平坦，也可以选择坐位测量。另一种选择为患者处于平卧位，踝关节垂直于足底进行测量，适合于腿长弹力袜。由于生产商不同，因此测量应根据不同品牌弹力袜的测量指南来进行。

测量值应书面记录在弹力袜测量图（弹力袜处方）中。记录的内容包括：踝周径、腓肠肌最大周径、大腿最大周径（仅针对长筒弹力袜）、足部长度（第一趾尖端至足跟部距离）、腿长度（足跟部至膝关节或腹股沟下方，后者用于长筒弹力袜，患者站立或卧位测量）。弹力袜处方还应包括以下内容：品牌、颜色、压力级别、长度、数量等。

（二）压力系统选择

在熟悉患者病情、并熟知纺织基压力器具的压力分级的基础上，可按照下述几个方法选择合适的压力器具。

1. 根据下肢静脉疾病的病期选择适当的压力系统

（1）治疗期（急性期）：使用较强压力（无延展/短延展或复层绷带系统）达到控制慢性静脉疾病、减轻或消除水肿、促进溃疡愈合的目的；

（2）维持期（慢性期）：轻~中度压力（弹力袜）达到预防溃疡和水肿复发的目的；

（3）弹力袜一般不用于减轻水肿的治疗，仅用于维持无水肿状态及预防溃疡复发。

2. 根据压力材料特点选择适当的压力系统

（1）高静态硬度指数（SSI）绷带（无弹性压力绷带/短延展绷带）：能够维持半刚性特征，可间歇产生高的工作压和低的静息压，适用于伴有活动性溃疡（C6）和重度水肿且下肢能够正常运动患者的治疗；

（2）低静态硬度指数SSI绷带（弹性绷带/长延展绷带）：提供一定水平的持续性压力（较高的静息压），维持休息时治疗水平的压力，但不产生高工作压，适用于活动能力受限的CVI患者；

（3）复层压力系统等效非弹力/低延展压力系统。

3. 根据针织材料选择弹力袜

（1）平针织技术是通过在织机上编织平面织物并将边缘缝合在一起来制造弹力袜，特点是织物相对较厚而硬，在越过皮肤褶皱时不会对皮肤造成切割，更容易适应肢体形状变化，适用于定制弹力袜；

（2）圆针织技术属于无缝针织技术，织物细腻，外形美观，适用于形状正常、没有畸形的肢体穿戴。

二、佩戴方式

（一）压力绷带

从业者应熟悉所选择压力绷带的特性，使用前必须阅读制造商的说明书，根据肢体的大小、形状和临床表现来佩戴压力绷带。绷带缠绕太松不能提供足够的压力，缠绕太紧则可能导致组织损伤。缠绕绷带时，应嘱患者踝关节背屈位，注意绷带在踝关节区域勿施加过度张力，达到治疗压力的前提下保持最少的绷带层数，同时应保证踝关节的活动度，使得腓肠肌能够维持其功能促使静脉血回流。

1. 不同缠绕方法与绷带下压力　绷带缠绕方法有螺旋缠绕技术、8字缠绕技术以及其他改良方法如Putter缠绕技术等。需要注意，虽然不同技术可达到相同的压力治疗目的，但绷带下压力有所不同。例如，8字缠绕方法产生的绷带下压力是螺旋缠绕方法的1.5倍，且不易松脱，适用于短延展绷带。缠绕时注意绷带的重叠层数。8字法缠绕时，确保任意部位均有50%的绷带重叠即可达到双层绷带的压力，而66%的重叠将产生三层绷带的压力，可能引起压力损害及压力绷带治疗不耐受。尤其是使用长延展绷带时应特别小心，避免过多重叠，以免在局部形成过高的压力导致组织损伤甚至坏死。需注意的是，绷带下压力在绷带刚打好时最大，随着使用时间的延长，大部分绷带的张力会显著下降，而压力也随之减小。有条件时可使用专用压力计测量绷带下压力。

2. 绷带下压力影响因素　绷带下压力水平是以下因素间复杂的相互作用之结果,包括①绷带的物理结构和弹性;②肢体的尺寸和形状;③操作者的技术和手法;④患者的活动能力。绷带所产生的压力是绷带张力、层数和肢体曲率半径的函数。这些因素之间的关系由Laplace定律确定:即绷带下压力与绷带张力成正比,但与肢体曲率半径成反比。

(1)绷带层数:绷带产生的总张力是每一根纺线张力的总和。当用同样张力缠绕两层绷带时,覆盖肢体表面的绷带纤维数量将翻倍,局部压力也将加倍。

(2)绷带宽度:对于单层绷带来说,压力仅作用于绷带覆盖的肢体区域,单位面积承受的压力(压强)将由绷带的总张力和绷带的宽度决定,压强=力/单位面积。意味着在同样的张力下,10cm宽绷带下的压力仅为5cm宽绷带下压力的一半。

(3)肢体曲率半径:肢体周径越小,绷带产生的压力越大。因此,对于过细的肢体需注意张力不能过大;同样,对于粗壮肢体,当压力治疗效果不佳且排除其他因素后,应考虑是否实际治疗压力并未达标。对于胫前、踝关节处,由于其表面曲率半径小,最易产生压力损害。因此,在这些部位应适当使用衬垫,缩小局部曲率半径,使压力均匀分布,防止压力损害。由于缠绕方法对压力也有影响,对于腓肠肌薄弱的瘦长腿型,应将短延展绷带的缠绕方法由8字缠绕改为螺旋缠绕,如此达到在瘦长肢体更均匀的压力分布。

绷带下压力的目标值为在踝关节达到35~45mmHg的压力,且压力逐渐向近端递减。肢体正常形状时,踝部曲率半径小而腓肠肌曲率半径大,在保持绷带缠绕张力一定的情况下,随着绷带自踝关节向腓肠肌缠绕,压力会自动递减。当肢体形状异常时,应在适当部位加以衬垫以恢复肢体正常形态,避免局部压力过大产生压力损害。

3. 书面记录所用绷带种类与缠绕方法　操作者还需考虑其自身的技术能力、不同类型绷带的成本影响、所需要的护理时间以及患者可接受程度及生活方式。

4. 压力绷带操作技术　温水洗净下肢,去除皮肤过度角质层,适当使用润肤剂。

(1)选择适当的压力绷带。在大多数情况下可使用简单的非黏附性绷带。如果压力绷带的材质刺激皮肤,可以应用管状纱布作为内衬。

(2)衬垫作为首层敷料,以螺旋方式缠绕,以保护骨骼突起部位(胫骨前、踝关节)并吸收渗液。注意不要使用过多的衬垫填充以避免显著增加肢体周径,降低治疗效果。

(3)第二层为绉纱绷带,仍然以螺旋方式应用,使衬垫层变平坦。

(4)第三层和第四层采用压力绷带,确保正确的绷带缠绕技术(8字和螺旋),所有绷带均需自足趾缠绕至膝下1cm。踝关节背屈或保持90°以防止绷带在足背部堆积引起不适及疼痛。

(5)检查舒适度及鞋是否能正常穿着。

(二)弹力袜

医疗人员在为患者选择合适的压力产品时,应对该产品特性及患者的个体需求有足够的了解。

弹力袜不像普通袜子那样容易穿着。如果袜子的小腿部位以典型的"甜甜圈"方式皱褶在一起,弹性材料的弹力会倍增,使穿着变得十分困难。

由于制造商不同,弹力袜的穿着方法也有所不同,部分厂家的产品中可能附带助穿袜套(如台湾美迪可),应在其说明书指导下进行操作。医护人员应向患者/患者护理人员教授特定品牌弹力袜的穿着技术。首次穿戴弹力袜时,应在经过专业培训的专业医师或治疗师的监督下进行。更换新品牌弹力袜,或遇到任何困难和问题后,都应由专业人员进行指导。弹力袜生产商提供的各种助穿材料或装置可以帮助穿着,其具体方法应与患者共同讨论。露趾袜可使用光滑的助穿套(尼龙绸或塑料材质)以方便穿着。首先穿上助穿套,再将弹力袜滑过助穿套并穿戴到位,最后从弹力袜前段露趾部位抽出助穿套。使用橡胶手套也可以增加患者的握力来帮助穿着。

三、评估

接受任何压力治疗前必须经过全面评估,评估是有效选择压力治疗的关键。下肢静脉疾病和下肢溃疡患者可能有多种伴发疾病如糖尿病等,可能影响压力治疗的效果和安全。患者需要充分参与评估过程。评估需涉及既往和目前相关的医疗史及压力治疗史、皮肤及其过敏状况,同时还应检查静脉疾病的临床症状,并了解诊断检查结果,包括血管/多普勒超声检查、足背及胫后动脉的触诊。

(一)弹力袜评估

由于可供选择的弹力袜种类较多,因此患者必须充分参与弹力袜的选择和评估,以适合自己需求。评估内容见表8-1。前端开放的露趾弹力袜适用于:①关节炎或重叠趾;②患者希望在弹力袜外穿着短袜;③患者穿着双层弹力袜,内层必须露趾;④需要使用特殊弹力袜助穿装置;⑤患者足部有真菌感染。

表8-1 弹力袜评估内容

序号	评估内容
1	弹力袜类型
2	颜色(与患者讨论)
3	尺寸
4	前端是否露趾
5	压力级别
6	长度(膝上/膝下)
7	下肢测量
8	既往弹力袜治疗史
9	所需袜子数量
10	患者偏好
11	弹力袜材质
12	现有产品型号可以满足需求或需要定制
13	品种
14	穿着感受
15	既往压力治疗经验
16	患者穿戴和移除弹力袜的能力
17	双下肢弹力袜应分别考虑,因双下肢踝肱指数可能不同

（二）患者因素的评估

本评估主要是了解下肢的动脉供血情况、皮肤状态和其他风险因素的评估，以选择适当的压力产品。在患者的治疗过程中，需定期进行书面评估。

1. 动脉灌注方面　使用手持多普勒超声检查下肢动脉血流并计算踝肱指数（ABI）以对动脉灌注进行评估。在压力治疗开始前必须进行 ABI 测定，明确肢体是否有足够的血流灌注。

ABI 为踝部动脉压与肱动脉压之间的比值。测量时，患者仰卧，用 12cm×40cm 气袖分别置于双侧踝部及上臂，用多普勒听诊器协助测取足背或胫前动脉、胫后动脉以及肱动脉收缩压，两者之比即为踝肱指数。正常时 ABI≥0.97。0.97~0.9 为临界值，临床上可无或仅有轻微缺血症状。踝肱指数 <0.9 可出现明显的间歇性跛行、静息痛，甚或坏疽。踝肱指数可提示患肢动脉病变的严重程度，一般低于 0.6 即可有静息痛。

一般情况下，踝肱指数能大致反映下肢动脉的狭窄程度，但在糖尿病、严重下肢动脉粥样硬化患者的动脉壁广泛钙化，当气袖内压力超过动脉压时动脉仍不能关闭，所以测得的压力明显升高，踝肱指数也会相应升高或正常，即造成假象。某些患者同时合并上肢动脉病变，肱动脉压可能降低，也导致踝肱指数升高或正常。

对于 ABI 异常的患者需要定期检查，检查周期为每 3 个月或症状发生改变时。ABI 受年龄增长和动脉疾病进程的影响。对于存在两个或更多动脉风险因素的患者、糖尿病患者需要更密切的监测。任何下肢溃疡经严格治疗 12 周后尚未愈合或出现新溃疡的患者均应重复测定 ABI。

2. 皮肤状态　考虑到皮肤脆弱者可能难以耐受高压力治疗，为减少压力治疗可能出现的并发症的风险，应对皮肤状态进行评估。

（1）皮肤对压力产品材质的敏感性（如对莱卡或其他弹力物质过敏）。

（2）某些疾病引起皮肤脆弱（如类风湿性关节炎患者皮肤脆弱）。

（3）需要使用油基润肤剂或霜剂。

（4）使用类固醇（导致皮肤脆弱）。

（5）新近愈合的溃疡（局部皮肤脆弱）。

（6）某些皮肤疾病需要脱去弹力袜来进行治疗。

3. 相关风险因素评估

（1）肢体形状：肢体形状改变可引起弹力袜下界面压力和序贯递减压力的变化（根据 Laplace 定律），骨凸出处表面的皮肤可能发生压力损害。

（2）周围神经病变：患者无法感知下肢压力的存在，保护性反应缺少，使发生压力损害的风险增加。

（3）心功能不全：压力治疗会使液体快速自浅表组织进入深静脉系统、增加心脏负荷，当患者存在心功能不全时可能有诱发或加重心力衰竭的风险。

（4）潜在危害：已经存在动脉疾病的患者可能发生压力性坏死；不合适的弹力袜可能造成摩擦或压力损害、皮肤过敏或易受激惹（避免乳胶成分过敏）；对于不能自行穿戴或脱去弹力袜的患者应注意弹力袜可滑脱和扭曲造成止血带样效应；弹力袜可能由于处方开具错误导致过短或过紧。

（5）危险区域：胫前区域皮肤、因炎症而肿胀的膝关节周围、足背部（未能进行正确测量）、踝关节畸形（大部分弹力袜为正常活动踝关节设计）、跨外翻部位、足趾重叠或畸形（应穿戴露趾弹力袜）。

4. 压力治疗过程中的评估

（1）既往病史。

（2）血管评估及再次评估，并记录检查结果。

（3）皮肤状况、对当前压力治疗系统是否过敏。

（4）下肢疾病的临床症状。

（5）是否存在压力治疗的禁忌证。

四、患者宣教与随访

为预防下肢水肿及溃疡复发，慢性下肢静脉功能不全（CVI）患者需要终生穿戴弹力袜治疗。告知患者穿着压力绷带或弹力袜会帮助其下肢静脉性溃疡愈合，并可预防已愈合溃疡的复发。

（一）压力绷带治疗

1. 患者及其照护者需理解压力治疗原理，便于其配合治疗并提高治疗依从性。

2. 压力治疗过程中出现任何问题需要向医生或专业人员及时汇报。

3. 了解压力损害的临床表现，出现以下压力损害时首先立即自行解除压力治疗并及时报告经治医生或专业人员：①皮肤受绷带或弹力袜挤压出现疼痛；②足或足的任何部分失去感觉；③足趾苍白、发凉或青紫；④原有疼痛突然加重。

4. 开始压力绷带治疗后的前几天，水肿的迅速消退会引起绷带松动，应重新进行缠绕。

5. 了解溃疡周围皮肤保护的重要性及其方法。

6. 学会自我调整绷带张力。

7. 鼓励患者穿戴弹性绷带正常行走和运动，久坐时应定期活动踝关节。如不能行走或活动踝关节，由他人协助做被动运动也有助于静脉血液回流，减轻静脉内压力。

8. 压力绷带或弹力袜需要保持清洁、干燥。

（二）弹力袜治疗

1. 确保患者/护理人员理解弹力袜的在治疗中的重要性。

2. 保养　告知患者/护理人员应根据生产商的说明来保养弹力袜，尽量减少袜子使用过程中的并发症风险（如下肢血循环障碍、皮肤过敏、压力性损伤）。过度磨损或损坏的弹力袜应及时更换。

3. 穿戴　强调在穿着和脱去弹力袜时保持正确方法的重要性，防止损坏弹力袜。当弹力袜难以穿着时应使用助穿装置。

4. 评估　每日弹力袜穿戴时间应该由个人进行评估，内容包括下肢皮温、皮肤颜色、足背动脉搏动情况，肢体有无疼痛、麻木等。对于病情复杂的患者（例如合并糖尿病、类风湿性关节炎、间歇性跛行者），每3~6个月应前往具有下肢专业治疗资质的诊所进行重新评估，包括动脉多普勒复查。

5. 其他　向患者提供关于弹力袜的更新信息。通过评估医生/治疗师选择或推荐的产品处方应由患者保管一份副本；教育患者避免事故/创伤,并保持下肢和足部温暖,特别是膝下感觉减退或丧失者；鼓励患者穿戴弹力袜活动和生活,以改善小腿肌肉泵功能。休息时抬高患肢,促进静脉血向心性回流。

(三)随访

接受压力治疗的患者应常规每3~6个月进行随访,以确认其是否对治疗效果满意并是否能够坚持进行压力治疗。

参 考 文 献

[1] EAGLE M. Selection measurement and application of graduate compression hosiery[J]. Wound Essentials, 2016, 1: 44-52.

[2] EWMA Position Document(2003)Understanding compression therapy[M]. London: MEP Ltd. http://www.proguide.net.

[3] COULL A, CLARK M. Best Practice Statement for compression hosiery[J]. Wounds UK, 2005, 1(1): 70-77.

[4] HOPKINS A, WORBOYS F. Understanding compression therapy to achieve tolerance[J]. Wounds UK, 2005, 1(3): 26-34.

[5] SCHUREN J, MOHR K. The efficacy of Laplace's equation in calculating bandage pressure in venous leg ulcers[J]. Wounds UK, 2008, 4(2): 38-47.

[6] HOPKINS A. How to apply effective multilayer compression bandaging[J]. Wound Essentials, 2006, 1: 38-42.

第九章

压力治疗在下肢深静脉血栓形成中的应用

第一节 概 述

静脉血栓形成（phlebothrombosis）是指伴有继发性血管腔内血栓形成的静脉急性炎症性疾病。广义地讲，静脉血栓形成是指发生于一切静脉内的血栓形成，但狭义地讲是指发生于周围静脉的血栓形成，更确切地讲，临床尤其是外科主要是指发生于四肢静脉的血栓形成，而最重要的是指发生于下肢静脉的血栓形成。外科其他可见的血栓形成如门静脉血栓形成、脾静脉血栓形成、肠系膜上静脉血栓形成等一般不包括在内。根据静脉血栓发生的部位，可分为浅静脉血栓形成和深静脉血栓形成两种。

浅静脉血栓形成（superficial vein thrombosis，SVT）是指发生在人体浅表部位的静脉炎或静脉血栓，是临床上常见疾病。血栓可以引起炎症，炎症也可以引起血栓，两者互为因果。SVT通常分为3种：①四肢血栓性浅静脉炎；②胸腹壁血栓性浅静脉炎，又称Mondor病；③游走性血栓性浅静脉炎。

一般认为，SVT不易造成肺栓塞和慢性静脉功能不全，因此在临床上远不如深静脉血栓形成重要。SVT除伴发于长时间或反复静脉输液，特别是输入刺激性较大的药物时，在曲张的静脉内也常可发生。由于静脉壁常有不同程度的炎性病变，所以腔内血栓常与管壁粘连而不易脱落。但需要注意的是，血栓性浅静脉炎存在一定的危险性，可蔓延到深静脉系统。LEON L等人的前瞻性随即研究显示，SVT可以与深静脉血栓形成共存（6%~53%），或发展到深静脉血栓形成（2.6%~15%）。

深静脉血栓形成（deep vein thrombosis，DVT）是指血液在深静脉腔内的异常凝结，DVT可分为周围型（小腿肌肉静脉丛血栓形成）、中央型（髂股静脉血栓形成）和混合型三种。中央型又可细分为两型：①轻型：包括原发性髂股静脉血栓形成（如左髂总静脉压迫综合征即Cockett综合征）、继发性髂股静脉血栓形成（源于小腿周围型DVT）；②重型：又称股青肿，指严重广泛性髂股静脉闭塞，也称蓝色静脉炎，下肢整个静脉系统包括潜在的侧支几乎全部处于闭塞状态，静脉压极高，动脉痉挛，肢体供血不足。根据发病时间，DVT可分为急性期、亚急性期和慢性期。急性期是指发病14d以内；亚急性期是指发病15~30d；发病30d以后进入慢性期。早期DVT包括急性期和亚急性期。

肺栓塞（pulmonary embolism，PE）是以各种栓子阻塞肺动脉或其分支为发病原因的一组疾病或临床综合征的总称。依据栓子（embolus）的不同，肺栓塞可分为肺血栓栓塞（pulmonary thromboembolism，PTE）、脂肪栓塞综合征、羊水栓塞、空气栓塞、肿瘤栓塞等。肺血栓栓塞为肺栓塞的最常见类型，占肺栓塞的90%以上，通常所称肺栓塞即指PTE。栓子通常来源于下肢和骨盆的深静脉，通过血液循环到肺动脉引起栓塞，很少来源于上肢、头和颈部静脉。创伤、长期卧床、静脉曲张、静脉插管、盆腔和髋部手术、肥胖、糖尿病、避孕药或其他原因导致的凝血机制亢进等，容易诱发静脉血栓形成。早期血栓松脆，加上纤溶系统的作用，故在血栓形成的最初数天发生肺栓塞的危险性最高。

肺栓塞的严重程度取决于血栓栓子的体积和数量。较小栓子栓塞肺动脉个别小分支，不引起严重后果；栓子数量多，即使体积不大，也会引起猝死；较大栓子即使数量较少，由于栓塞于动脉主干或其大分支，同样可导致猝死。

DVT与PTE有密切关系，60%~80%的PTE栓子来自DVT，这一观点目前已达成共识。临床上患有近侧（膝关节以上）DVT的患者中，几乎50%都有无症状性的PTE，而80%左右的PTE患者都可以检测到DVT（虽然主要都是无症状的DVT）。DVT形成后，由于某种原因，血栓脱落形成栓子进入管腔，沿静脉系统进入右心，最后到达肺动脉，可能就会出现PTE。可以说，DVT是PTE的源，PTE是DVT的果。由于PTE与DVT在发病机制上存在相互关联，是同一种疾病病程中两个不同阶段的不同临床表现，属于静脉回流障碍性疾病，因此，DVT和PTE这两种疾病合称为静脉血栓栓塞症（venous thromboembolism，VTE）。

一般来说，短段的髂静脉或股静脉DVT，或一侧髂静脉血栓延续到下腔静脉远段而另一侧髂静脉有足够血流时，血流的冲击易使血栓脱落，发生PTE的风险明显增加，而此时下肢一般多无明显肿胀。若出现肢体明显肿胀时，一般多是长段血栓，血栓部位静脉内多无血流，血栓远侧血流量小难以冲击血栓发生脱落，尤其血栓近段血管腔有狭窄或闭塞时，发生PTE的概率非常低。

血栓形成后综合征（post-thrombotic syndrome，PTS）一般是指急性下肢DVT 6个月后，出现慢性下肢静脉功能不全的临床表现，包括患肢的沉重、胀痛、静脉曲张、皮肤瘙痒、色素沉着、湿疹等，严重者出现下肢的高度肿胀、脂性硬皮病、经久不愈的溃疡。在诊断为下肢DVT的最初2年内，即使经过规范的抗凝治疗，仍有20%~55%的患者发展为PTS。其中5%~10%的患者发展为严重的PTS，从而严重影响生活质量。

下肢深静脉血栓形成、肺栓塞、血栓形成后综合征是一个连续的病理生理过程，DVT本身并不经常导致死亡，但若不及时治疗可导致PTE。在英国住院患者中，因继发于DVT的PTE患者每年死亡人数约为25 000。在所有患者住院死亡直接原因中PTE占10%。生存的DVT或PTE患者在发病头两年中复发的风险增加。未经治疗的患者也可能存在血栓后综合征的风险，可在发病初期即发生，也可能在10~20年后发生，其症状和体征包括疼痛、肿胀、水肿和溃疡，这些症状严重影响此类患者的生活质量。因此，了解DVT的流行病学、风险因素、病理生理变化及自然病程对DVT的正确预防、诊断、治疗是非常必要的，对于评估治疗措施的风险与收益、制订患者的个体化诊疗也起到重要作用。目前普遍认为：多种致栓因素导致机体的凝血、纤溶系统失衡，从而导致深静脉血栓形成，这些因素和机制同样也存在于深静脉血栓形成后的再通及复发过程中。

一、病因学

关于DVT形成的机制,目前公认的还是由19世纪德国病理学家、内科医师鲁道夫·魏尔啸(Rudolf Virchow 1821—1902)于1846—1856年提出的一套假说,指出血栓的形成和扩大是由于一些异常状态所导致,包括血流异常、血管壁异常、血液成分异常。这就是著名的魏尔啸三要素(Virchow's triad)。

自从魏尔啸首次发表了他的观点后,该三要素的特点在医疗实践中不断得到了更详细的补充和完善:

- 血流异常:血液流变学异常,以及血管分支和狭窄处产生湍流;
- 血管壁异常:内皮细胞异常,例如动脉粥样硬化以及相关的血管炎性改变;
- 血液成分异常:凝血和纤溶途径异常。

尽管魏尔啸三要素仍被公认,但新修订的魏尔啸三要素更强调三者间的相互作用,即在三大要素中,每一因素都与血栓的发生密切相关,单一的因素不足以引起血栓形成,而是各种因素的组合尤其是血流缓慢和血液高凝状态综合作用的结果(图9-1)。

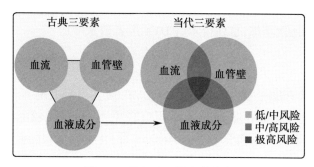

图9-1 魏尔啸三要素的演变

二、流行病学

DVT的流行病学统计受到各种各样因素的影响(如种群、筛查标准、诊断方法的精确性、研究人员自身条件等),至今尚无统一的说法。有尸检研究报告称,在危重及高龄患者中,DVT发病率高达35%~52%。其他大部分DVT发病率的研究都是针对特定人群,如手术后患者等。一项由Coon公司进行的纵向队列的社区研究表明,美国每年新发DVT患者为250 000例,但此项研究是通过问卷调查进行的。另一项通过静脉容积描记法诊断DVT的社区研究表明DVT发病率为1.6/1 000人,在71~80岁男性患者中,DVT的累积发病率高达10.7%。DVT和PTE目前已成为一个重大的国民健康问题,尤其对于老年人,目前其发病率已高达每年1/1 000人。Silverstein研究团队估计,在美国,每年至少新发201 000例VTE患者(107 000例DVT和94 000例PTE),其中30%的患者在发病30d内死亡(20%死于PTE)。

英国的一个前瞻性队列研究的数据(Million Women Study)表明,接受住院手术的女性在手术后6周内VTE发生率比那些没有接受手术的女性高70倍,即便是那些仅接受日间手术的患者VTE发生率比未接受手术的患者也高出10倍。外科手术后VTE风险将维持

7~12周，根据手术类型的差异其危险系数差异也很大。据估计，英国每年有多达25 000人在医院里死于可预防的VTE。

手术和创伤患者如果符合下列标准之一，静脉血栓的发生风险将升高：

（1）外科手术麻醉与手术时间超过90min；或涉及骨盆或下肢手术时间超过60min；

（2）急诊手术伴炎症或腹腔内手术；

（3）预期可显著降低活动能力；

（4）一个或多个下列风险因素：①活动性的癌症或癌症治疗中；②60岁以上；③危重入院；④脱水；⑤已知的血栓形成倾向；⑥肥胖；⑦VTE家族史；⑧使用含雌激素口服避孕药或激素替代治疗；⑨曲张静脉炎；⑩一个或多个严重的合并症（如心脏病，代谢、内分泌或呼吸道疾病，急性感染性疾病，变态反应性疾病）。

近年来，关于手术后DVT的风险因素发生了变化。外科手术模式的改变，使全身麻醉的时间更短，或手术在局部麻醉下即可进行。患者的住院时间大大缩短，术后活动恢复更迅速，出院后还可以获得社区为基础的物理治疗师的帮助。此外，新型口服抗凝剂NOACS（如达比加群、利伐沙班、阿哌沙班）等可以使用更长的时间，为患者提供长期持续的保护。尽管这些努力有助于预防术后深静脉血栓形成，但其他因素，如老年手术患者数量的增加，肥胖和病态肥胖患者的比例增加，也使得术后DVT患者数量增加。

三、临床诊断

典型的临床症状有助于及时准确地诊断DVT，使其得到及时正确的合理救治。但在临床上，DVT的症状从局部肿胀到静脉性坏疽轻重不一，变化较大。常见的症状有：疼痛、红肿、发热、浅静脉充盈或曲张、发绀、Homans征（+）等。其中腓肠肌疼痛的敏感性为75%~91%，特异性为3%~87%；小腿肿胀的敏感性为35%~97%，特异性为8%~88%。根据临床症状和体征诊断DVT存在很大的不确定性，仍需其他辅助检查手段来参考。研究表明，在有明显临床症状和体征的患者中，46%的患者行静脉造影检查为阴性，而超过一半的DVT患者无明显的临床症状和体征。对于住院患者和院外患者，临床症状和体征的参考性也是不一样的。

（一）超声检查

目前超声已逐步替代静脉造影成为血栓诊断的首选方法，具有便携、非侵袭性、应用范围广等优点。

1. 急性血栓　形成后数小时到数天之内表现为无回声，1周后回声逐渐增强呈低回声，低于周围肌肉的回声。由于回声较低，较小的血栓很难辨认，但可通过静脉管腔不能完全被压扁而证实。血栓处静脉管径明显扩张，显著大于相邻的动脉，彩色多普勒显示血栓段静脉腔内完全无血流信号或探及少量血流信号。

2. 亚急性血栓　亚急性血栓回声较急性阶段逐渐增强，但回声强度的差异较大，不能利用回声的改变精确判断血栓的时期。由于血栓逐渐溶解和收缩，导致血栓变小，从而使静脉扩张程度减轻，但血栓处静脉管腔不能完全被压扁，可见血流信号逐渐增多，提示血栓部分再通。

（二）多层螺旋CT静脉造影（MSCTV）

（1）血管腔内可见明确的条状、椭圆形或不规则低密度充盈缺损；

（2）特征性的"靶征"表现为静脉腔内周围环状造影剂充盈而中心为低密度的血栓；

（3）肢体软组织增厚肿胀，明显的浅静脉、侧支静脉扩张、迂曲；

（4）曲张静脉内中心性充盈缺损为急性DVT特征，静脉壁附着缺损是慢性DVT的特征。

（三）静脉造影

（1）典型的双轨征，即静脉管腔两边线状高密度造影剂充盈而中心为低密度血栓带；

（2）静脉管腔节段性不规则狭窄或中断，狭窄段血管腔周见低密度血栓；

（3）完全阻塞静脉段的远端或其周围的表浅静脉扩张，可有周围迂曲的浅静脉、侧支血管形成；

（4）患侧肢体软组织增厚。

（四）D-二聚体

D-二聚体是纤维蛋白降解后的产物之一，可准确地反映静脉血栓栓塞的发生，其敏感度高达96.8%，但特异性却只有35.2%，其他如弥散性血管内凝血、恶性肿瘤、术后状态、先兆子痫、感染、近期创伤等皆可引起D-二聚体升高。因此，D-二聚体为阴性可排除DVT，但阳性不能确诊DVT。将临床症状、超声和D-二聚体结合起来是目前诊断DVT的最佳方案。在这个方案中，根据病史和临床表现按照临床DVT可能性评分表（即Wells评分表，见表9-3）将患者划分为低概率（≤0分）、中概率（1~2分）、高概率（≥3分）三个层次。D-二聚体检测用于低概率组和可能性较大的中概率组，超声应用于高概率组和D-二聚体检测结果阳性患者。

四、下肢深静脉血栓形成的机械预防

DVT的预防措施包括药物预防和机械预防（又称物理预防）。目前机械预防主要包括弹力袜（GCS）和间歇性充气加压（IPC）两种。

（一）弹力袜

依据弹力袜在足踝部所施加的压力大小，可将弹力袜分为一~四级（详见第六章第一节）。一级弹力袜（足踝部压力15~21mmHg）在临床上主要用于DVT的预防，也称为抗栓袜或防血栓袜。其他压力级别的弹力袜主要用于静脉曲张、淋巴水肿、静脉溃疡等疾病的治疗。

弹力袜对肢体施加梯度压力，压力从脚踝到大腿呈梯度下降，从而增加血液流速和促进静脉血回流，减轻静脉高压和静脉瘀滞，从而预防DVT的发生。

（二）间歇性充气加压

下肢应用IPC是预防深静脉血栓形成最广泛使用的机械预防措施，也被认为是最有效的方法。血流动力学研究表明，它可以间歇性顺序压缩腿部静脉，从而提高静脉血液回流。IPC避免了静脉淤滞，大多数研究者所使用的压力范围为35~55mmHg，而充气时间不尽相同。除了改善静脉血流动力学，IPC还可以增加血液中的前列腺素、t-PA，也可以增加TFPI和EDRF的水平。总的来说，大部分研究表明，这种方法是预防普通外科、神经外科、妇科、泌尿外科及骨科术后DVT的有效方法。

足部加压装置也称为足底泵或静脉足泵（venous foot pump，VFP），是IPC范畴里的一个类型。其唯一的足底气囊可在200~400ms的瞬间内迅速达到200mmHg的压力，所以VFP又称为脉冲泵（impulse pump）。作为DVT的预防措施，有研究表明，对于骨科患者进行足泵治疗可以减少DVT的发病率。一项系统综述表明VFP可以使DVT风险减少77%，但对PTE或近端DVT发病率改变不明显。

五、下肢深静脉血栓形成的治疗

（一）抗凝治疗

抗凝治疗是治疗下肢DVT最基本也是最必需的治疗技术，是预防血栓延伸的最确切方法。其他治疗技术只有在抗凝治疗的基础上才能获得较为满意的治疗效果。

抗凝治疗的适应证：①急性期的深静脉血栓形成患者是抗凝治疗的绝对适应证；②病程不超过3个月的慢性深静脉血栓形成患者应该采用抗凝治疗；③慢性深静脉血栓形成的患者出现急性复发的也必须应用抗凝治疗。

抗凝治疗的禁忌证：①有严重的出血倾向的血液病患者；②1个月内的脑部或脊髓创伤、手术的患者；③1周内的较大的胸、腹部手术后；④有活动性的消化道溃疡、出血的患者；⑤有严重的肝、肾功能不全的患者也应慎用。目前临床较为常用的抗凝药物主要分为肝素类及香豆素衍化物两大类。前者以肝素、低分子肝素最为常用，后者则主要是华法林。两者往往同时应用，以肝素类作为抗凝治疗的开始，待华法林起效后则停用肝素类，继续单独应用华法林作为抗凝治疗的延续。抗凝治疗的疗程不应低于3个月，最好是半年至1年。

（二）手术治疗

1. 腔静脉滤器置放术　腔静脉滤过器（vena cava filter，VCF）是为预防上、下腔静脉系统栓子脱落引起肺动脉栓塞而设计的一种滤过装置。近年来滤器的设计经过不断改进，已达到既能截获栓子，又能保持腔静脉通畅的效果，并大大降低了并发症发生率，是目前预防肺栓塞的最有效手段。理想的滤器应符合以下标准：①可拦截最大径≥3mm的栓子；②最大限度保留下腔静脉横断面积，保持血流平稳；③生物相容性好，不会引起继发血栓；④滤过率高，经久耐用；⑤固定可靠，不发生移动、漂浮；⑥置入简单容易，不引起相应并发症；⑦对其他检查或治疗无影响，如磁共振成像、肿瘤放疗等。

国内2018版的3个指南（《医院内静脉血栓栓塞症预防与管理建议》《中国血栓性疾病防治指南》和《肺血栓栓塞症诊治与预防指南》）对腔静脉滤器的使用均表示了审慎的态度。一般不建议作为常规预防或一级预防的措施，如果面临急诊手术，可以考虑置入可回收腔静脉滤器。

2. 置管溶栓术　自20世纪80年代起，应用尿激酶、链激酶或组织纤溶酶原激活物进行全身系统性溶栓就广泛应用于下肢深静脉血栓的治疗。虽然溶栓比单纯抗凝治疗的血栓溶解率高，但溶栓药物引起颅内出血、脏器出血或腹膜后出血等不良反应增加，所以相比出血的风险，溶栓治疗的"获益"似乎不大，这也是很多学者并不主张进行全身系统性溶栓的原因。自20世纪90年代，经皮导管灌注直接溶栓技术开始应用于临床，通过该技术可以将溶栓药物经导管注入血栓中,能更有效地进行局部溶栓,增加溶栓治疗效果的同时也减少相关出血等并发症的风险。近年来此项技术迅速在国内开展及应用。

3. 药物机械溶栓　包括血管内机械性血栓切除、超声加速溶栓治疗、封端药物机械溶栓,这些方法有效地减少了治疗时间、减少了溶栓药物的使用,在安全性和有效性方面优于导管溶栓。

第二节　下肢深静脉血栓形成的弹力袜预防

一、弹力袜的作用机制

弹力袜(graduated compression stockings,GCS)是一种具有梯度压力,可对腿部进行压迫的长袜。GCS在踝部建立最高压力,沿腿部向心脏方向逐渐降低。按照国家食品药品监督管理局颁布的医药行业标准YY/T 0851—2011,比占压力(即各测量点压力与踝部压力的比值)在腓肠肌止点为100%~80%,在小腿最大周长处为80%~60%,在大腿(直立时腹股沟中点下5cm)处为70%~30%。这种由远到近、由高到低的压力梯度可以保证血液向心脏流动,防止各种原因导致的血流自近心端向远心端的倒流。应用足够的压力可以缩减主要静脉的直径,提高血流速度和血流量。渐进的递减压力可以逆转静脉高压,增加骨骼肌泵功能,促进静脉血回流,改善淋巴引流。弹力袜也可能具有复杂的生理生化效应,如影响静脉、动脉和淋巴系统回流,但确切的机制尚不完全清楚。一项使用近红外光谱分析仪监测组织血氧变化和血红蛋白的研究报道,弹力袜的使用可以增加深部组织的氧合水平,特别是高压力的弹力袜。另一项研究表明,活性溃疡患者溃疡组织内的炎性细胞因子(如白细胞介素-1、白细胞介素-6和干扰素-γ)在弹力袜治疗后显著降低。这些机制使得GCS能够预防DVT,改善慢性静脉功能不全,减少静脉溃疡的发生。

二、弹力袜预防深静脉血栓形成的循证医学证据

早在1952年,Stanton等人进行了一项临床试验,以确定压力治疗作为DVT和PTE预防性措施的价值。试验共纳入5 426例内科和外科患者,随机分为两组。一组使用弹力袜,另一组给予松散的非弹力织物。由于种种原因,两组患者中有685例被排除在外。2 346名穿弹力袜患者,没有因PTE死亡,有两例诊断为非致命性PTE。2 395例对照组患者(非弹力袜治疗),尸检发现2例存在致死性PTE,另有12例临床诊断为非致死性PTE。虽然差异没有达到统计学意义,但该研究强烈建议使用弹力袜。

Holford等人比较了共计98例接受大手术的患者,随机分成两组,即使用弹力袜组(TED Kendall)和未使用弹力袜组,发现弹力袜的使用可以使DVT的发生率降低23%~49%。1978年Barnes等在膝关节置换患者中使用全长弹力袜以预防DVT的研究提示,弹力袜可显著降低DVT的发生率。1977年Ishak等对76例人工髋关节置换术后患者采用弹力袜预防DVT的研究结果显示,未接受弹力袜预防的患者DVT发生率为54%,而接受弹力袜预防的患者的DVT发病率降低到20%。1983年Allan等实施了一个前瞻性对照试验,比较了200例腹部手术患者DVT的发生率,分为弹力袜组(TED Kendall)和对照组。

所有患者均为 40 岁以上,半数为恶性疾病,其余为良性疾病。结果表明对照组患者中 DVT 发生率为 36%,弹力袜组为 15.5%,较对照组减少了 20%。上述早期的研究均提示弹力袜在预防 DVT 方面具有积极意义。

评估弹力袜预防 VTE 的临床研究往往规模较小,入选的患者往往是非症状型 DVT。有研究者分析了包括 18 个关于弹力袜预防住院患者 DVT 的 RCT 研究,患者因各种病因而入院但不包括卒中。弹力袜有单独使用,也有与其他血栓预防措施联合使用(例如肝素、阿司匹林和 IPC 治疗)。上述研究中只有一项评估了手术患者。DVT 的诊断手段主要是超声、静脉造影或同位素检查,其中使用弹力袜患者的 DVT 发生率为 13%,未使用弹力袜患者的 DVT 发生率为 26%。一项弹力袜结合其他预防措施预防 DVT 的研究中,弹力袜结合其他预防措施患者的 DVT 发生率为 4%,而单独使用其他方法未使用弹力袜的患者,DVT 的发生率高达 16%。这些数据表明,使用弹力袜可以有效地减少住院患者发生 DVT 的风险,特别是结合其他预防措施,这一效果将更为显著。CLOTS 研究中,穿着弹力袜的患者,有症状和无症状 DVT 发生率为 10%,而未穿弹力袜者为 10.5%,并没有显著性差异。诚然我们期待更多的研究证据来明确弹力袜在 DVT 预防方面的疗效。

三、弹力袜治疗深静脉血栓形成的循证医学证据

Susan R Kahn 发表于 *Lancet* 的一项纳入 796 例患者(弹力袜组 400 例 vs. 安慰剂型弹力袜组 396 例)的 RCT 研究提示,DVT 急性期开始弹力袜治疗,持续一年,并没有减少 PTS 的发生;同样,弹力袜不影响静脉性溃疡的发生、DVT 的复发以及 12 个月内静脉瓣膜反流发生率,并未显著改善生活质量。这项研究显示弹力袜治疗并未改变 DVT 发生后继发 PTS 的自然病程。

该研究的结果截然不同于较早时期的两个样本数较少的 RCT 研究,就研究设计的科学性来说前者样本量更大,且为随机对照多中心研究,并且设置了大量预防偏倚的策略,显然更具科学性。

在过去的十年中,有三个系统性评价和荟萃分析结果可供比较,他们都认为穿着弹力袜可以降低 50% 的 PTS 发生率。近期的荟萃分析却得到截然不同的结果。原因可能是多方面的:①研究所纳入患者的基线特征差异可能是原因之一,遗憾的是这些研究均没有详细报道基线特征。②股腘静脉比例:Kahn 等研究为 69%,Brandjes 等研究为 87%,Prandoni 等研究为 53%。③Kahn 等研究的患者比其他两个研究年轻 5 岁。中年妇女比例较低,女性 PTS 风险降低,该研究报道经治疗后女性有明显获益,其他研究没有此类发现。因此还需要更大样本设计更合理的 RCT 研究来进一步研究。

第三节 下肢深静脉血栓形成的间歇性充气加压预防

IPC 作为一种机械预防措施,除了能显著增加下肢静脉的回心血流速度(在麻醉后和/或使用肌肉松弛剂后,下肢静脉回流的主要动力——肌泵机制几乎完全丧失,IPC 促进静脉

回流的这一作用尤为重要），还能降低血液的高凝状态。所以，从预防 VTE 的角度来说，IPC 的优势在于既能降低 VTE 的发生率，又不增加出血的风险，在手术期间及术后即刻起就可以使用。由此可见，IPC 作为一种机械预防 VTE 的措施，可以很好弥补药物预防的不足，因而在 VTE 预防方面，受到越来越多的重视。此外，对于下肢手术术后患者，由于骨牵引、皮牵引或其他原因不能使用全长套筒的情况下，IPC 还可以在对侧肢体使用，这是基于 IPC 的血液学效应之缘故。所以，新近出台的各种 VTE 预防指南里，都开始强调机械预防联合药物预防的重要性；而对于有出血风险的患者，则推荐首选 IPC 预防，待出血风险降低后再联合药物预防。

一、间歇性充气加压预防机制

IPC 主要通过影响魏尔啸的血栓形成三要素中的两个要素：静脉血流淤滞和血液高凝状态，从而达到预防深静脉血栓形成的目的。在预防 VTE 疾病中，IPC 的作用已经明确的有如下几个方面：

（1）增加动静脉血流量；
（2）抑制血小板的黏附和聚集，从而防止血栓形成；
（3）痛觉感受器的拮抗剂作用；
（4）缓解和治疗水肿；
（5）加速代谢废物排出，加快机体的主动性康复。

（一）增加血流速度

许多静脉血栓起源于血流缓慢的部位，如小腿腓肠肌静脉丛、静脉瓣袋（瓣窝内血流缓慢且易产生涡流）等，临床上发现肢体制动或长期卧床的患者容易形成静脉血栓，这些都提示血流缓慢是血栓形成的因素之一。静脉血流淤滞，增加了血小板、凝血因子等与静脉壁接触的时间。如果发生在受损的静脉内膜，血栓发生的概率将大大增加。血流淤滞造成活化的凝血因子积聚，并不断消耗抗凝物质，凝血 - 抗凝平衡被打破，从而导致静脉血栓形成。手术中脊髓麻醉或全身麻醉导致周围静脉扩张，静脉血流速减慢；手术中由于麻醉作用致使下肢肌肉完全麻痹，失去收缩功能，术后又因切口疼痛和其他原因卧床休息，下肢肌肉处于松弛状态，致使血流滞缓，均易诱发下肢深静脉血栓形成。据报道，手术持续时间与深静脉血栓的发生有关，50% 在术后第 1d 发生，30% 在术后第 2d 发生。左下肢 DVT 较右下肢 DVT 发病率高的原因是左髂总静脉易受到右髂总动脉的压迫（Cockett 综合征），导致左下肢静脉血流速度较右下肢缓慢。

IPC 能在加压与未加压部位之间产生一个压力梯度，促使静脉血液向心脏方向回流，同时伴有加压区域静脉的有效排空，管腔内血流的峰值流速（peak flow velocity，PFV）可达未加压时的 200% 以上。Malone 等人对 IPC 施加的压力和充气速度与静脉峰值流速的关系进行了比较，发现在健康人群和血栓后患者，当 IPC 施加的压力较高、而且充气速度较快时，股静脉和腘静脉的峰值流速更快。凌康等人对健康受试者的研究发现，IPC 治疗压力在 40~100mmHg 变化时均可以提高血流速度、增加回心血量，表明 IPC 可以有效改善下肢血流动力学，从而达到预防 DVT 形成的目的。同时发现当治疗压力为 80mmHg 时，对血流动力学的影响较治疗压力为 40、60、100mmHg 时更为明显（$P<0.05$），且作用效果可

以持续长达40min，表明80mmHg的治疗压力可以更好地促进静脉血流的回流速度和回心血量。

Kakkos SK等还比较了均衡压迫和不对称压迫的两种IPC（SCD express和venaflow），发现这两种IPC提高静脉速度均约3.8倍；但是后者峰值压力更高，压迫前股静脉血液流速为19cm/s，峰值时流速达92cm/s，提高约384%，这比传统的IPC提高了80%~140%。

总之，IPC能提高深静脉血液流速，缓解静脉血流淤滞状态，从而有效地导致有利于机体的血流动力学改变，如降低静脉压力、减少细胞间水肿液体等。

（二）降低血液高凝状态

血液高凝状态是静脉血栓形成的基本因素之一。各种大型手术时血液呈高凝状态、血小板聚集能力增强；术后纤溶酶原活化剂抑制物和纤溶酶抑制剂水平均有升高，从而使纤维蛋白溶解减少。脾切除术后由于血小板骤然增加，血液凝固性升高；烧伤或严重脱水使血液浓缩，也可增加血液凝固性。恶性肿瘤细胞及其产物与宿主细胞相互作用产生高凝状态，引起机体防御血栓形成的功能减低。恶性肿瘤患者多有凝血机制异常，表现为纤维蛋白降解产物（FDP）升高、血小板增多、血小板聚集功能亢进、纤维蛋白溶解低下和高纤维蛋白原血症等。避孕药可降低抗凝血酶Ⅲ的水平，从而增加血液的凝固度。大剂量应用止血药物，也可使血液呈高凝状态。

血液中活化的凝血因子在血栓形成过程中起着重要的作用，被激活的凝血因子通过内源性和外源性凝血途径激活凝血酶原，使纤维蛋白原转化为纤维蛋白，最终形成血栓。如没有活化的凝血因子，即使存在血流淤滞和血管损伤，血栓仍不会形成。同样单有活化的凝血因子，也无法形成血栓，因为活化的凝血因子很快会被机体清除。因此静脉血栓是在多因素作用下形成的，而血液成分的改变是血栓形成的最重要因素。体内凝血-抗凝-纤溶三个系统在正常情况下处于平衡状态，任何使凝血功能增强、抗凝-纤溶作用抑制的因素都将促使血栓形成。

IPC通过其引起的血流动力学改变，诱导了血液学效应，从而改变了血液的高凝状态。具体地说，就是血流容积的急剧变化导致血管膨胀，致使静脉内皮细胞产生压应变，而血流速度的加快又使得施加在这些内皮细胞上的剪应变加大，特别是剪应变，刺激了血管内皮细胞释放多种生物活性因子，从而改变了血液的高凝状态（详见第七章第三节IPC的生物学效应）。

IPC降低血液高凝状态主要源于IPC能刺激内皮细胞释放4种生物活性因子，即加速血栓溶解的t-PA或调控纤溶酶原活化剂及其抑制剂PAI-1之间的平衡、抑制外源性凝血途径活性的TFPI、具有扩血管作用并能抑制血小板黏附和聚集功能的一氧化氮和前列环素。

研究表明：无论正常人或有静脉血栓的患者，使用IPC后即能刺激内源性纤维蛋白溶解活性。由于减少了纤溶酶原活化剂抑制因子PAI-1，使得纤溶酶原活化剂t-PA活性增加，最后使得纤维蛋白溶解，防止血栓形成。Jaobs等研究显示，使用压力梯度IPC后，血中纤维蛋白降解产物、纤维蛋白原降解产物以及t-PA/PAI复合物均显著增加，而优球蛋白溶解时间明显缩短，PAI-1明显减少，股静脉血流量明显增加。因此，使用IPC能引起血流动力学及纤溶系统迅速改变。也就是说，IPC能增加纤溶活性，但不会增加出血风险，这是IPC不同于抗凝剂的最大优势。此外,上述机制还可以调控内皮细胞一氧化氮(NO)合酶 eNOS 的表达,eNOS 是一个涉及一氧化氮合成的酶,而 NO 可使得血管舒张、抑制血小板聚集,防止血栓形成。

IPC 能降低血液高凝状态,这是其作为 VTE 预防措施的一个非常重要的特征。很多 VTE 预防指南里强调在有高出血风险或预计出血后果很严重的情况下,建议机械预防,首选 IPC;或在 IPC 降低出血风险后再启动药物预防,其原因就是基于 IPC 的这个重要特征。IPC 的血流动力学效应主要体现在加压肢体的部位,而其血液学效应(或称为生化效应)是系统的、全身的。这也是为什么很多指南强调"当患肢无法或不宜应用机械性预防措施者可以在对侧实施预防"的理论依据。

二、间歇性充气加压预防的成本效益

DVT 的预防主要有药物预防、机械预防和药物 + 机械联合预防三种方式。由于住院患者存在各种各样的情况,如急性入院(急性呼吸衰竭、急性脑卒中、急性心力衰竭、急性感染性疾病、急性心肌梗死等)、基础和慢性疾病、一些增加 DVT 风险的治疗措施(如机械通气、中心静脉置管、抗肿瘤治疗)和患者体内功能异常,如出血风险、凝血功能障碍等,导致使用药物预防 DVT 的实际依从率很低。IPC 作为一种逐渐被人们认识而得到普及的物理预防措施,其最大特点是能降低血液高凝状态却不增加出血风险,亦无需像应用抗凝剂时那样频繁监测血药浓度,因而较药物预防有更好的依从性。国内外已有大量的研究证实 IPC 能安全而有效地预防 VTE 的发生,那么 IPC 预防 VTE 的成本效益如何呢?

2006 年,Casele 和 Grobman 利用 Marvok 分析法的决策树模型分析了剖宫产手术围手术期使用 IPC 预防 VTE 和没有任何 VTE 预防措施的成本效益,并采用生命质量调整年(quality-adjusted life-year,QALY)作为相互比较的基础。单因子敏感度分析表明,只要 DVT 的发生率至少在 0.68%,IPC 减少 DVT 的发生率则至少在 50%。说明在一个很宽泛的范围内,IPC 预防措施是一个成本效益很好的策略。2008 年,Nicolaides 等人对来自英文文献和 2004 年医保报销资料的研究表明,1 000 例未做任何 VTE 预防的普外科术后患者,其 VTE 检查和治疗费用人均为 263.779 美元,而采用 IPC+GCS 预防措施的类似 1 000 例患者,其预防及诊治的总费用人均为 150.344 美元。这意味着物理预防措施不仅减少了 VTE 的发生,还为每个外科手术患者节省了约 113 美元。

成都市第三人民医院重症医学科对 243 例 IPC 预防 VTE 的患者和 263 例除特级护理外未采取任何预防 VTE 措施的患者进行对比研究,以分析 IPC 预防 VTE 的成本效益。结果显示,IPC 能显著降低 ICU 患者 DVT 的发生率(4.1% vs 17.1%,$P<0.01$)、带机(机械通气)时间(6.91d vs 8.50d,$P=0.047$)、ICU 住院日(8.88d vs 10.38d,$P=0.013$)。在未使用 IPC 的重症患者中,一旦发生 VTE,人均增加的检查及治疗成本为 2 754.6 元。在使用 IPC 的患者中,由于 VTE 发生率的显著降低,其发生 VTE 后人均增加的检查及治疗成本为 1 081.1 元,IPC 预防的人均效益为 1 673.5 元。按 IPC 预防组平均住院日 8.88d、每天 IPC 使用成本(当地收费标准)48 元计算,IPC 预防 VTE 的成本效益比为 9×48∶1 673.5=1∶3.9。也就是说,不采用 IPC 预防 VTE 的总体费用,将是采用 IPC 预防 VTE 的 3.9 倍。

由此可见,使用 IPC 预防 VET,不仅可以有效地降低 VTE 的发生率,还能为患者节约医疗费用,为社会节约医疗资源,具有良好的经济效益和社会效益。

三、适用人群

IPC的使用应该选择合适的人群,并在一个适宜的时机开始使用才能收到最大的效益。大量研究表明,对疑似VTE的患者进行临床可能性预测已经成为VTE诊断策略的重要基础。对于住院患者,首先应当准确判断患者的VTE风险程度,即VTE的风险分层(stratification),然后再制订合理有效的预防措施和方案。

(一)骨科手术患者

2016版的《中国骨科大手术静脉血栓栓塞症预防指南》摒弃了2009版指南里以手术时间和年龄为主要指标划分VTE风险程度的方法,改为采用基于临床经验和循证医学证据设计的一个有效且简单可行、经济实用的VTE风险预测工具——Caprini评估模型。

Caprini模型是由美国外科医师Caprini领导的团队在1988年开发出的风险评估模型(Caprini模型88版),其后经过多次调整(历经了1988版、1991版、2005版),形成了现在比较成熟而且得到了大范围使用的2009版Caprini模型。2009版模型所包含的42个风险因子基本涵盖了住院患者发生VTE可能的风险因素如恶性肿瘤、手术类型和时间、高龄等,并且根据不同的因素在静脉栓塞发生中的危险性高低,将不同的风险因素赋予相对应的权重,为个体化预防方案的制订提供有力保障。Caprini评估模型已为众多的个人和组织所采用,并被翻译成十二种语言发表。ACCP6(美国胸科医师学会指南第6版,2000年)、ACCP7(2004年)、ACCP8(2008年)和ACCP9(2012年)也在相应的VTE预防指南中采纳了这种个体化的血栓风险评估观念。2018年国内发布的《医院内静脉血栓栓塞症预防与管理建议》及《肺血栓栓塞症诊治与预防指南》对2009版Caprini评分表做了适当的调整(表9-1),使之更能适合国内的情况。

表9-1 手术患者静脉血栓栓塞症风险评估表(Caprini评分表)

1分	2分	3分	5分
年龄41~60岁	年龄61~74岁	年龄≥75岁	脑卒中(<1个月)
小手术	关节镜手术	VTE史	择期关节置换术
体重指数>25kg/m²	大型开放手术(>45min)	VTE家族史	髋、骨盆或下肢骨折
下肢肿胀	腹腔镜手术(>45min)	狼疮抗凝物阳性	急性脊髓损伤(<1个月)
静脉曲张	恶性肿瘤	抗心磷脂抗体阳性	
妊娠或产后	卧床(>72h)	凝血因子V Leiden突变	
有不明原因或习惯性流产史	石膏固定	凝血酶原G20210A突变	
口服避孕药或激素替代疗法	中央静脉通路	血清同型半胱氨酸升高	
脓毒症(<1个月)		肝素诱导的血小板减少症	

续表

1分	2分	3分	5分
严重肺病,包括肺炎（<1个月）		其他先天性或获得性血栓形成倾向	
肺功能异常			
急性心肌梗死			
充血性心力衰竭			
炎性肠病史			
卧床患者			

注：低危0~2分；中危3~4分；高危≥5分；VTE：静脉血栓栓塞症。

2005版及2009版的Caprini评估模型，都把所有总评分≥5分的患者归为"极高危"组，这种设计受到了来自Bahl等人研究结果的挑战。于是在2010年，Caprini在进一步阐述Caprini评分与预防措施的关系时，将总评分>8分作为单独的一个划分条件，认为该组患者入院后单纯的抗凝剂预防是不够的，必须联合IPC进行预防，并推荐对该组患者实施抗凝剂联合IPC至术后30d（表9-2）。

表9-2 依据Caprini评分表DVT预防措施的调整

Caprini分值	推荐的VTE预防措施
没有出血禁忌时,所有中危和高危患者应接受普通肝素UFH、低分子肝素LMWH或Xa因子抑制剂	
Caprini 2~3分	围手术期间及住院期间使用IPC（间歇性充气加压）装置
Caprini 3~4分	住院期间UFH、LMWH，或X因子抑制剂、足泵、IPC；术后12~24h启动抗凝
Caprini 5~8分	住院期间抗凝+IPC；UFH、LMWH，或Xa因子抑制剂使用7~10d；术前12h启动抗凝
Caprini>8分	住院期间抗凝+IPC；UFH、LMWH，或Xa因子抑制剂使用30d

接受骨科大手术的患者均具有血管内膜损伤、静脉血流淤滞和高凝状态三方面风险因素，Caprini评分均在5分以上，是VTE发生的极高危人群。当骨科大手术伴有其他风险因素时，发生VTE的风险更高。对中等风险伴出血者，首选IPC预防，待出血风险降低后再加用药物预防。

应用IPC前宜常规筛查禁忌证（参见本节第四部分）。

（二）非骨科手术患者

类似于骨科VTE预防指南，2016版的《中国普通外科围手术期血栓预防与管理指南》在VTE的风险评估方面，也摒弃了2008版和2012版的Wells评分法，新版指南推荐使用Caprini模型进行风险分层。

Wells评分法是由加拿大Wells等人提出的一种DVT临床预测方法，该方法结合DVT的症状与体征、DVT风险因素及患者可能的替代诊断等三个方面因素，将疑似DVT患者的发生 DVT 可能性（验前概率）分为低、中、高三种。该评分方法也经过了多次调整和修改（历经了 93 版、97 版等多个版本），最后形成了 03 版（表 9-3）。Wells 评分法也是较早引进国内的 VTE 评估模型之一，但该模型有一个较大的缺陷，10 个临床特征中前 9 个都是客观指标，权重均为 1 分，第 10 个"与 DVT 类似或相近的诊断"涉及主观评判，且该项评分的权重很大（-2 分），显然有失其客观性。目前该模型有渐渐退出的趋势。

表 9-3　DVT 可能性评分表（Wells 评分 2003 版）

临床特征	分值
活动性肿瘤（6 个月以来正在接受肿瘤治疗或姑息治疗）	+1
瘫痪或近期下肢石膏固定	+1
近期卧床≥3d，或前 12 周内实施需要全麻或局麻的大手术	+1
沿深静脉走行的局部压痛	+1
全下肢肿胀	+1
胫骨粗隆下 10cm 处小腿周径较健侧增大 3cm 以上	+1
症状侧下肢的凹陷性水肿	+1
浅静脉侧支循环（非静脉曲张）	+1
既往 VTE 病史	+1
与 DVT 类似或相近的诊断	-2

DVT 可能性：<2 为不可能；≥2 为可能；DVT 危险分层：≤0 为低度；1~2 为中度；≥3 为高度。

根据 Caprini 模型对外科患者做出 VTE 风险分层后，2012 年，ACCP9 推荐的预防措施见表 9-4。此外，ACCP9、2016 年《中国普通外科围手术期血栓预防与管理指南》、2017 年《妇科手术后深静脉血栓形成及肺栓塞预防专家共识》和 2018 年《肺血栓栓塞症诊治与预防指南》建议 IPC 每天使用至少保证 18h。

表 9-4　ACCP9（2012）推荐的预防措施

VTE 风险	出血风险低（~1%）	出血风险高（~2%）或后果严重
极低（Caprini 0）	无特别预防措施	
低度（Caprini 1~2）	机械预防，首选 IPC	
中度（Caprini 3~4）	LDUH、LMWH 或 IPC	机械预防，首选 IPC
高度（Caprini≥5）	（LDUH/LMWH）+（ES/IPC）	
高风险肿瘤手术（Caprini≥5）	同上，出院后 LMWH 延伸预防	机械预防，首选 IPC，出血风险减小后启动药物预防措施
高风险并抗凝剂禁忌或缺乏（Caprini≥5）	磺达肝癸钠/小剂量阿司匹林；IPC；或两者联合使用	

注：LDUH. 低剂量普通肝素；LMWH. 低分子量肝素；IPC. 间歇性充气加压；ES. 弹力袜应用 IPC 前宜常规筛查禁忌证。

(三)非手术患者

《内科住院患者静脉血栓栓塞症预防中国专家建议(2015)》强调:"应对所有内科住院患者进行VTE风险评估,并考虑是否需要进行VTE预防"。其提供了两种评估方法:

第1种:帕多瓦(Padua)评分。长期以来VTE风险的评估主要集中于外科系统和肿瘤患者,而对于内科住院患者VTE风险评估缺乏有效的方法。美国Kucher等人利用8个常见的VTE风险因子,开发出了Kucher风险评估模型,发表在2005年的新英格兰医学杂志上。意大利帕多瓦大学的研究人员对Kucher模型中分值的权重做了适当的调整,以允许能鉴别出当时的国际深静脉血栓形成预防指南中强烈推荐预防措施所需要的条件,同时又增加了其他的参与评估的条目,最终形成了用于评估内科住院患者VTE风险的Padua模型(表9-5)。尽管ACCP9依然认为Padua模型是目前判定内科住院患者VTE风险最好的工具,但在国内的应用还是受到一定的限制,因为对于易栓症,并不是所有人群均进行此项检查,而且中国人群几乎没有凝血因子V Leiden突变和凝血酶原G20210A突变,而抗磷脂综合征等并未放在易栓症之列。另外,"正在实施激素治疗"也没有交代清楚是雌激素治疗还是长期糖皮质激素治疗。

表9-5 内科住院患者静脉血栓栓塞症风险因素Padua评分标准

风险因素	评分
恶性肿瘤活动期,患者先前有局部或远端转移和/或半年内接受放化疗	3
既往静脉血栓栓塞症	3
制动,患者身体原因或遵医嘱卧床至少3d	3
有血栓形成倾向,抗凝血酶缺陷症,蛋白C或S缺乏,凝血因子V Leiden突变,凝血酶原G20210A突变,抗磷脂抗体综合征	3
近期(≤1个月)创伤或外科手术	2
年龄≥70岁	1
心脏和/或呼吸衰竭	1
急性心肌梗死和/或缺血性脑卒中	1
急性感染性和/或风湿性疾病	1
肥胖(体重指数BMI≥30kg/m^2)	1
正在进行激素治疗	1

第2种:沿用2009版的《内科住院患者静脉血栓栓塞症预防中国专家建议》所推荐的方法。对下列内科住院患者进行VTE预防:①40岁以上因急性内科疾病住院患者,②卧床>3d,③同时合并下列病症或风险因素之一:呼吸衰竭、慢性阻塞性肺病(COPD)急性加重、急性脑梗死、心力衰竭(美国纽约心功能分级Ⅲ或Ⅳ级)、急性感染性疾病(重症感染或感染中毒症)、急性冠状动脉综合征(ACS)、VTE病史、恶性肿瘤、炎性肠病、慢性肾脏疾病、下肢

静脉曲张、肥胖（BMI>30）及年龄>75岁。

《内科住院患者静脉血栓栓塞症预防中国专家建议（2015）》推荐：建议对所有符合上述条件的内科住院患者和/或 Padua 评分≥4 分的 VTE 高风险内科住院患者进行预防。根据个体情况选择一种机械预防和/或一种药物预防措施；预防一般需 6~14d。机械性预防措施：无机械预防禁忌证的患者建议用以下方法预防 VTE：①无抗凝药物应用禁忌的患者建议机械预防与药物预防联合应用；②出血性和/或缺血性脑卒中，抗凝预防弊大于利的患者及有抗凝禁忌的患者建议单用机械预防；③患肢无法或不宜应用机械性预防措施者可以在对侧实施预防。

应用 IPC 前宜常规筛查禁忌证。

（四）2018 年指南/建议

《中华医学杂志》2018 年 98 卷 14 期、18 期发表的《肺血栓栓塞症诊治与预防指南》和《医院内静脉血栓栓塞症防治与管理建议》中，将所有住院患者划分为手术患者和非手术患者 2 个群体，前者使用 Caprini 评分法，后者使用 Padua 评分法。这样就避免了同一家医院内不同学科、不同科室采用不同的 VTE 风险分层标准的混乱局面（笔者 2018 年 7 月底到访江苏一家三级医院发现该院骨科病区依然在使用几近淘汰的 Autar 评分标准），有利于医院整体层面上 VTE 预防体系的建设与管理。

四、间歇性充气加压预防的禁忌证与对症处理

关于 IPC 使用禁忌证问题，各个 VTE 预防指南大致相同，现详述如下：

1. DVT　对确诊或疑似 DVT 是 IPC 的一个绝对禁忌证。由于 DVT 的血栓与静脉管腔附着力很小，很容易在血流的冲击或外部力量作用下脱落形成栓子，导致肺栓塞的发生，IPC 产生的机械加压作用无疑增加了不稳定血栓和漂浮血栓脱落的风险。对疑似 DVT 的患者，一般在双侧小腿后部及双侧腹股沟区行彩色多普勒血流显像（color doppler flow imaging，CDFI）。据报道，CDFI 诊断 DVT 的敏感性为 97%，静脉造影则为 90%，同时 Theodorou 实验指出 CDFI 检查对有症状的 DVT 有较高的敏感性和特异性。在 DVT 经各种手段处理之后，最好再行 CDFI 检查，以确保没有残留的血栓后，方可立即使用 IPC。

2. 心脏疾病　是一个相对禁忌证，主要取决于心脏是否能承受 IPC 使用过程中产生的快速回心血流和增加的回心血量。很多情况下可以通过每次使用单个肢体套筒（大多数 IPC 可以同时使用两个套筒）、降低 IPC 工作压力、将序贯加压模式改为蠕动加压模式等方法来缓解 IPC 的血流动力学效应。

3. 肺水肿　IPC 促进静脉回流会导致回心血量增加，进一步加重肺水肿。

4. 肢体水肿和缺血性血管病变　对于肢体水肿，应排除 DVT 所致静脉梗阻部位远端出现的水肿。如果不存在 DVT，可参考静脉淋巴水肿的 IPC 治疗。对于缺血性血管病变，这是弹力袜和弹性绷带的一个禁忌证，但对于 IPC，可参考 PAD 的 IPC 治疗。

5. 患肢不易加压的情况　如严重的肢体畸形、严重的周围神经病变、局部情况异常（如皮炎、坏疽、近期接受皮肤移植手术）等，可考虑在对侧或健侧肢体实施 IPC 预防，因为 IPC 具有降低血液高凝状态的全身效应，这就是为什么很多 VTE 预防指南里提到的"患肢无法

或不宜应用机械性预防措施者可以在对侧实施预防"的原因。现在有不少 IPC 设备具有每个腔室压力可以调节的特性，通过下调相应加压部位的气囊的压力值，甚至降低至零压力，就可以规避不能加压或者不宜使用与相邻部位相同压力的区域。

五、间歇性充气加压预防下肢深静脉血栓形成中的几个问题

由于 IPC 的血流动力学效应和血液学效应，特别是能降低血液的高凝状态的特点，使得 IPC 在 VTE 的预防中有着特殊的地位——IPC 的优势在于能减少 VTE 的发生率（DVT 的风险减少了 60% 左右）却没有增加出血的风险，而后者恰恰是一些抗凝剂的缺陷。所以无论是 Caprini 还是 ACCP9 以及国内的很多 VTE 预防指南，都在强调：①对于低风险患者（或 Caprini 1~2 分）建议机械预防，首选 IPC；②对于中、高风险的患者，在出血风险不高时多建议药物 +IPC 联合预防，在出血风险较高或预计出血后果比较严重时，多建议首先用 IPC 预防，待出血风险降低后启动药物预防或药物 +IPC 联合预防；③当患肢无法或不宜应用机械性预防措施者可以在对侧实施预防。

在使用 IPC 预防 VTE 时，应当注意以下几个问题：

（一）预防阶段

以骨科大手术为例，术后 15d 内 VTE 发生率直线上升。这个时间段的预防称为初级预防（initial prophylaxis）。最新资料表明，一些中、大型手术术后 15~35d 发生率依然很高，必须采取措施，即所谓的延伸预防（extended prophylaxis）。至术后 90d，VTE 的发生率逐渐趋于稳定，而这个期间患者多数可能已经出院，所以应根据具体的情况采取不同程度的预防措施。这个时段的预防可以称为院外预防（home prophylaxis）。有一些患者在出院后发生的 PTE，也许与缺乏院外预防有关。这种情况往往是医疗纠纷案件的根源。

（二）时机与频次

1. 时机　以下是国际两个著名 IPC 生产商在其宣传材料上提出的 IPC 预防时机的观点：美国 Covidien："外科患者从手术到能下地自由活动为止，内科患者从入院到出院为止。"英国 ARJOHuntleigh："外科患者应在术前、术中和术后使用，术后即刻起使用不小于 72h 或到患者能完全自由活动为止，非手术患者一旦认定有 DVT 风险存在应立即使用"。

英国国家卫生与临床优化研究所（National Institute of Health and Clinical Excellence, NICE）指南推荐患者从入院即开始连续使用，直到术后有完全的自由活动能力时；要鼓励患者无论是在卧床休息时还是坐下时，都应尽可能多的使用 IPC。日本循环学会（Japanese Circulation Society, JCS）建议依据患者的 VTE 和出血的风险程度，在术前、术中和术后使用 IPC。李绮等人的一项随机对照临床研究比较了术前与术后使用 IPC，对预防全髋关节置换术后下肢 DVT 的效果差异，指出术前早期使用 IPC 比术后使用的效果更好、安全性较高。

2. 频次　目前关于 IPC 在治疗时间和频次的选择上存在较大差异，有些学者虽进行了探索，多为描述性研究。ACCP9（2012 年）、《中国普通外科围手术期血栓预防与管理指南》（2016 年）和《肺血栓栓塞症诊治与预防指南》（2018 年）均建议患者每天使用 IPC 时间至

少保证18h。在实际工作中,因设备数量、患者经济负担和医护人员资源等问题,很难满足每日18h以上的使用。普遍的做法是,手术患者术后3~4d内每天4次,之后每天2次;非手术患者每天2次。每次大多数在25~30min。赵萍探讨了IPC预防髋部骨折手术患者DVT时的时间合理选择问题,认为每天2次,每次40min,除可显著降低DVT发生风险外,还可以最大程度减少患者住院费用的支出及护理人员工作量。张竞等人比较了术后IPC的使用频次对预防人工关节置换术后患者下肢DVT形成的影响,发现选择术后第1日使用IPC上午2h,或术后第1日使用IPC上、下午各1h,对预防人工关节置换术后患者下肢DVT形成无统计学差异,但前者可降低医务工作者的工作量,同时可让患者有充足的时间进行术后康复训练,更不会延误术后各项检查,有助于提高住院期间的满意度。

(三)压力选择

IPC可在短时间内通过充气加压,使下肢静脉血流加速。在不同研究中,尽管IPC的类型很多,其压力选择和充、放气周期在很大范围内有所不同,在提高静脉血流速度方面都有积极的效果,但很少有证据显示它们在预防VTE方面的显著差异,需要考虑的倒是IPC的便利性、实用性和成本,无须过于强调压力的具体数值。Lippi等人的研究显示,当IPC在小腿和/或大腿施加40mmHg左右的压力时,股静脉最大流速可达35~60cm/s(几乎增加了250%);足底压力≥130mmHg时,腘静脉流速增加到30~55cm/s,而股静脉流速至少也达到了20~40cm/s。根据笔者对100余家医院的走访,通常情况下,在非梯度压力加压时,大部分医疗机构使用的压力是60~80mmHg;如果使用梯度压力,肢体的远段、中段和近段可按照100%、80%和60%的三级梯度压力设置。例如在足部施加80mmHg时,小腿和大腿处分别施加65mmHg和50mmHg。或按制造商设置的梯度压力值实施。

近年来,随着国内外许多VTE预防指南推荐或者建议在术中使用IPC,越来越多的医疗机构开始在术中使用IPC来预防DVT,也有不少医院是在患者术后清醒时才开始使用。对于一些涉及全身麻醉的手术,从手术开始到患者意识恢复的这段时间成了IPC预防的空窗期。如果在患者意识恢复前(术中和/或复苏期)使用IPC,在这个时期IPC的压力可以维持在40~50mmHg,以防压力过大而患者在未清醒状态无法感知大压力可能产生的不适或伤害。如果从患者复苏后开始使用IPC,应排除无DVT存在。

(四)套筒类型

套筒一般有全长套筒和分段套筒(如足部、小腿、足+小腿或小腿+大腿)之分(参见第七章第二节的相关内容)。有资料显示,加压面积不同,对血流动力学的影响亦不相同。丁健观察了IPC不同加压部位对健康受试者下肢血流动力学的影响,发现在相同压力和充气方式下,不同部位的IPC均能有效地促进下肢静脉血液的回流,而在六种加压模式中,$IPC_{足+小腿+大腿}$对血流动力学的影响最明显,$IPC_{小腿+大腿}$、$IPC_{足+小腿}$、$IPC_{大腿}$、$IPC_{小腿}$及$IPC_{足}$均能有效地增加下肢静脉血流速度及血流流量,相比而言$IPC_{足+小腿+大腿}$模式促进静脉血液回流的效果最好(表9-6)。美国犹他州大学医学院Elliott等人对足底泵(VFP)和下肢全长套筒IPC预防非下肢大外伤患者的DVT情况进行了比较,完成实验的124例患者随机等分为接受全长套筒IPC预防和接受VFP预防两个组。两个组DVT的发生率分别为6.5%(4例)

和21.0%（13例）。IPC预防组发生DVT的4例患者均为单侧DVT，而VFP预防组的13例DVT患者中7例为双侧DVT。他们认为，对于非下肢外伤的创伤患者，全长套筒IPC比VFP更加有效。这可能与全长套筒能产生更大的纤溶效应有关。

表9-6 不同类型套筒加压对股静脉流速的影响

	峰速度/(ml·s^{-1})	均速度/(ml·s^{-1})	血流量/(ml·m^{-1})
对照组	25.3 ± 1.621	15.2 ± 0.888	460 ± 33.5
组1（IPC$_{足}$）	30.2 ± 2.282	18.7 ± 1.616	705 ± 71.6
组2（IPC$_{小腿}$）	35.6 ± 1.826	23.2 ± 1.828	942 ± 74.3
组3（IPC$_{大腿}$）	40.2 ± 1.581	26.0 ± 2.422	1 118 ± 67.4
组4（IPC$_{足+小腿}$）	40.6 ± 2.363	26.7 ± 2.609	1 151 ± 94.8
组5（IPC$_{小腿+大腿}$）	46.9 ± 2.656	37.0 ± 1.823	1 700 ± 172.7
组6（IPC$_{足+小腿+大腿}$）	49.6 ± 2.510	38.9 ± 1.845	1 784 ± 137.9

（五）患者依从性

IPC因其能降低VTE风险却没有增加出血风险的特点而广泛应用于VTE预防，成为低风险患者预防VTE的首选，也是中高危患者在有出血倾向或风险时的首选预防手段。IPC的预防效果和成本经济效益也得到了医患的肯定。但在IPC实际临床使用过程中，可能会出现使用不便和不适，会使患者不愿继续治疗，或放弃治疗的现象，这就是所谓的患者依从性（compliance）的下降。依从性降低，意味着预防过程难以完整和持续，最终会影响DVT的预防效果。Brady等人的前瞻性研究显示IPC的依从率为58%。国内谢煜等对机械预防DVT依从性的荟萃分析显示，住院患者对机械装置的合并依从率检测为OR=53.2%（95%CI：38.7~67.2），其中使用IPC的依从率为54.9%（95%CI：34.9~73.4）；手术患者IPC的依从率66.8%（95%CI：47.4~81.7）。

很显然，患者对IPC依从性的下降不利于DVT的预防。目前患者依从性存在不同程度的下降，可能是高危患者DVT患病率仍然高发的原因之一，应该引起临床医务工作者的重视。导致依从性降低的原因很多，包括受医院、患者和科室医护人员等多方面因素的影响。如医院IPC设备配备不足、患者自觉IPC装置不适、医护人员对IPC的安装和对患者的解释不到位等。另外，一些患者出院后继续实施延伸预防和院外预防时，如何解决IPC设备，也是一个问题。

第四节　血栓后综合征的压力防治

血栓后综合征（post-thrombotic syndrome，PTS）是DVT形成后，由于静脉阻塞和深静脉瓣膜功能受损，导致长期的静脉高压和肢体静脉回流障碍所引起的肿胀、疼痛、皮肤色素沉着甚至皮肤难愈性溃疡等一系列综合征。

PTS通常发生于DVT后1~2年，典型的症状包括受累肢体疼痛、发沉、肿胀、痉挛和瘙痒感。上述症状可单独或联合出现,可呈间歇性或持续性,通常在站立或长时间行走后加重,休息或抬高患肢则有所减轻。PTS常见体征包括肢体水肿、足踝部或更大范围的毛细血管扩张、足靴区皮肤色素沉着、淤滞性皮炎,严重者可出现慢性久治不愈的静脉性溃疡。此外,还可出现继发性静脉曲张。

PTS与下肢静脉功能不全症状类似,但也有其特殊性。最常用的PTS评估方法是Villalta评分(表9-7)。0~4分:无PTS;5~9分:轻度PTS;10~14分:中度PTS;>14分:重度PTS。

表9-7 PTS相关症状的Villalta评分

症状/体征	无	轻度	中度	重度
疼痛	0	1	2	3
挛缩	0	1	2	3
沉重感	0	1	2	3
感觉异常	0	1	2	3
皮肤瘙痒	0	1	2	3
胫前水肿	0	1	2	3
皮肤硬结	0	1	2	3
色素沉着	0	1	2	3
发红	0	1	2	3
浅静脉曲张	0	1	2	3
腓肠肌压痛	0	1	2	2
静脉性溃疡	0(没有)		3(有)	

PTS的确切病因目前尚不完全清楚。PTS的临床症状和体征被认为是静脉高压所导致的临床表现。静脉血栓的形成和部分再通均参与PTS的致病机制之中。深静脉血栓形成的急性期,血栓本身、炎性细胞和参与血栓溶解的酶会损害静脉瓣膜,导致瓣膜功能受损,静脉回流功能障碍。亚急性期,静脉壁发生重塑和纤维化,导致静脉壁僵硬和顺应性受损。血栓的机化再通往往是不完全的,DVT发生后3年,静脉血栓残留会高达50%。残余的血栓导致静脉流出道阻力增高。静脉瓣膜反流和僵化的静脉管壁在增加静脉流出道阻力的同时导致静脉压增高。进而增高的静脉压传导至毛细血管并使得毛细血管扩张,管壁发生通透性改变,使得血浆和红细胞及蛋白漏出,引起水肿和皮肤改变。下肢肌肉微循环和血液供应也将受损,最终共同导致PTS的特征性临床表现,严重病例可能会继发顽固性的静脉性溃疡。

PTS是DVT的常见长期并发症,其特点是慢性持续性疼痛、肿胀,甚至发展成顽固的静脉性溃疡。其初始诊断一般是在DVT发病6个月后。PTS的发生率较高,即使经过正规的抗凝治疗,急性DVT后PTS的发生率仍然有25%~50%,5%~10%的DVT患者会出现有严重临床表现的 PTS，33%~50% 的 DVT 患者最终将演变成为 PTS。国内杨大业等报道 DVT 患者 1 年随访 PTS 的发生率为 55%。张其云等回顾分析了 106 例下肢深静脉血栓形成患者的临床资料后称，其中 62 例经抗凝、溶栓等治疗后痊愈，39 例发展为 PTS，PTS 发生率为 36.8%。

不同报道间发病率的差异往往是由于研究的随访策略的不同所导致，且随着时间的推移，PTS 的发病率也会增加。

PTS 严重影响患者的生活质量，限制了日常社交活动和体育锻炼，在心理和生理上对患者造成伤害。DVT 合并 PTS 的平均医疗费用大约是单纯 DVT 的 10 倍以上。除了从医疗角度，即便是从经济学角度来说，预防 PTS 也是非常重要的。

一、血栓后综合征的间歇性充气加压治疗

IPC 治疗 PTS 的机制包括两个方面：①有效的静脉排空降低了静脉压力，缓解了静脉的淤滞状态，促进静脉回流及淋巴液回流，减轻下肢水肿；水肿容量减少，降低了皮肤张力，改善经皮氧合作用和毒素代谢的清除；②静脉压的降低，提高了动静脉压力梯度，加之 IPC 引起内皮细胞释放的前列环素和一氧化氮，都有利于改善局部的动脉灌注，从而推迟局部皮肤和皮下组织发生营养性变化，预防溃疡形成。对已形成溃疡者，也是一种卓有成效的处理手段。下肢肿胀及相关症状（如沉重感和紧绷感）对 IPC 的反应要比其他症状更敏感。在一项随机交叉对照试验中，IPC 2 次 /d（每次 20min，压力 50mmHg）较对照组可有效减轻水肿及改善 PTS 症状、提高生活质量。

ACCP9 对 IPC 治疗 PTS 的建议：对于下肢出现严重的 PTS 的患者，当使用弹力袜不能有效缓解或者患者无法耐受时，建议试用 IPC（2B 级）。IPC 治疗 PTS 的目的在于减轻 PTS 的症状，而不是改变 PTS 发生的自然过程。IPC 治疗时，是否与弹力袜一起使用，取决于患者本人的意愿。

二、血栓后综合征的弹力袜预防

（一）弹力袜预防效果

穿着弹力袜有助于改善微循环，通过降低 DVT 患者的静脉高压、减少静脉反流，从而防止 PTS。弹力袜的效果已被数个 RCT 研究和荟萃分析所证实。近期两个新 RCT 研究的数据支持压力治疗的临床效果。但是 Hong-Tao Tie 对 2015 年的 RCT 研究的荟萃分析（涉及 8 个 RCT 研究共 1 598 例患者）发现，弹力袜可以显著降低轻、中度 PTS 的发病率，对于严重 PTS 则效果不显著。

在英国，NICE 建议近端深静脉血栓形成患者使用膝长型弹力袜，脚踝压力大于 23mmHg，在诊断 DVT 后一周肿胀减退时开始，没有禁忌证的前提下至少持续弹力袜压力治疗两年。基于两个随机对照试验的证据，大约一半的近端深静脉血栓患者两年内发生 PTS，弹力袜的使用使其发生率下降约 50%。这些研究表明，弹力袜显著降低了 PTS 的发生率，尽管没有不良数据的比较。

最近的一项双盲、多中心 RCT（SOX 试验）研究以比较弹力袜治疗 PTS 的效果，共纳入 806 例患者，分为治疗组和对照组，治疗组每天弹力袜治疗持续 2 年。该研究提示，弹

力袜对PTS的发生及严重程度影响不明显。治疗组与对照组750dPTS的累积发病率相似（14.2%和12.7%）。

一篇关于比较药物与弹力袜治疗PTS症状的综述提示，仅有低质量的证据支持弹力袜治疗的效果，数据主要来源于两个RCT研究。第一项研究中，35例症状性DVT在发病1年后出现PTS的患者被随机分为弹力袜治疗（30~40mmHg）和安慰剂组，两组疗效（61%和59%）没有显著差异。第二项研究中，PTS患者被随机分配到使用膝长型穿弹力袜（30~40mmHg）组，弹力袜＋口服羟基芦丁组，临床观察12个月，临床效果没有显著差异。

（二）弹力袜预防时机与时间

DVT患者有20%~50%最后发展成PTS，成为继发于DVT的慢性腿部疾病。到目前为止，尚无有效的方法治疗PTS，因此PTS的预防非常重要。在DVT发生后实施弹力袜治疗是PTS唯一可用的预防措施。然而，弹力袜使用的时机、持续时间仍然是争论的焦点。

最近，一个大型研究结果也已经公布，研究中806例患者被随机分为弹力袜组（$n=410$）或安慰剂弹力袜组（$n=396$），后者只使用5mmHg压力的低压弹力袜。从6~24个月的随访，两组间累积PTS发生率无明显差异。

在初始弹力袜治疗的时机方面，一项大型前瞻性队列研究显示，DVT后早期（1个月后）有严重PTS表现的患者，2年后PTS的症状较严重，而大多数DVT后早期没有严重PTS表现的患者2年后PTS症状较轻微。

只有三个随机对照试验评估了DVT急性期即刻压力疗法对PTS进展的影响。Partsch等人比较了早期压力绷带组、弹力袜组、卧床无压力治疗组的临床结果（患者DVT9d后均接受2年的弹力袜治疗）。压力治疗组30.7%发生PTS，卧床休息组82%发生PTS。Arpaia等人具体探讨了DVT急性期压力治疗对静脉再通的影响，73例患者随机分为二级压力弹力袜早期治疗组和二级压力弹力袜后期（DVT14d后）压力治疗组，早期治疗组完整的静脉再通率显著高于后期组。早期治疗组患者DVT14d及90d胫静脉直径显著降低，然而，在DVT90d的随访中两组患者的小腿周径之间无显著差异。

使用弹力袜预防PTS的理念是来自弹力袜治疗原发性下肢静脉功能不全的应用实践。弹力袜在治疗原发性下肢静脉功能不全方面具有显著疗效。弹力袜治疗有助于改善下肢静脉血液回流，缩小静脉管腔直径，降低静脉血压，提高腓肠肌泵功能，改善下肢皮肤氧供。但目前尚不清楚弹力袜是通过什么机制对PTS起预防作用。充足的血流量是血栓再通的重要条件，物理实验提示提高静脉射血分数可能在弹力袜预防PTS机制方面起到了积极作用。在临床疗效方面尚需要更高质量的临床研究进一步验证。

（三）弹力袜的并发症与禁忌证

使用弹力袜通常是安全的，仅有相对较少的并发症。尺寸的不合适可能导致穿着不舒适，在最坏的情况下，甚至可能发生压力性坏死。弹力袜可能使下肢动脉缺血加重。对弹力袜材料过敏可能发生接触性皮炎、皮肤变色和水疱。一项评估大腿型弹力袜降低卒中患者DVT发病率的多中心随机对照临床试验（RCT）CLOTS（Clots in Legs Or sTockings after Stroke），提示弹力袜治疗组溃疡、水疱、坏死发生率显著高于未穿弹力袜治疗组。纺织物性能,包括织物的粗糙度、材料、染料,均可能导致皮肤反应。

通过适当的测量和穿戴方法的掌握,弹力袜的并发症多数是可以预防的。如果并发症已经发生,可以通过更换弹力袜、改变弹力袜材料、应用润肤剂、降低压力级别等方法,改善患者对弹力袜治疗的耐受性和缓解消除并发症。肢体直径的准确测量是弹力袜使用的一项重要原则,应由训练有素的医疗保健专业人员(往往是护士)操作,其质量与患者的依从性以及疗效密切相关。

弹力袜使用禁忌证:

(1)怀疑或证实的外周动脉疾病,包括周围动脉旁路移植史;

(2)严重周围神经病变或其他原因引起的感觉障碍;

(3)弹力袜材料过敏;

(4)下肢严重水肿或充血性心力衰竭引起的肺水肿;

(5)局部皮肤或软组织状况,包括近期皮肤移植、坏疽、渗出性皮炎和严重蜂窝织炎;

(6)下肢严重畸形,或下肢尺寸异常。

参 考 文 献

[1] LEON L, GIANNOUKAS AD, DODD D, et al. Clinical Significance of Superficial Vein Thrombosis[J]. Eur J Vasc Endovasc Surg, 2005, 29(1): 10-17.

[2] PESAVENTO R, LUSIANI L, VISONÀ A, et al. Prevalence of clinically silent pulmonary embolism in deep venous thrombosis of the legs[J]. Minerva Cardioangiologica, 1997, 45(7-8): 369-375.

[3] GIRARD P, MUSSET D, PARENT F, et al. High prevalence of detectable deep venous thrombosis in patients with acute pulmonary embolism[J]. Chest, 1999, 116(4): 903-908.

[4] SÖDERBERG M, EDSBERG J. Thrombolysis in pulmonary embolism with unstable hemodynamics can be life-saving. Discussed treatment strategy--two cases illustrate the problem[J]. Lakartidningen, 2008, 105(44): 3112-3114.

[5] GOLDHABER SZ, BOUNAMEAUX H. Pulmonary embolism and deep vein thrombosis[J]. Lancet, 2012, 379: 1835-1846.

[6] 中华医学会外科学分会血管外科学组. 深静脉血栓形成的诊断和治疗指南(第三版)[J]. 中国血管外科杂志(电子版), 2017, 9(4): 250-257.

[7] SWEETLAND S, GREEN J, LIU B, et al. Duration and magnitude of the postoperative risk of venous thromboembolism in middle aged women: prospective cohort study[J]. BMJ, 2009, 339: b4583.

[8] HOWARD A, ZACCAGNINI D, ELLIS M, et al. Randomized clinical trial of low molecular weight heparin with thigh-length or knee-length antiembolism stockings for patients undergoing surgery[J]. Br J Surg, 2004, 91: 842-847.

[9] LOWE GDO, GREER IA, COOKE TG, et al. Regular review-risk of and prophylaxis for venous thromboembolism in hospital patients[J]. BMJ, 1992, 305: 567-574.

[10] KANAAN AO, LEPAGE JE, DJAZAYERI S, et al. Evaluating the role of compression stockings in preventing post thrombotic syndrome: a review of the literature[J]. Thrombosis, 2012: 694851.

[11] BENKO T, COOKE EA, MCNALLY MA, et al. Graduated compression stockings-knee length or thigh length[J]. Clin Orthop Relat Res 2001, 383: 197-203.

[12] WILLIAMS JT, PALFREY SM. Cost effectiveness and efficacy of below knee against above knee graduated compression stockings in the prevention of deep vein thrombosis[J]. Phlebologie, 1988, 41: 809-811.

[13] PORTEOUS MJ, NICHOLSON EA, MORRIS LT, et al. Thigh length versus knee length stockings in the prevention of deep-vein thrombosis[J]. Br J Surg, 1989, 76: 296-297.

[14] MOTYKIE GD, CAPRINI JA, ARCELUS JI, et al. Evaluation of therapeutic compression stockings in the treatment of chronic venous insufficiency[J]. Dermatol Surg, 1999, 25: 116-120.

[15] MOFFATT C. Variability of pressure provided by sustained compression[J]. Int Wound J 2008, 5: 259-265.

[16] AGU O, BAKER D, SEIFALIAN AM. Effect of graduated compression stockings on limb oxygenation and venous function during exercise in patients with venous insufficiency[J]. Vascular, 2004, 12: 69-76.

[17] BEIDLER SK, DOUILLET CD, BERNDT DF, et al. Inflammatory cytokine levels in chronic venous insufficiency ulcer tissue before and after compression therapy[J]. J Vasc Surg, 2009, 49: 1013-1020.

[18] STANTON JR, FRIES ED, WILKINS RW. Acceleration of linear flow in deep veins of lower extremity of man by local compression[J]. J Clin Invest 1949, 28: 553-558.

[19] TRIMBLE R, LYNN DH. Elastic compression in the prophylaxis of postoperative thromboembolism[J]. Ann Surg, 1952, 135: 686-690.

[20] ROSENGARTEN DS, LAIRD J, JEYASINGH K, et al. The failure of compression stockings (Tubigrip) to prevent deep venous thrombosis after operation[J]. Br J Surg, 1970, 57(4): 296-299.

[21] BROWSE NL, JACKSON BT, MAYO ME, et al. The value of mechanical methods of preventing postoperative calf vein thrombosis[J]. Br J Surg, 1974, 61(3): 219-223.

[22] HOLFORD CP. Graded compression for preventing deep venous thrombosis[J]. BMJ, 1976, 2: 969-970.

[23] BARNES RW, BRAND RA, CLARKE W, et al. Efficacy of graded-compression antiembolism stockings in patients undergoing total hip arthroplasty[J]. Clin Orthopaed, 1978, 132: 61-67.

[24] ISHAK, MA, MORLEY KD. Deep venous thrombosis after total hip arthroplasty, a prospective controlled study to determine the prophylactic effect of graded pressure stockings [J]. Br J Surg, 1981, 68: 429-432.

[25] SCURR JH, IBRAHIM SZ, FABER RG, et al. The efficacy of graduated compression stockings in the prevention of deep vein thrombosis [J]. Br J Surg, 1977, 64(5): 371-373.

[26] KEARON C, O'DONNELL M. Graduated compression stockings to prevent venous thromboembolism in hospital: evidence from patients with acute stroke [J]. Pol Arch Med Wewn, 2011, 121: 40-43.

[27] SACHDEVA A, DALTON M, AMARAGIRI SV, et al. Elastic compression stockings for prevention of deep vein thrombosis. Cochrane Database Syst Rev 2010, (7): CD001484.

[28] DENNIS M, SANDERCOCK PA, REID J, et al. Effectiveness of thigh-length graduated compression stockings to reduce the risk of deep vein thrombosis after stroke (CLOTS trial 1): a multicentre, randomised controlled trial [J]. Lancet, 2009, 373: 1958-1965.

[29] PALFREYMAN SJ, MICHAELS JA. A systematic review of compression hosiery for uncomplicated varicose veins [J]. Phlebology, 2009, 24 (Suppl 1): 13-33.

[30] KAHN SR, SHAPIRO S, DUCRUETT, et al. Compression stockings to prevent post-thrombotic syndrome: a randomised placebo-controlled trial [J]. Lancet, 2014, 8, 383 (9920): 880-888.

[31] FALCK-YTTER Y, FRANCIS CW, JOHANSON NA, et al. Prevention of VTE in orthopedic surgery patients: Antithrombotic Therapy and Prevention of Thrombosis, 9th ed: American College of Chest Physicians Evidence-Based Clinical Practice Guidelines [J]. Chest, 2012, 141(2): e278S-325S.

[32] GOULD MK, GARCIA DA, WREN SM, et al. Prevention of VTE in Nonorthopedic Surgical Patients: Antithrombotic Therapy and Prevention of Thrombosis, 9th ed: American College of Chest Physicians Evidence-Based Clinical Practice Guidelines [J]. Chest, 2012, 141(2): e227S-e277S.

[33] BOROW M, GOLDSON H. Postoperative Venous Thrombosis: Evaluation of Five Methods of Treatment [J]. Amer J Surg, 1981, 141(2): 245-251.

[34] NICOLAIDES AN, FERNANDES JF, POLLOCK AV. Intermittent sequential pneumatic compression of the legs in the prevention of venous stasis and postoperative deep venous thrombosis [J]. Surgery, 1980, 87(1): 69-76.

[35] MALONE MD, CISEK PL, COMEROTA AJ JR, et al. High-pressure, rapid inflation pneumatic compression improves venous hemodynamics in healthy volunteers and patients who are post-thrombotic [J]. J Vasc Surg, 1999, 29(4): 593-599.

[36] 凌康,夏清,杨晓,等. 空气波压力治疗仪对健康者下肢深静脉血流动力学的影响 [J]. 安徽医学, 2017, 38(2): 136-139.

[37] KAKKOS SK, NICOLAIDES AN, GRIFFIN M, et al. Comparison of two intermittent pneumatic compression systems. A hemodynamic study [J]. Int Angiol, 2005, 24(4): 330-335.

[38] COMEROTA AJ, CHOUHAN V, HARADA RN, et al. The fibrinolytic effects of intermittent pneumatic compression: mechanism of enhanced fibrinolysis[J]. Ann Surg, 1997, 226(3): 306-313.

[39] JACOBS DG, PIOTROWSKI JJ, HOPPENSTEADT DA, et al. Hemodynamic and fibrinolytic consequences of intermittent pneumatic compression: Preliminary results[J]. J Trauma, 1996, 40(5): 710-716.

[40] CASELE H, GROBMAN WA. Cost-effectiveness of Thromboprophylaxis with Intermittent Pneumatic Compression at Cesarean Delivery[J]. Obstet Gynecol, 2006, 108(3 Pt 1): 535-540.

[41] NICOLAIDES A, GOLDHABER SZ, MAXWELL GL, et al. Cost benefit of intermittent pneumatic compression for venous thromboembolism prophylaxis in general surgery[J]. Int Angiol, 2008, 27(6): 500-506.

[42] 曾薇,张川. IPC预防ICU重症患者深静脉血栓的成本效益分析[J]. 四川医学, 2013, 34(10): 1479-1481.

[43] 中华医学会骨科学分会. 中国骨科大手术静脉血栓栓塞症预防指南[J]. 中华骨科杂志, 2016, 36(2): 65-71.

[44] CAPRINI JA. Why thromboprophylaxis fails[J]. Vasc Dis Manage, 2009, 6(2): 47-51.

[45] BAHL V, HU HM, HENKE PK, et al. A validation study of a retrospective venous thromboembolism risk scoring method[J]. Ann Surg, 2010, 251(2): 344-350.

[46] CAPRINI JA. Risk assessment as a guide for the prevention of the many faces of venous thromboembolism[J]. Am J Surg, 2010, 199(1S): S3-10.

[47] 中华医学会外科学分会. 中国普通外科围手术期血栓预防与管理指南[J]. 中国实用外科杂志, 2016, 36(5): 469-474.

[48] WELLS PS, ANDERSON DR, RODGER M, et al. Evaluation of D-dimer in the diagnosis of suspected deep-vein thrombosis[J]. N Engl J Med, 2003, 349(13): 1227-1235.

[49] GOULD MK, GARCIA DA, WREN SM, et al. Prevention of VTE in Nonorthopedic Surgical Patients: Antithrombotic Therapy and Prevention of Thrombosis, 9th ed: American College of Chest Physicians Evidence-Based Clinical Practice Guidelines[J]. Chest, 2012, 141(2): e227S-e277S.

[50] 《内科住院患者静脉血栓栓塞症预防的中国专家建议》写作组,中华医学会老年医学分会,中华医学会呼吸病学分会,等. 内科住院患者静脉血栓栓塞症预防中国专家建议(2015)[J]. 中华老年医学杂志, 2015, 34(4): 345-352.

[51] BARBAR S, NOVENTA F, ROSSETTO V, et al. A risk assessment model for the identification of hospitalized medical patients at risk for venous thromboembolism: The Padua Prediction Score[J]. J Thromb Haemost, 2010, 8(11): 2450-2457.

[52] KAHN SR, LIM W, DUNN AS, et al. Prevention of VTE in nonsurgical patients: Antithrombotic Therapy and Prevention of Thrombosis, 9th ed: American College of Chest Physicians Evidence-Based Clinical Practice Guidelines[J]. Chest, 2012, 141(2):

e195S-e226S.

[53] 李积凤,杨媛.对《内科住院患者静脉血栓栓塞症预防的中国专家建议》的解读[J].中国医刊,2016,51(4):24-27.

[54] 中国健康促进基金会血栓与血管专项基金专家委员会,中华医学会呼吸病学分会肺栓塞与肺血管病学组,中国医师协会呼吸医师分会肺栓塞与肺血管病工作委员会.医院内静脉血栓栓塞症防治与管理建议[J].中华医学杂志,2018,98(18):1383-1388.

[55] BARNES CL, NELSON C, NIX ML, et al. Duplex scanning versus venography as a screening examination in total hip arthroplasty patients[J]. Clin Orthop. 1990, 271: 180-189.

[56] THEODOROUS SJ, THEODORU DJ, KAKITSUBATA Y. Sonography and venography of the lower extremities for diagnosing deep vein thrombosis in symptomatic patients[J]. J Clinical Imaging. 2003, 27(3): 180-183.

[57] FALCK-YTTER Y, FRANCIS CW, JOHANSON NA, et al. Prevention of VTE in orthopedic surgery patients: Antithrombotic Therapy and Prevention of Thrombosis, 9th ed: American College of Chest Physicians Evidence-Based Clinical Practice Guidelines[J]. Chest, 2012, 141: e278S-325S.

[58] HILL J, TREASURE T. Reducing the Risk of Venous Thromboembolism(Deep Vein Thrombosis and Pulmonary Embolism) in Patients Admitted to Hospital: Summary of the NICE Guideline[J]. Heart, 2010, 96(11): 879-882.

[59] JCS Joint Working Group. Guidelines for the diagnosis, treatment and prevention of pulmonary thromboembolism and deep vein thrombosis(JCS 2009)[J]. Circ J, 2011, 75(5): 1258-1281.

[60] 李绮,吴映红,董玉慧,等.术前使用IPC预防全髋关节置换术后下肢深静脉血栓的效果研究[J].护士进修杂志,2011,26(15):1403-1415.

[61] 中华医学会呼吸病学分会肺栓塞与肺血管病学组,等.肺血栓栓塞症诊治与预防指南[J].中华医学杂志,2018,98(14):1060-1087.

[62] 赵萍.循环压力泵预防髋部周围手术深静脉血栓形成合理使用时间的应用研究[J].安徽医学,2014,35(5):693-695.

[63] 张竞,张金庆,郭盛杰,等.不同频次使用间歇式充气加压装置对预防关节置换术后下肢深静脉血栓形成的效果研究[J].中华骨与关节外科杂志,2016,9(4):335-338.

[64] MACLELLAN DG, FLETCHER JP. Mechanical Compression in the Prophylaxis of Venous Thromboembolism[J]. ANZ J Surg, 2007, 77(6): 418-423.

[65] LIPPI G, FAVALORO EJ, CERVELLIN G. Prevention of Venous Thromboembolism: Focus on Mechanical Prophylaxis[J]. Semin Thromb Hemost, 2011, 37(3): 237-251.

[66] 丁健.不同加压模式IPC对下肢静脉血流动力学的影响[D].南昌:南昌大学医学院,2007.

[67] ELLIOTT CG, DUDNEY TM, EGGER M, et al. Calf-thigh sequential pneumatic compression compared with plantar venous pneumatic compression to prevent deep-vein thrombosis after

non-lower extremity trauma[J]. J Trauma, 1999, 47(1): 25-32.

[68] BRADY MA, CARROLL AW, CHEANG KI, et al. Sequential compression device compliance in postoperative obstetrics and gynecology patients[J]. Obstet Gynecol, 2015, 125(1): 19-25.

[69] 谢煜,张成欢,刘云. 机械装置预防深静脉血栓形成依从性:基于观察性研究的Meta分析[J]. 中国组织工程研究, 2016, 20(35): 5304-5312.

[70] ASHRANI AA, HEIT JA. Incidence and cost burden of post-thrombotic syndrome[J]. J Thromb Thrombolysis, 2009, 28(4): 465-476.

[71] 殷敏毅,蒋米尔. 深静脉血栓形成后综合征及其临床诊治[J]. 中国实用外科杂志, 2010, 30(12): 1028-1230.

[72] COHEN JM, AKL EA, KAHN SR. Pharmacologic and Compression Therapies for Postthrombotic Syndrome[J]. Chest, 2012, 141(2): 308-320.

[73] 杨大业,陈静,张德巍,等. 老年人腹部手术后下肢深静脉血栓形成的预防[J]. 实用诊断与治疗杂志, 2007, 21(5): 394-395.

[74] 张其云,孔德霖. 手术后下肢深静脉血栓形成的诊治[J]. 中国普通外科杂志, 2011, 20(12): 1392-1393.

[75] VAZQUEZ SR, FREEMAN A, VANWOERKOM RC, et al. Contemporary Issues in the Prevention and Management of Postthrombotic Syndrome[J]. Ann Pharmacother. 2009, 43(11): 1824-1835.

[76] KOLARI PJ, PEKANMAKI K, PHJOLA RT. Transcutaneous oxygen tension in patients with post-thrombotic leg ulcers: treatment with intermittent pneumatic compression[J]. Cardiovasc Res, 1988, 22(2): 138-141.

[77] GINSBERG JS, MAGIER D, MACKINNON B, et al. Intermittent compression units for severe post-phlebitic syndrome: a randomized crossover study[J]. CMAJ, 1999, 160(9): 1303-1306.

[78] KEARON C, AKL EA, COMEROTA AJ, et al. Antithrombotic Therapy for VTE Disease: Antithrombotic Therapy and Prevention of Thrombosis, 9th ed: American College of Chest Physicians Evidence-Based Clinical Practice Guidelines[J]. Chest, 2012, 141(2 Suppl): e419S-496S.

[79] BRANDJES DP, BULLER HR, HEIJBOER H, et al. Randomised trial of effect of compression stockings in patients with symptomatic proximal-vein thrombosis[J]. Lancet 1997, 349: 759-762.

[80] PRANDONI P, LENSING AWA, PRINS MH, et al. Below-knee elastic compression stockings to prevent the post-thrombotic syndrome: a randomized, controlled trial[J]. Ann Intern Med 2004, 141: 249-256.

[81] GIANNOUKAS AD, LABROPOULOS N, MICHAELS JA. Compression with or without early ambulation in the prevention of post-thrombotic syndrome: A systematic review[J]. Eur J Vasc Endovasc Surg, 2006, 32(2): 217-221.

[82] KOLBACH DN, SANDBRINK MW, HAMULYAK K, et al. Non-pharmaceutical measures for prevention of post-thrombotic syndrome. Cochrane Database Syst Rev, 2004(1): CD004174.

[83] MUSANI MH, MATTA F, YAEKOUB AY, et al. Venous compression for prevention of postthrombotic syndrome: a meta-analysis[J]. Am J Med 2010, 123(8): 735-740.

[84] BURGSTALLER JM, STEURER J, HELD U, et al. Efficacy of compression stockings in preventing post-thrombotic syndrome in patients with deep venous thrombosis: a systematic review and meta analysis[J]. Vasa. 2016, 45(2): 141-147.

[85] GINSBERG JS, HIRSH J, JULIAN J, et al. Prevention and treatment of postphlebitic syndrome: results of a 3-part study[J]. Arch Intern Med. 2001, 161: 2105-2109.

[86] PARTSCH H, KAULICH M, MAYER W. Immediate mobilisation in acute vein thrombosis reduces post-thrombotic syndrome[J]. Int Angiol. 2004, 23: 206-212.

[87] ASCHWANDEN M, JEANNERET C, KOLLER MT, et al. Effect of prolonged treatment with compression stockings to prevent post-thrombotic sequelae: a randomized controlled trial[J]. J Vasc Surg, 2008, 47: 1015-1021.

[88] ROUMEN-KLAPPE EM, DEN HEIJER M, VAN ROSSUM J, et al. Multilayer compression bandaging in the acute phase of deep-vein thrombosis has no effect on the development of the post-thrombotic syndrome[J]. J Thromb Thrombolysis, 2009, 27: 400-405.

[89] JAYARAJ A, MEISSNER M. Impact of graduated compression stockings on the prevention of post-thrombotic syndrome-results of a randomized controlled trial[J]. Phlebology, 2015, 30(8): 541-548.

[90] BERGAN JJ, SCHMID-SCHONBEIN GW, SMITH PD, et al. Chronic venous disease[J]. N Engl J Med, 2006, 355: 488-498.

[91] GUANELLA R, DUCRUET T, JOHRI M, et al. Economic burden and cost determinants of deep vein thrombosis during 2 years following diagnosis: a prospective evaluation[J]. J Thromb Haemost, 2011, 9: 2397-2405.

[92] TIE HT, LUO MZ, LUO MJ, et al. Compression Therapy in the Prevention of Postthrombotic Syndrome A Systematic Review and Meta-Analysis[J]. Medicine(Baltimore). 2015, 94(31): e1318.

[93] Venous thromboembolic diseases: the management of venous thromboembolic diseases and the role of thrombophilia testing[M]. London(UK): National Institute for Health and Clinical Excellence, 2012.

[94] ASCHWANDEN M, JEANNERET C, KOLLER MT, et al. Effect of prolonged treatment with compression stockings to prevent post-thrombotic sequelae: a randomized controlled trial[J]. J VascSurg, 2008, 47: 1015-1021.

[95] TEN CATE-HOEK AJ, TEN CATE H, TORDOIR J, et al. Individually tailored duration of elastic compression therapy in relation to incidence of the post-thrombotic syndrome[J]. J Vasc Surg, 2010, 52: 132-138.

[96] ARPAIA G, CIMMINIELLO C, MASTROGIACOMO O, et al. Efficacy of elastic compression stockings used early or after resolution of the edema on recanalization after deep venous thrombosis: the COM. PRE Trial[J]. Blood coagulation & fibrinolysis, 2007, 18(2): 131-137.

[97] WOLLINA U, ABDEL-NASER MB, VERMA S. Skin physiology and textiles-consideration of basic interactions[J]. Curr Probl Dermatol, 2006, 33: 1-16.

第十章

压力治疗在血栓性浅静脉炎中的应用

血栓性浅静脉炎（superficial venous thrombophlebitis）是临床上常见的静脉疾病，其病理特点是先有静脉损伤，后有血栓形成。血栓性浅静脉炎可发生在四肢，如下肢的大隐静脉、小隐静脉及其属支，上肢的头静脉、贵要静脉及其属支；也可发生于胸腹壁浅静脉。而游走性血栓性浅静脉炎，病因不明确，可以迁徙性、此起彼伏地在人体各处交替发病。因此根据血栓性浅静脉炎的临床发病特点，可分为肢体血栓性浅静脉炎、胸腹壁血栓性浅静脉炎和游走性血栓性浅静脉炎。

血栓性静脉炎主要临床表现：浅静脉分布区的红斑和触痛，皮温升高，以及可触及的条索样血栓，即使没有合并深静脉血栓形成（deep vein thrombosis，DVT）也可以出现明显的肿胀。患者可以反复出现红斑、疼痛，沿血管延伸的触痛，但是多普勒超声并没有显示出 DVT 或浅静脉血栓形成（superficial vein thrombosis，SVT）存在，这样的患者诊断为蜂窝织炎或淋巴管炎要慎重。

第一节 血栓性浅静脉炎概述

一、病因与病理

（一）肢体血栓性浅静脉炎

根据肢体血栓性浅静脉炎形成病因的不同，可将其分为特发性、淤滞性、医源性三种：

1. 特发性血栓性浅静脉炎　是指原因不明的肢体浅静脉炎，可能与过敏有关。Gervais 报道 207 例下肢浅静脉炎中，原因不明者占 10.6%，其中男性患者居多，病变多不严重，少数患者呈复发倾向。

2. 淤滞性血栓性浅静脉炎　是单纯下肢静脉曲张、下肢深静脉血栓后综合征的常见并发症。迂曲扩张的静脉团块因静脉壁严重变形、血流缓慢、血液黏度增高、血小板的聚集性和黏附性增强、足靴区皮肤常因营养性变化伴有慢性感染等因素，出现缺氧和炎症性变化。在局部遭受损伤后形成血栓，继发静脉炎和静脉周围炎。此种静脉炎还可并发淤滞性皮炎、蜂窝织炎和脂膜炎,且互为因果,使病理变化更为复杂。

3. 医源性血栓性浅静脉炎 为医源性原因引起的静脉炎,具体原因又可分为:①静脉内注射各种刺激性的溶液,如高渗葡萄糖溶液、抗菌素、烃化剂、有机碘溶液等。对注射部位的浅静脉内膜造成化学性刺激,使局部内膜损伤而产生疼痛。进而发生局部血小板凝集,形成血栓并释放前列腺素,使静脉壁通透性增强,出现白细胞浸润的炎症改变;同时释放组胺,使静脉收缩,管腔变窄,从而降低血液对输入液体的稀释作用,进一步加重炎症。②反复静脉穿刺,在浅静脉内留置注射针或导管作持续性输液,可使静脉壁遭受直接损伤而形成血栓,迅速出现炎症反应。长时间静脉内置管甚至可引起化脓性血栓性静脉炎,伴发菌血症后可以致命。

临床上不同性质的血栓性浅静脉炎侵犯静脉的范围也有不同。化学性因素引起的血栓性浅静脉炎通常在发病初期病变范围广泛,可累及受损的整条浅静脉,终止于近端或远端浅静脉与深静脉汇合部位。化脓性血栓性浅静脉炎的化脓病灶多位于导管顶端所处静脉内,病灶可呈跳跃式存在,即在两段化脓病灶之间,可间隔一小段相对正常的静脉。淤滞性血栓性浅静脉炎病变大多局限,也有部分病例血栓可通过交通支静脉蔓延至深静脉而形成深静脉血栓。由于本病容易反复发作,周围浅表皮肤多遗留有散在棕褐色色素沉着和纤维性硬化斑块,亦可在曲张的静脉内触及条索样硬结。

(二)胸腹壁血栓性浅静脉炎

胸腹壁血栓性浅静脉炎是指前胸壁、乳房、肋缘和上腹部浅静脉发生的血栓形成性炎症。Mondor 在 1939 年首先详细报道了这种原因和机制不明的"胸腹壁条状静脉炎",故以后常称为 Mondor 病或 Mondor 综合征。病理检查证实本病为闭塞性静脉内膜炎,是一种特殊的血栓性静脉炎。胸腹壁血栓性浅静脉炎多发于肥胖而又缺乏劳动锻炼的妇女。本病病因尚不清楚,根据某些患者有剧烈活动或外伤后发病的特点,可能与前胸壁和上腹壁静脉损伤有关,其诱发因素包括衣服过紧、乳罩和腰带压迫等。静脉内膜受损后形成血栓,继发血管壁炎症反应,可累及静脉周围组织,静脉壁和周围结缔组织呈急性纤维素样变性和坏死,发生渗出肿胀,继之被胶原纤维所替代。血栓在浅静脉内蔓延,可连累其属支,包括终末小静脉丛。当炎症消退后,血栓发生机化,静脉壁呈透明样变性,使静脉处于部分或完全闭塞状态,最后遗留厚壁纤维化静脉,也可并发周围淋巴管炎。也有报道认为其与乳腺癌或高凝状态有关。该病甚至可单指发生于阴茎背静脉的血栓性浅静脉炎,这种现象常常与 DVT、疝术后以及过度性生活相关。

(三)游走性血栓性浅静脉炎

游走性血栓性浅静脉炎又称跳跃性血栓性浅静脉炎,具有复发性,往往是某种疾病的体表表现,是机体免疫反应性损害的结果,也是血栓性浅静脉炎常见的一种类型。自从 1845 年 Jadioux 首先描述了本病以后,学者普遍将在身体各处此起彼伏地发作的浅静脉炎称为游走性血栓性浅静脉炎。

游走性血栓性浅静脉炎发病的原因及机制目前仍处于理论上的探索阶段,但其临床表现与某些疾病有密切关系。

1. 它往往是内脏器官肿瘤的体表征象　早在 1856 年，Trousseau 首先报告了本病与肿瘤之间的关系，1938 年 Sproul 观察到胰尾癌患者好发胸腹壁游走性血栓性浅静脉炎，1976 年 OSter 报道发生游走性血栓性浅静脉炎的患者最后确诊为癌症的比例高达 5%~15%。此后有许多学者报道本病与潜在内脏恶性肿瘤之间的关系，恶性肿瘤的原发部位可涉及胰、肝、胃、肺及前列腺等器官，其中胰腺体部、尾部的恶性肿瘤与游走性血栓性浅静脉炎关系最为密切。癌性血栓性浅静脉炎的病因和机制尚不清楚，目前认为可能与以下三点有关：①免疫复合物的作用。癌症患者机体内存在肿瘤的相关抗体与抗原所形成的抗原抗体免疫复合物是沉积血管壁的主要成分，而肿瘤细胞直接损伤血管壁又为血栓形成创造了条件，这一点已在动物实验中得到证实。②血液高凝状态：癌细胞在分裂的同时释放一些物质，直接或间接激活凝血系统，使血液凝固性增高。Seloras 报道有些患者血小板增多的原因是肿瘤释放一些破坏血小板的物质，而使血小板代偿性增多，黏附和聚集性增强。Gore 认为肿瘤细胞破坏分解蛋白酶，间接激活凝血机制，有利于血栓形成。③抗肿瘤治疗尤其是化疗药物导致血管壁损伤，以及肝细胞受损而引起某些天然抗凝蛋白合成的减少等都可能与血栓形成有关。

2. 与血栓性闭塞性脉管炎关系密切　游走性血栓性浅静脉炎是血栓性闭塞性脉管炎的诊断标准之一，其发生率在 40%~60%，几乎全部发生于下肢。Martin 报道 12 例游走性血栓性浅静脉炎有 7 例在后期出现典型的血栓性闭塞性脉管炎。鉴于本病多见于青壮年男性，患者首先呈现游走性血栓性浅静脉炎，随后发生血栓性闭塞性脉管炎，因而认为本病是血栓性闭塞性脉管炎早期或活动前期的一种临床表现。近年来，有不少学者认为本病是一种自身免疫性疾病。Pokoryn 等报道血栓性闭塞性脉管炎并发血栓性浅静脉炎的 32 例患者中，有 31 例抗动脉抗体阳性，而在未并发血栓性浅静脉炎的 45 例患者中，只有 4 例呈阳性；王嘉桔等观察血栓性闭塞性脉管炎并发血栓性浅静脉炎的 70 例患者，血清 IgG、免疫复合物（immune complex，IC）和抗动脉抗体的阳性率均有明显增高。

3. 也可作为结缔组织病的一种表现　约有 10% 的系统性红斑狼疮病例四肢出现血栓性静脉炎，引起肢体水肿、发凉、表面有扩张的毛细血管或出血点，自觉肢体发麻，沉重无力。这可能是系统性红斑狼疮本身的凝血功能亢进引起的静脉内血栓形成，进一步闭塞管腔所致，也可能与激素的副作用有关。游走性血栓性浅静脉炎也是白塞病血管病变的外在表现之一。临床上有报道 102 例白塞病患者中发生静脉血栓者占 70%，其中又以浅静脉多见，且具有复发性。本病的发病过程中常见自身免疫性疾病的特征，体液和细胞免疫反应异常导致血管炎发生。游走性血栓性浅静脉炎主要侵袭中、小浅静脉，具有血栓形成、静脉壁炎症反应的组织学形态。静脉壁有结缔组织浸润，偶见巨细胞，受累血管邻近组织都无明显炎症反应，被血栓堵塞的管腔可因机化而再通。有时伴有内脏静脉受累，还可累及颅内静脉窦、肾静脉、门静脉和肠系膜静脉等，其中以肠系膜静脉多见。

二、血栓性静脉炎概念的转变及流行病学

血栓性浅静脉炎的特点是血栓形成于浅静脉系统，且在局部发生炎症反应。需要提醒

临床医师的是必须重视血栓性浅静脉炎中的血栓性要素,而适当淡化炎性反应在临床认识中的地位。在以往的许多病例中,血栓性浅静脉炎被认为是良性甚至自限性疾病,因此导致许多患者并未就医。

血栓性浅静脉炎的风险因素主要是静脉曲张,血栓性浅静脉炎患者中合并静脉曲张的占80%~90%,因此静脉曲张是血栓性浅静脉炎的主要风险因素。其他风险因素类似于深静脉血栓形成的风险因素,包括年龄、性别、肥胖、癌症、血栓史、妊娠、口服避孕药、激素替代治疗、近期外科手术和自身免疫性疾病等都与血栓性浅静脉炎和DVT有关。据2015年的一篇文献报告,症状性下肢血栓性浅静脉炎的年发病率为0.6‰,同比肺栓塞的发生率为0.6‰,下肢DVT的发生率为1‰。血栓性浅静脉炎的3个月内死亡率不到1%,同期DVT和PTE的死亡率分别为5%和9%~17%。有血栓性浅静脉炎史的患者发生VTE的风险较正常人群高出4~6倍。据报道,血栓性浅静脉炎患者中有6%~44%患有或将发展成DVT,20%~33%为无症状性PTE,2%~13%为有症状PTE。如果血栓性浅静脉炎病变累及大隐静脉主干,将更可能导致VTE发生。

针对血栓性浅静脉炎和VTE的关系,最新的数据来源于三个前瞻性流行病学研究。法国的一项研究评估了血栓性浅静脉炎患者中VTE的发生率,其纳入了844例症状性血栓性浅静脉炎患者,所有患者均经超声证实血栓长度在5cm以上,尽管91%患者接受了抗凝治疗,但其中仍有10%的患者在三个月内发生VTE并发症。血栓进一步进展的风险因素包括男性、DVT史、癌症患者和无静脉曲张史。另一项法国的多中心社区研究,纳入了265 687例成人,旨在评估症状性下肢血栓性浅静脉炎的年诊断率(超声法)。其中171例患者在一年内发生了症状性血栓性浅静脉炎,发病率相当于0.64‰。这一群体中女性发病率高于男性,在不考虑性别的情况下发病率随年龄增长而增加;其中血栓性浅静脉炎继发DVT的比例为25%,继发症状性PTE的比例为5%。第三个研究同样来自法国,预估了血栓性浅静脉炎并发DVT的风险因素及三个月内的不良结果;在788例血栓性浅静脉炎患者中,29%就诊同时发现DVT。同时并发DVT的风险因素包括75岁以上、活动期癌症、住院患者以及非静脉曲张的血栓性浅静脉炎。

最新一个荟萃分析评估了血栓性浅静脉炎同时并发DVT或PTE的发生率。其中DVT发生率(21项研究,4 358例患者)为3.1%~65.6%,平均为18%。PTE的发生率为0.8%~33%(11例研究,2 484例患者),平均为6.9%。年轻、女性、近期创伤和妊娠都与DVT/PTE发生率密切相关。最新指南建议下肢血栓性浅静脉炎患者应该进行超声评估,以除外同时存在DVT。然而,目前并没有明确推荐哪些血栓性浅静脉炎患者应该进行上级转诊治疗。

第二节 血栓性浅静脉炎的压力治疗

对于下肢血栓性浅静脉炎的最佳治疗还缺乏高等级的证据支持。最新的指南和专家建议中强调了血栓性浅静脉炎治疗的必要性,并指出治疗血栓性浅静脉炎的目的不仅在于缓解局部症状,也要预防血栓性浅静脉炎进一步发展到深静脉系统。

一、药物治疗

口服非甾体抗炎药(NSAIDs)已经常规用于缓解疼痛或血栓性浅静脉炎相关的炎症反应,明显改善了局部症状。一项研究纳入20例患者,比较非甾体抗炎药和安慰剂的疗效,非甾体药物明显优于安慰剂,但缺乏NSAIDs与安慰剂对预防血栓栓塞及血栓性浅静脉炎进展的影响进行比较的相关研究数据。

抗凝剂,包括磺达肝癸钠和低分子肝素,可用于减少血栓性浅静脉炎蔓延和复发,并降低血栓性浅静脉炎发展为VTE的风险;然而,最有效的剂量和用药时间并没有确定。

根据苏格兰联合大学指南,血栓性浅静脉炎患者应该接受弹力袜治疗,且应该接受预防性低分子肝素治疗30d,或磺达肝癸钠预防剂量治疗45d。如果禁用低分子肝素,则口服非甾体抗炎药8~12d。专家共识建议,血栓性浅静脉炎患者如果发生蔓延进展或发展到隐股静脉交界处,应抗凝治疗6~12周。ACCP指南建议,下肢血栓性浅静脉炎患者血栓大于5cm时,应用磺达肝癸钠预防性剂量45d,低分子肝素预防剂量持续治疗45d也是适合的选择。

英国血液病协会指南提出,对于隐静脉与股静脉交界处3cm内出现血栓性浅静脉炎的患者,有DVT形成高风险,建议抗凝治疗。血栓性浅静脉炎和有进展、复发风险的患者应给予低分子肝素预防性剂量30d,或磺达肝癸钠2.5mg持续30~45d。其他血栓性浅静脉炎则应给予非甾体抗炎药8~12d,除外药物禁忌。

2013年的一项国际共识建议对于血栓性浅静脉炎患者给予2.5mg磺达肝癸钠或低分子量肝素中等剂量至少30d。而对于隐静脉与股静脉交界处或近隐静脉与股静脉交界处的血栓性浅静脉炎患者,则建议给予低分子量肝素的治疗剂量。使用肝素、非甾体抗炎药的对症治疗和弹力袜治疗更适合于孤立性血栓性浅静脉炎,即合并静脉曲张的膝下血栓性浅静脉炎。对于血栓性浅静脉炎,穿戴循序减压弹力袜联合外科手术可能获益。

二、压力治疗

两项研究比较了弹力袜联合低分子肝素或肝素钙,及单用弹力袜的疗效。相比于单独弹力袜治疗,额外使用低分子肝素降低了血栓性浅静脉炎的蔓延风险及复发风险,但无明显统计学差异。联合使用肝素钙也没有显著改善局部症状。

对于血栓性浅静脉炎的治疗,有研究认为下肢压力治疗是最基础的治疗,尽管压力治疗的效果尚缺乏科学证据。一项针对孤立性血栓性浅静脉炎的单中心随机对照研究旨在评估弹力袜疗效:80例患者诊断有孤立性下肢血栓性浅静脉炎,分别给予穿弹力袜或无压力治疗3周,同时所有患者都给予预防性低分子肝素治疗,也允许使用非甾体抗炎药。主要结果变量为疼痛减轻,通过VAS量表评估;次要结果事件为止痛药的使用、血栓长度、皮肤红肿、D二聚体和生活质量。73例患者最终完成研究全过程。所有患者从研究开始到21d临床症状和生活质量评分显著改善,但血栓长度、皮肤红肿以及止痛药物使用等次要结果事件,两组无明显差别。但在第7d,压力治疗组的患者显示了更明显的血栓消退。

循序减压弹力袜有助于缓解局部症状,并可能可以预防静脉血栓的蔓延。一篇系统性回顾比较了外科治疗联合循序减压弹力袜治疗与单纯弹力袜治疗,结果提示外科治疗联合循序减压弹力袜治疗能够降低静脉血栓栓塞的发生率,以及血栓性浅静脉炎的进展。

一些指南已推荐使用压力治疗法(弹力袜或压力绷带)来缓解血栓性浅静脉炎的症状,但最佳的压力等级或使用时间尚不明确。

参 考 文 献

[1] GLOVICZKI P, COMEROTA AJ, DALSING MC, et al. The care of patients with varicose veins and associated chronic venous diseases: clinical practice guidelines of the Society for Vascular Surgery and the American Venous Forum[J]. J Vasc Surg, 2011, 53(5): 2S-48S.

[2] MOTYKIE GD, CAPRINI JA, ARCELUS JI, et al. Evaluation of Therapeutic Compression Stockings in the Treatment of Chronic Venous Insufficiency[J]. Dermatologic Surgery, 2010, 25(2): 116-120.

[3] MOFFATT C. Variability of pressure provided by sustained compression[J]. Int Wound J, 2010, 5(2): 259-265.

[4] AGU O, BAKER D, SEIFALIAN AM. Effect of graduated compression stockings on limb oxygenation and venous function during exercise in patients with venous insufficiency[J]. Vascular, 2004, 12(1): 69-76.

[5] BEIDLER SK, DOUILLET CD, BERNDT DF, et al. Inflammatory cytokine levels in chronic venous insufficiency ulcer tissue before and after compression therapy[J]. J Vasc Surg, 2009, 49(4): 1013-1020.

[6] PALFREYMAN SJ, MICHAELS JA. A systematic review of compression hosiery for uncomplicated varicose veins[C]//Phlebology/Venous Forum of the Royal Society of Medicine. Phlebology, 2009: 13-33.

[7] CALLAM MJ, RUCKLEY CV, DALE JJ, et al. Hazards of compression treatment of the leg: an estimate from Scottish surgeons[J]. Br Med J, 1987, 295(6610): 1382.

[8] DENNIS M, SANDERCOCK PA, REID J, et al. Effectiveness of thigh-length graduated compression stockings to reduce the risk of deep vein thrombosis after stroke(CLOTS trial 1): a multicentre, randomised controlled trial[J]. Lancet, 2009, 373(9679): 1958-

1965.

[9] WOLLINA U, ABDEL-NASER MB, VERMA S. Skin Physiology and Textiles-Consideration of Basic Interactions[J]. Curr Probl Dermatol, 2006, 33: 1-16.

[10] RAJU S, HOLLIS K, NEGLEN P. Use of Compression Stockings in Chronic Venous Disease: Patient Compliance and Efficacy[J]. Ann Vasc Surg, 2007, 21(6): 790-795.

[11] SHINGLER S, ROBERTSON L, BOGHOSSIAN S, et al. Compression stockings for the initial treatment of varicose veins in patients without venous ulceration[J]. Cochrane Database Syst Rev, 2013, 12(12): CD008819.

[12] ZIAJA D, KOCEŁAK P, CHUDEK J, et al. Compliance with compression stockings in patients with chronic venous disorders[J]. Phlebology, 2011, 26(8): 353-360.

[13] BERGAN JJ, SCHMID-SCHOENBEIN GW, SMITH PDC, et al. Mechanisms of disease: Chronic venous disease[J]. N Engl J Med, 2006, 355(5): 488-498.

[14] EBERHARDT RT, RAFFETTO JD. Chronic venous insufficiency[J]. Circulation, 2005, 111: 2398-2409.

[15] GLOVICZKI P, GLOVICZKI ML. Guidelines for the management of varicose veins[C]// Phlebology Venous Forum of the Royal Society of Medicine. Phlebology, 2012: 2-9.

[16] BENIGNI JP, SADOUN S, ALLAERT FA, et al. Efficacy of Class 1 elastic compression stockings in the early stages of chronic venous disease. A comparative study[J]. Int Angiol, 2003, 22(4): 383-392.

[17] Varicose veins in the legs: the diagnosis and management of varicose veins[J]. London (UK): National Institute for Health and Care Excellence, 2013, 224(15): 200. http://www.nice.org.uk/guidance/index.jsp?action=byID&o=14226.

[18] JUNGBECK C, THULIN I, DARENHEIM C, et al. Graduated Compression Treatment in Patients with Chronic Venous Insufficiency: A Study Comparing Low and Medium Grade Compression Stockings[J]. Phlebology, 1997, 12(4): 142-145.

[19] AMSLER F, BLÄTTLER W. Compression therapy for occupational leg symptoms and chronic venous disorders-a meta-analysis of randomised controlled trials[J]. Eur J Vasc Endovasc Surg, 2008, 35(3): 366-372.

[20] MITEVA M, ROMANELLI P, KIRSNER RS. Lipodermatosclerosis[J]. Dermatologic Therapy, 2010, 23(4): 375-388.

[21] O'MEARA S, CULLUM NA, NELSON EA. Compression for venous leg ulcers[J]. Cochrane Database Syst Rev, 2001, 3(2): CD000265.

[22] PARTSCH H, FLOUR MP. Indications for compression therapy in venous and lymphatic disease consensus based on experimental data and scientific evidence. Under the auspices of the IUP[J]. Int Angiol, 2008, 27(3): 193.

[23] AMSLER F, WILLENBERG T, BLÄTTLER W. In search of optimal compression therapy for

venous leg ulcers: a meta-analysis of studies comparing diverse [corrected] bandages with specifically designed stockings [J]. J Vasc Surg, 2009, 50 (3): 668-674.

[24] NELSON EA, BELL-SYER SE, CULLUM NA, et al. Compression for preventing recurrence of venous ulcers [M]//The Cochrane Library. John Wiley & Sons, Ltd, 2000: CD002303.

[25] MARIANI F, MARONE EM, GASBARRO V, et al. Multicenter randomized trial comparing compression with elastic stocking versus bandage after surgery for varicose veins [J]. J Vasc Surg, 2011, 53 (1): 115-122.

第十一章

压力治疗在下肢静脉曲张中的应用

在西方国家,静脉曲张的人群发病率>20%(21.8%~29.4%),约5%的自然人群(3.6%~8.6%)有静脉性水肿、皮肤改变或者静脉性溃疡。0.5%的人群患有活动性溃疡,0.6%~1.4%的人群患有已经愈合的溃疡。根据圣地亚哥流行病学调查,在美国40~80岁之间的静脉曲张患者男性超过1 100万、女性超过1 200万。超过200万的成人患有慢性静脉疾病,合并皮肤改变或静脉溃疡。深静脉血栓形成后的静脉溃疡发生率在过去的20年内没有明显变化,但最近在男性明显增加。美国每年有至少20 556名患者被诊断为静脉溃疡。近年来,大规模人群研究显示下肢主干静脉曲张的年龄调整发病率男性为40%,女性为32%,但女性会因为妊娠而加重病情,分娩后可再次缓解。另一些研究的结果则相反,提示女性发病率更高,约为男性发病率的2倍。美国最近研究报告显示,65岁以上人群静脉曲张发病率为10%~35%。老龄、家族史、肥胖、静脉炎史、长时间站立的职业均可能导致静脉曲张发病率增高。

静脉曲张以及静脉溃疡可以造成患者以及社会的严重经济负担。静脉曲张以及相关的并发症可以导致慢性疼痛、残疾、生活质量下降、工作时间减少、过早退休。据估计,美国的慢性静脉疾病的直接医疗费用每年高达1 500万至1亿美元。在英国,每年2%的国家健康预算需要投入到下肢溃疡的管理。

第一节 静脉曲张病因及病理生理

下肢静脉曲张是一种缓慢进展、进行性加重的常见疾病。浅静脉瓣膜损伤导致其关闭不全,使静脉内血液倒流、远端静脉血液淤滞,继而使病变静脉壁发生扩张、变性、出现不规则膨出和扭曲,进而出现皮肤色素沉着、硬化、静脉曲张(直径>3mm)、毛细血管扩张(皮内扩张的小静脉,直径<1mm)、网状静脉丛扩张(皮下不可触及的静脉,直径1~3mm)及皮肤溃疡。

一、病因学

关于下肢静脉曲张的病因有多种不同的说法,目前比较公认的有"瓣膜损伤学说"、"管壁学说"以及"炎症学说"等。

1. "瓣膜损伤学说" 瓣膜损伤学说认为,下肢深静脉瓣膜由于长期受到过高的重力冲击作用而出现变性,首先使瓣膜游离缘松弛、伸长、下垂而关闭不全出现缝隙,最终失去其单向开放功能,导致静脉血倒流。逆向的血流和回心的血流相互碰撞,在瓣膜处形成涡流和湍流。涡流和湍流的出现干扰了瓣膜的关闭,使逆流继续冲向远方,引起下一对瓣膜处的涡流和湍流,产生"多米诺骨牌"效应,顺序损坏其远侧浅静脉中的诸瓣膜。

2. "管壁学说" 管壁学说认为下肢静脉高压力长期作用于局部血管壁,导致血管管径增加,从而出现局部的静脉瓣相对关闭不全,因而产生血液反流。反流的血流作用于血管壁,使静脉壁平滑肌遭破坏、静脉壁的弹性和收缩力大为降低。如此出现恶性循环,导致下肢静脉曲张的一系列病变和临床症状。病理组织学可见静脉曲张的静脉壁中层肌纤维、胶原纤维及弹性纤维缺乏,导致静脉壁强度减弱,管腔扩大,反流的静脉血更易导致静脉曲张。小腿部的大隐静脉管径较小,管壁较薄,而承受压力却比大腿部的大隐静脉高,故更易发生曲张。

3. "炎症学说" 炎症学说认为下肢的相对缺氧和静脉高压会导致局部血管内皮细胞和白细胞释放炎症介质,诱导血管局部发生炎症反应,使血管平滑肌出现增生,胶原纤维和细胞外基质集聚,引起静脉瓣和静脉管壁结构的改变,长期的炎症导致下肢静脉曲张。

4. 遗传可能性 下肢静脉曲张形成与基因遗传的关系目前尚不十分清楚。一项前瞻性研究评估了静脉曲张发病的遗传可能性,结果显示,如果双亲都患静脉曲张,则后代患病风险为90%;如果双亲中一位患静脉曲张,则男性后代患病风险为25%,女性为62%;如双亲均未患病,则患病风险为20%。这些数据提示男性发生静脉曲张的风险较小,说明男性更能抵御静脉曲张以及其他的相关风险因素。

二、病理生理学

下肢静脉曲张是指在直立测量中大于3mm的皮下浅静脉扩张,包括主要的中轴浅静脉曲张、大隐静脉曲张或小隐静脉曲张,或其他任何下肢浅静脉的分支静脉曲张。

下肢静脉曲张的发生与下肢静脉系统的力学环境密切相关。下肢静脉的作用是将血液输送至心脏,这个过程需要持续地克服重力作用。下肢静脉血液克服重力回流到心脏的三个动力为:心肌收缩力、呼吸时胸腔负压、行走时腓肠肌泵的活动。对于下肢静脉回流,腓肠肌泵的作用十分重要。腓肠肌泵是指一层筋膜包绕深静脉和下肢肌肉形成的一个密闭腔室,当肌肉收缩时,深静脉容积被挤压,压力瞬间上升,由于静脉瓣的作用,血液不会倒流,而是向心脏的方向流动;因而腓肠肌和静脉瓣的协同作用,对下肢静脉回流起着泵的作用。比目鱼肌和腓肠肌的静脉窦构成了肌肉泵的大泵腔,小腿肌肉收缩时产生的压力超过200mmHg,即使站立时也能迫使血液流向心脏。这种作用依赖于交通静脉瓣膜的完整性,当交通静脉瓣膜功能不全时,无论是静止站立还是小腿肌肉收缩时,深静脉血流会通过关闭不全的交通静脉瓣膜逆流而充盈浅静脉。有研究表明,腓肠肌的肌肉病变将会导致腓肠肌泵的功能不全,并引起下肢静脉回流障碍。

绝大多数静脉曲张属于原发性静脉疾病。尽管属于多基因遗传,但最常见的病因是静脉壁自身形态学或生化异常。Labropoulos等人发现原发性静脉曲张患者开始出现静脉反流是由于节段或多节段静脉壁薄弱造成的,这种现象单独出现或与近端隐静脉瓣膜关闭不全同时出现。静脉曲张也可以继发于其他疾病出现,如原发深静脉血栓形成(previous deep vein thrombosis，DVT）、深静脉阻塞、血栓性浅静脉炎或动静脉瘘。静脉曲张也可以是先天性疾病，表现为静脉畸形。

静脉曲张是慢性静脉疾病的一种表现。慢性静脉疾病包括所有静脉系统形态学异常、功能学异常和（或）所导致的需要诊治的症状、体征。按照慢性静脉疾病的定义范围包括了所有的浅静脉系统、扩张的真皮内静脉和直径在1~3mm的静脉（如蜘蛛痣、网状静脉、毛细血管扩张；CEAP分级C1级）。

静脉曲张可以进展至严重的慢性静脉功能不全（chronic venous insufficiency，CVI）。慢性静脉功能不全增加了直立状态下的静脉压力，产生皮肤和皮下组织的一系列改变，如激活内皮细胞、促进红细胞和大分子物质渗出、白细胞渗出、组织水肿和慢性炎症，这些改变在足踝区更为显著。患者可能发生肢体水肿、色素沉着、脂性硬皮病、湿疹或静脉溃疡。

三、静脉曲张的分级

下肢静脉曲张的临床分级，目前广泛使用的是CEAP静脉分类系统（clinical，etiology，anatomic，pathophysiology classification，表2-1）。CEAP静脉分类系统最早在1994年由美国静脉论坛国际专家特别委员会提出，20多年来已为世界各国学者广泛接受，并已应用于临床诊断、分类、病例报告及疗效评估。CEAP分级法分为C0~C6级，其重要性在于提供了统一的描述方法，使下肢静脉疾病更易分层和标准化，可用于指导治疗和评估预后。

第二节　静脉曲张的压力治疗

目前认为非手术治疗是下肢静脉曲张的首选治疗方法，其目的是改善下肢静脉曲张的症状和体征，保证正常的行动能力和血管功能，而不需要长时间地卧床和抬高患肢。非手术治疗包括药物治疗和物理治疗。物理治疗是非手术治疗的首选方法，同时也是主要治疗方法，尤其是伴有静脉溃疡的患者，往往很少单独使用药物治疗，仅作为压力治疗的辅助治疗方法。压力治疗是最常见的一种物理治疗方法，常用于治疗下肢静脉及淋巴功能不全，包括静脉曲张、淋巴水肿、静脉湿疹和溃疡，以及深静脉血栓形成DVT和血栓后综合征PTS。压力治疗的类型有许多种，包括弹性及无弹性压力绷带、靴子、弹力袜和IPC。文献针对循序减压弹力袜描述的最多，其优势在于便于携带，相对容易穿着，没有绷带及IPC的笨拙感。然而，不是所有患者都能够耐受循序减压弹力袜，引发的依从性问题也并不少见。

一、下肢静脉曲张压力治疗原理

下肢静脉功能不全的患者在站立时下肢静脉压力明显升高，因此治疗必须以缓解下肢静脉高压为其目的。下肢静脉压是下肢静脉与右心房之间的压力差，仰卧位时大约为10~20mmHg。在仰卧位时，10~20mmHg的外部压力就能使下肢静脉管径变小，而当压力达到20~25mmHg时，下肢静脉就会关闭。弹力袜等加压装置可以产生15~20mmHg的压力，并提高仰卧位患者的静脉回流速度。故压力治疗可以提高卧床患者的静脉血流速度。站立位时，下肢静脉压根据患者的身高不同而有差异，一般为60mmHg左右。在站立位时，35~40mmHg的压力可以使下肢静脉缩窄，而高于60mmHg的压力才能使下肢静脉关闭。因此在站立位时，只有外部压力超过 35~40mmHg 时，才能有效干预下肢静脉回流的血流动力学。临床研究表明，在不影响组织微循环的前提下，机体可承受最高 60mmHg 的持续压力，而可承受的间歇性压力则超过这一数值。

外部加压产生的表面压力可改善下肢静脉曲张患者的静脉泵血功能（CEAP 分级 3~6 级）。在患者静息状态下，无弹性绷带抵抗静脉反流的效果比弹性绷带好；但对于行走的患者，测试发现无弹性绷带只有在压力高于 50mmHg 时，才能产生有效的促进静脉泵血的作用。相反，行走过程中压力绷带可产生 80mmHg 的间歇性压力，使下肢静脉间歇性闭塞。间歇性压力对静脉反流的抑制是静脉压降低的原因，这与循序减压弹力袜的作用机制不同。在行走状态下，循序减压弹力袜只能持续增加 3~8mmHg 的压力。循序减压弹力袜发挥作用是通过对足踝处施加最大压力，然后压力水平逐渐降低至普通衣物的程度。压力梯度确保了血流向上回流到心脏，而不是反流到脚部。恰当的渐变压力能够减小容量静脉的管腔直径，从而增加静脉回流的血流速度和血流量。渐变压力能逆转静脉高压，加强骨骼肌的泵作用，有利于静脉血回流；改善淋巴循环，促进淋巴液进入血液循环；并防止液体从毛细血管向组织间滤出。

关于压力治疗下肢静脉曲张以及静脉溃疡的具体生理生化机制尚不十分明确。但随着下肢水肿的减轻，氧气及其他营养成分弥散增强，皮肤和皮下的代谢会因此而得到改善。一项研究通过近红外光谱学监测组织中氧合血红蛋白及脱氧血红蛋白的变化，证实使用循序减压弹力袜后下肢皮肤及皮下组织氧合过程增加，尤其是使用高弹力袜后。一些细胞因子如血管内皮生长因子（VEGF）和肿瘤坏死因子-α（TNF-α）可能参与静脉曲张的组织坏死过程。有研究发现，经数周压力治疗后，静脉溃疡患者血浆中的炎性细胞因子水平相应降低，且与溃疡愈合的病程一致。另一项研究提示存在活动性溃疡的患者，其溃疡组织的炎症反应因子（如 IL1α、IL6、γ干扰素）水平在压力治疗的帮助下会显著降低。但是外部压力治疗能否可以获得最佳的治疗效果仍在讨论中。

二、弹力袜选择

弹力袜的分类有多种，但使用最多的还是依据压力进行的分类。目前国际上尚无统一的压力标准，常见的压力标准有英国标准、美国标准、德国标准和欧洲 CEN 标准。我国采用欧洲 CEN 标准，即一级压力袜（又称抗栓袜或防血栓袜，其足踝部压力为 15~21mmHg，下同）、二级压力袜（23~32mmHg）、三级压力袜（34~46mmHg）和四级压力袜（大于 49mmHg）。影响整体压力的因素包括编织材料的弹性和坚韧性，穿戴者的下肢外形和大小，以及下肢的活动程度。

下肢静脉曲张患者选择弹力袜，首先根据发病部位选择袜子的长短，如病变在小腿的可以选择膝长型袜子（以小腿最粗水平围度确定型号；足跟到腘窝横纹处的高度确定袜长）；病变范围广、累及大腿者可以选择腿长型袜子（以臀横纹处的腿围和小腿最粗水平围度确定型号；足跟到臀横纹的高度确定袜长）。然后选择压力的大小，压力分为低压、中压、高压 3 种：低压（预防型 15~21mmHg）适用于静脉曲张和血栓高发人群的日常保健型预防，以及手术后或其他原因不能充分活动者的深静脉血栓预防；中压（治疗型 23~32mmHg）适合浅静脉曲张的治疗与预防；高压（治疗型 34~46mmHg）适合于明显的下肢静脉曲张、静脉血流淤滞、静脉溃疡和其他静脉疾病的患者。

按照临床症状，CEAP 分级为 2~6 级时应考虑使用弹力袜。弹力袜和弹性绷带在下肢静脉曲张的治疗中已常规使用。使用 30~40mmHg 压力级的弹力袜可以显著改善疼痛、水肿、皮肤色素沉着。不仅能促进溃疡愈合，还能防止溃疡复发。通过有计划的压力治疗，93% 的伴发溃疡的患者在治疗 5.3 个月可以达到完全治愈。

据报道，逐级加压弹力袜的非依从性达 30%~65%。非依从患者阐述的常见原因包括疼痛、不舒适、穿戴困难、自觉无效能、体热、刺激皮肤、昂贵以及外观欠佳等。临床医生应该询问患者未坚持穿戴弹力袜的原因。因为许多因素是可以经过改变弹力袜的材质、降低压力级别或提供充分的信息和安全保障等简单措施来消除的。另一方面，经由专业训练的健康护理师，往往是护士，对患肢进行准确测量，才能选择更加符合患者病情的弹力袜。

三、间歇性充气加压治疗

IPC 治疗静脉曲张的效果文献报道很多，这是 IPC 多种作用机制综合的结果。IPC 通过提高静脉流速减轻静脉淤滞状态、刺激纤溶活性，用来预防下肢深静脉血栓形成，而且对治疗静脉溃疡有效。

静脉曲张患者的疼痛是由肿胀引起的组织张力增加而导致的，因此一旦肿胀减小，疼痛自然就减轻。IPC 通过促进静脉血向心回流、提升静脉肌肉泵的功能以及加快淋巴的引流，从而有效缓解静脉高压的所产生的一系列影响。IPC 能使静脉回流加快、毛细血管静脉端的流体静水压下降，防止了液体和大分子物质的漏出、提高了经皮的血流灌注，因而减少了痛感。

静脉曲张在临床上通常不被人们所重视，也没有给予足够的治疗。实际上，静脉曲张却是 CVD 最常见的症状之一，对患者的生活的冲击是巨大的，不仅影响了患者的外表和生活质量，还有其他很多心理学和社会学的影响。症状性静脉曲张并不危及生命，但其进行性发展经常导致下肢静脉溃疡。后者的治疗却是需要精耕细作，而且花费庞大。

为此，Yamany 和 Hamdy 就 IPC 对女性静脉曲张患者血流动力学的影响，以及对其生活质量（quality of life，QoL）的影响做了 RCT 研究。所有研究对象都接受了下肢锻炼，并且在治疗前和治疗 6 周后测量了静脉流速峰值与均值、静脉再充盈时间、疼痛水平和生活质量；试验组还接受了每天 30min、每周 5d、为期 6 周的 IPC 治疗。所有测量参数在两个组治疗后都有明显提高，除了静脉再充盈时间外，6 周后测量的其他参数在 IPC 治疗组比对照组显著提高。所以 IPC 对静脉曲张患者来说，在改善静脉淤滞、缓解疼痛和提高生活质量方面是一个很有效的疗法。

对于严重瓣膜损伤的静脉曲张患者，IPC 的序贯加压模式能强有力地驱动淤滞的静脉血液回流到心脏，有效地缓解静脉高压和由此而引起的静脉水肿，进而导致的一系列临床症状和体征。虽然不能治愈静脉曲张，但对病情的延缓和改善患者的生活质量效果明显。在 CVD 的治疗方面，IPC 无疑是一种具有很大潜力的物理治疗手段。

四、研究进展

压力治疗是一种较保守的治疗方法，虽不能治愈静脉曲张，但会减轻症状，预防病情进一步发展。许多研究调查显示弹力袜适用于任何CEAP级别的患者,患者的症状(如疼痛、肿胀、活动能力)和生活质量都能得到改善。一项多中心RCT研究评估了循序减压弹力袜的效用(压力级10~15mmHg),纳入125例女性患者,其CEAP分级为1~3级,结果显示,与穿安慰剂型弹力袜患者相比,循序减压弹力袜可显著改善疼痛感,并提高生活质量;然而,这一研究涉及了各种群体的患者,且没有进行亚组分析,混杂因素相对较多,使结果有一定的局限性。

单纯下肢静脉曲张患者使用弹力袜的优势的相关证据并非很确定,目前出版的文献结论往往是相反的,且有方法学上的欠缺。一项包括了7篇RCT研究(356例患者)的荟萃分析,系统性回顾了弹力袜治疗单纯下肢静脉曲张(除外静脉性溃疡、CEAP分级为2~4级)的效果。结果表明采用弹力袜后,患者的症状和生理状态监测都有所改善,但其中仍有选择性偏倚的风险存在。另一个针对弹力袜的系统回顾,将简单下肢静脉曲张患者纳入25项研究。显示弹力袜能够改善症状,但如果除外大量非依从性患者后,这些结果就显得相当混乱了。来自美国血管外科学会治疗指南的多数证据虽然推荐使用循序减压弹力袜,但同时声称这一支持证据是有限的。目前还没有充分的、足够高水平的证据推荐穿弹力袜能够减缓静脉曲张进展,或预防静脉曲张复发。

其他研究报道了低压弹力袜和高压弹力袜同样有效,但低压弹力袜较高压力弹力袜具有更好的依从性。一项收集了11项RCT研究的荟萃分析报道,15~20mmHg的压力级可能适用于下肢水肿的患者,其效果优于低于10mmHg的压力级或无压力级弹力袜;但10~20mmHg级和20mmHg级以上弹力袜的效果无显著差别,也没有充分的证据确定哪一种长度的弹力袜更有效。

目前还没有针对合并静脉淤滞性皮炎(C4)的患者进行压力治疗和无压力治疗比较的RCT研究。如果患者可以耐受,通常建议这一类患者应当采用循序减压弹力袜。

针对静脉溃疡方面则有更高质量的证据,压力治疗较无压力治疗,溃疡愈合更迅速。静脉溃疡患者往往进行压力绷带治疗。然而,有一些证据提示循序减压弹力袜同样有效。8个RCT研究的荟萃分析(692例患者)显示,弹力袜组较压力绷带组的溃疡愈合率显著增加(62.7% vs 46.6%),同时溃疡平均愈合时间在弹力袜组显著缩短至约3周;同时,弹力袜也比压力绷带减轻疼痛效果更好。同样有证据指出高压弹力袜(30~40mmHg)较中压和低压弹力袜更能促进静脉溃疡的愈合,以及预防复发。4项RCT研究的回顾性分析(979例)指出(低级别证据),循序减压弹力袜能预防静脉溃疡复发,其中高压弹力袜较中等弹力袜更有效。

第三节 下肢静脉曲张手术后的压力治疗

一、临床应用

下肢静脉曲张的外科治疗,目前仍以经典的大隐静脉高位结扎加剥脱术为主,同时射频、激光及硬化剂等治疗方兴未艾。目前,给予弹力袜加压治疗是大隐静脉高位结扎加曲张静脉剥脱术后的常用手段,已广泛用于术后恢复期的支持治疗,并取得了良好的治疗效果。弹力袜具有专业的压力梯度设计,规范穿着可以促进下肢静脉回流,缓解肢体淤血,减轻下肢肿胀,可以使局部血流更趋于正常生理情况下的血液循环状态。

大隐静脉曲张手术是将人体下肢回流的一部分浅静脉去除,相应来说深层静脉的负担会随之加重。术后拆除绷带后使用弹力袜可以促进下肢静脉血回流,消除术后下肢肿胀。并且在水肿消退的同时,通过加速氧弥散和其他营养物质到达皮肤和皮下组织细胞内,增加皮肤代谢,有利于溃疡的愈合。因此,我们建议临床上要摒弃以往的静脉溃疡患者在溃疡好转时才能手术或穿弹力袜的观点,对于静脉溃疡患者,因尽早采取积极的压力治疗或/和手术治疗干预。通过临床工作发现,在静脉曲张术后至少应坚持穿弹力袜半年左右,且不要久站久坐,可有效减轻静脉曲张术后患者酸胀沉重感,同时可预防静脉血栓的发生。

下肢静脉由浅静脉、深静脉和交通静脉3个部分组成,三类静脉互相交通,在下肢静脉曲张的形成中互为因果;其中交通静脉在疾病的发生和进展中起着非常重要的作用。目前的外科治疗主要是通过手术闭塞或剥离浅静脉来阻止局部血液反流,达到降低静脉内压力、缓解局部静脉高压的作用。对于术后的恢复,交通支的地位尤其重要,尤其是足踝部的 Cockett 交通支在疾病的进展中扮演重要的角色。弹力袜的专业压力梯度设计,可以对足踝部施加足够压力,阻止交通支的血液反流,缓解局部淤血,促进术后恢复。

二、循证证据

静脉曲张患者普遍被告之在外科手术后或介入治疗术后穿弹力袜,或者弹性绷带治疗。但对这一做法,目前仍然缺乏有力的 RCT 研究证据支持。以往对弹力袜治疗效果的研究一般都是根据患者主诉及主观临床症状改善情况进行分析,故缺少客观依据。有研究采用静脉再充盈时间(VRT)值等客观指标来评价治疗效果。光电容积描记法检测得到的 VRT 值受静脉瓣膜功能影响。正常小腿肌肉运动后静脉压力很快减低,如果静脉瓣膜功能完好,毛细血管的再充盈是靠动脉血的流入,因此充盈速度相对较慢,VRT>25s;当有静脉瓣膜功能不全时,由于静脉血反流可造成再充盈时间缩短,VRT<20s。VRT 值越小代表局部静脉瓣膜功能越差。李燕等研究 81 例下肢静脉曲张术后穿弹力袜的 VRT 值变化,研究结果证实弹力袜组患者穿着弹力袜 6~12 个月后 VRT 值较对照组延长,说明长期使用弹力袜能有效阻止静脉血反流,改善静脉瓣膜功能,对下肢静脉瓣膜功能有一定的修复作用。另有研究表明手术治疗下肢静脉曲张患者,术后继续穿弹力袜 1~3 个月可降低复发率。

有研究显示,硬化剂治疗后再进行压力治疗能够降低血栓形成的发生风险,预防皮肤色素沉着,并能减少炎症反应和血管新生,从而使皮肤更美观。而另一项随机研究纳入 60 例患者,随机分为两组,一组穿循序减压弹力袜三周,另一组不进行压力治疗,两组患者均接受超声引导泡沫硬化剂治疗后,结果发现在满意度评分、症状改善、生活质量提高方面,两组均无显著差别。另外,目前我们还没有高级别证据证明某一种形式的压力治疗优于另一种形式的压力治疗,但循序减压弹力袜较弹性绷带更容易被人们接受。

参 考 文 献

[1] HAMEL-DESNOS CM, GUIAS BJ, DESNOS PR, et al. Foam Sclerotherapy of the Saphenous Veins: Randomised Controlled Trial with or without Compression[J]. Eur J Vasc Endovasc

Surg, 2010, 39 (4): 500-507.

[2] KERN P, RAMELET AA, WÜTSCHERT R, et al. Compression after sclerotherapy for telangiectasias and reticular leg veins: A randomized controlled study[J]. J Vasc Surg, 2007, 45 (6): 1212-1216.

[3] KEARON C, O'DONNELL M. Graduated compression stockings to prevent venous thromboembolism in hospital: evidence from patients with acute stroke[J]. Pol Arch Med Wewn, 2011, 121 (1-2): 40-43.

[4] SACHDEVA A, DALTON M, AMARAGIRI SV, et al. Graduated compression stockings for prevention of deep vein thrombosis[J]. Cochrane Database Syst Rev, 2014, 12 (12): CD001484.

[5] CHANDRA D, PARISINI E, MOZAFFARIAN D. Meta-analysis: travel and risk for venous thromboembolism[J]. Ann Intern Med, 2009, 151 (3): 180-190.

[6] SCURR JH, MACHIN SJ, BAILEYKING S, et al. Frequency and prevention of symptomless deep-vein thrombosis in long-haul flights: a randomised trial[J]. Lancet, 2001, 357 (9267): 1485-1489.

[7] CLARKE M, HOPEWELL S, JUSZCZAK E, et al. Compression stockings for preventing deep vein thrombosis in airline passengers[J]. Cochrane Database Syst Rev, 2006, 19 (2): CD004002.

[8] SAEDON M, STANSBY G. Post-thrombotic syndrome: prevention is better than cure[J]. Phlebology, 2010, 25 Suppl 1 (7): 14.

[9] COHEN JM, AKL EA, KAHN SR. Pharmacologic and compression therapies for postthrombotic syndrome: a systematic review of randomized controlled trials[J]. Chest, 2012, 141 (2): 308-320.

[10] MUSANI MH, MATTA F, YAEKOUB AY, et al. Venous compression for prevention of postthrombotic syndrome: a meta-analysis[J]. American Journal of Medicine, 2010, 123 (8): 735-740.

[11] CENTRE NCG. Venous Thromboembolic Diseases: The Management of Venous Thromboembolic Diseases and the Role of Thrombophilia Testing[J]. National Guideline Clearinghouse, 2012, 68 (4).

[12] PRANDONI P, LENSING AW, PRINS MH. Below-knee elastic compression stockings to prevent the post-thrombotic syndrome: A randomized, controlled trial[J]. Ann Intern Med, 2004, 141 (4): 249-256.

[13] BRANDJES DP, BÜLLER HR, HEIJBOER H, et al. Randomised trial of effect of compression stockings in patients with symptomatic proximal-vein thrombosis[J]. Lancet, 1997, 349 (9054): 759.

[14] Compression stockings to prevent post-thrombotic syndrome: a randomised placebo-controlled trial[J]. Lancet. 2014, 383 (9920): 880-888.

[15] GINSBERG JS, HIRSH J, JULIAN J, et al. Prevention and treatment of postphlebitic syndrome: results of a 3-part study[J]. Arch Intern Med, 2001, 161 (17): 2105-2109.

[16] PRANDONI P. Elastic stockings, hydroxyethylrutosides or both for the treatment of post-thrombotic syndrome[J]. Thromb Haemost, 2005, 93(01): 183-185.

[17] International Society of Lymphology. The diagnosis and treatment of peripheral lymphedema: 2013 consensus document of the International Society of Lymphology[J]. Lymphology 2013, 46: 1-11.

[18] LAY-FLURRIE K. Use of compression hosiery in chronic oedema and lymphedema[J]. Br J Nurs, 2011, 20(7): 418, 420, 422.

[19] DI NM, WICHERS IM, MIDDELDORP S. Treatment for superficial thrombophlebitis of the leg[J]. Cochrane Database Syst Rev, 2007, 4(2): CD004982.

[20] NILSSON L, AUSTRELL C, NORGREN L. Venous function during late pregnancy, the effect of elastic compression hosiery[J]. Vasa Zeitschrift Für Gefsskrankheiten, 1992, 21(2): 203-205.

[21] THALER E, HUCH R, HUCH A, et al. Compression stockings prophylaxis of emergent varicose veins in pregnancy: a prospective randomised controlled study[J]. Swiss Medical Weekly, 2001, 131(45-46): 659.

[22] BAMIGBOYE AA, SMYTH RM. Interventions for varicose veins and leg oedema in pregnancy[M]// The Cochrane Library. John Wiley & Sons, Ltd, 2007: 92.

[23] SCOTT G, MAHDI AJ, ALIKHAN R. Superficial vein thrombosis: a current approach to management[J]. Br J Haematol, 2015, 168(5): 639-645.

[24] 李燕,杨彩云,王若,等.弹力袜用于下肢静脉曲张术后患者的治疗研究[J].河北医科大学学报,2016,37(8):920-922.

第十二章

压力治疗在慢性静脉疾病中的应用

第一节 慢性静脉疾病概述

下肢慢性静脉疾病（chronic venous disease，CVD）是临床上常见的血管疾病。根据 CEPA 分级（见表 2-1），下肢慢性静脉疾病患者的症状可以分为 C0~C6，对比过去慢性静脉功能不全的概念，下肢慢性静脉疾病相对来说纳入了更多处于疾病早期的患者，这些患者可能无症状或者症状较轻。这对于患者早期治疗、延缓疾病进展具有重要意义。

慢性静脉功能不全（chronic venous insufficiency，CVI）是用来描述 CVD 进展期由于静脉系统功能异常而产生的水肿、皮肤改变和静脉溃疡的术语，一般是指 C3 级以上的患者。慢性静脉功能紊乱（chronic venous disorders，CVDs）是用来描述所有的静脉系统的功能和形态学异常的术语，而不考虑这些异常是否会引起临床症状。

慢性静脉疾病是静脉系统因长期存在的形态学和功能方面的异常而形成的。其症状不仅涉及下肢皮肤方面，还有疼痛、疲劳感、痉挛、瘙痒、灼热感、肿胀、不宁腿综合征、静脉性跛行等。体征有毛细血管扩张、网状静脉、静脉曲张、水肿以及诸如色素沉着、脂性硬皮症、皮炎和溃疡形成等皮肤改变。CVD 常常原发于静脉管壁和/或静脉瓣膜的异常、和/或继发于 DVT 所致的静脉反流和梗阻等，也有很少是属于遗传因素导致的异常。

静脉疾病约占血管外科疾病的 60%，常发生于下肢。国内下肢静脉疾病的患病率为 8.89%，接近 1.2 亿患者，每年新发病率为 0.5%~3.0%，其中静脉性溃疡占 1.5%。CVD 的发生率随着年龄的增长而增加，女性发病率高于男性。2011 年，由国际静脉联盟（International Union of Phlebology，UIP）组织的迄今为止静脉领域最大规模的流行病学调查显示，在 50 岁左右的下肢不适人群中，CVD 的发生率为 63.9%，其中 C3~C6（CEAP 分级）的 CVI 患者占 24.3%。

CVD 的病因可分为原发性、继发性及先天性，以原发性居多，约为 66%，继发性 25%，先天性不足 1%，其他 8%。CVD 发生的因素包括①静脉瓣膜功能不全引起的静脉反流；②近端静脉阻塞造成的静脉回流障碍；③先天发育异常；④遗传因素。就其发病机制而言，主要病理生理改变是由于静脉血逆流、静脉阻塞、静脉管壁薄弱以及腓肠肌泵功能不全所导致的下肢静脉高压，在 CVD 的发展中，慢性炎症起着关键作用。

慢性下肢静脉疾病的治疗方法较多，根据 CEAP 的分级选择不同的治疗方法（表 12-1）。

表 12-1　基于 CEAP 分级的 CVD 治疗方法选择一览表

症状体征 （CEAP 分级）	有症状无 体征（C0）	毛细血管 扩张（C1）	静脉曲张 （C2）	水肿 （C3）	皮肤改变 （C4）	愈合的 溃疡（C5）	不愈合的 溃疡（C6）
生活方式改变	强烈推荐			推荐			
药物治疗	强烈推荐						
硬化治疗	不推荐	强烈推荐		推荐			
加压治疗	强烈推荐（低等压力）		强烈推荐（中等压力）		强烈推荐（高等压力）		
手术治疗	不推荐		推荐		强烈推荐		

在 CVD 治疗方面，尽管敷料和其他方法有着很多显著特点，但压力疗法依然是保守治疗的基石。这是因为压力疗法简便易用、无创伤性，并在 CVD 的主要病理生理机制——静脉高压的处理方面同样有效。腿部压力疗法的最常见形式是弹力袜（包括紧身裤袜）、弹性绷带、无弹性压力绷带以及 IPC。其作用机制包括对浅静脉和深静脉的加压、改善小腿肌肉泵的功能，从而降低非卧床静脉压，减轻水肿。

压力治疗是 CVD 最基本的治疗手段和措施，其中对绷带和弹力袜的研究相对透彻，无论是国外还是国内的指南里，关于弹性绷带和弹力袜的临床指征和具体使用参数（压力时间等）的介绍较为详细，而 IPC 则涉及的很少，需要未来进一步补充。

2014 年中华医学会外科学分会血管外科学组发布的《慢性下肢静脉疾病诊断与治疗中国专家共识》及 2015 年欧洲血管与腔内血管外科学会发布的《慢性静脉疾病治疗指南》，均指出压力治疗（compression therapy）是下肢慢性静脉疾病的主要治疗方法。本章将叙述压力治疗在慢性静脉疾病中的应用，重点讨论在下肢静脉功能不全和静脉血栓形成后综合征中的应用。

第二节　慢性静脉疾病的压力治疗

对于慢性下肢静脉疾病的压力治疗包括静态和动态两种，静态压力治疗主要包括弹力袜和弹性绷带，动态压力治疗主要是指 IPC。

一、静态压力治疗

静态压力治疗是指从肢体远端到近端连续给予一定梯度的压力（从远到近压力逐渐降低），方法主要包括缠绕压力绷带和穿弹力袜。其作用机制在于持续性压力治疗可以提高深静脉血流速度和促进静脉回流，改善静脉血流动力学，促进淋巴回流和改善微循环，从而降低静脉压力。

持续压力治疗可以降低静脉高压引起的毛细血管高通透性，减少渗出。但是，目前尚未明确多大的压力可以有效改善静脉高压，一般而言，踝部压力至少要达到 35~40mmHg 才能预防静脉高压导致的毛细血管过度渗出。还有报道显示，持续压力治疗可以减轻局部组织的炎性反应，降低静脉性溃疡中的促炎症基质金属蛋白酶的表达，从而促进溃疡的愈合。

（一）弹力袜

目前临床医生并没有对弹力袜的选择做出足够的重视，错误认为告诉患者去买一双弹力袜就可以了，其实不然。首先就是后面禁忌证里提到的，并不是所有下肢静脉疾病的患者都可以穿弹力袜，必须要专业的血管外科医生评估以后才能选择。另外也不是所有患者都应该选择一样的弹力袜，如何做到合理选择，同样要遵循个体化原则，综合考虑患者的症状和体征、过敏史等其他的因素，然后选择弹力袜的种类，包括压力等级、长度、材质（表12-2）。

表12-2 弹力袜压力级别选择方法

压力等级	踝部压力	弹力力度	适应证	CEAP分级
预防级	<15mmHg	轻微	无症状	0
一级	15~21mmHg	轻度	轻度静脉曲张,下肢沉重感,轻度足部、踝部或者小腿水肿	1
二级	23~32mmHg	中度	中度到重度的静脉曲张,中度肿胀,静脉炎,静脉腔内手术后	3
三级	34~46mmHg	强	严重静脉曲张,严重肿胀活动性溃疡,DVT后,静脉曲张手术后	4
四级	>49mmHg	加强	淋巴水肿	—

部分非静脉疾病因素，包括患者的皮肤情况、活动能力等，会影响患者穿着弹力袜。对于皮肤易破损者，不适合应用弹力袜；对于活动不便的人群或者老年人，弹力袜的穿脱可能存在困难，因此，在建议应用弹力袜之前，需要考虑患者穿弹力袜的可行性和便利性，如果这类人群不能得到必要的协助，就不适合选择弹力袜。

1. 弹力袜的压力选择　弹力袜根据踝部压力可以分为五个等级，预防级（<15mmHg）、一级（15~21mmHg）、二级（23~32mmHg）、三级（34~46mmHg）和四级（>49mmHg）。对于静脉功能不全患者，一般选用一级和二级弹力袜；而三、四级弹力袜一般应用于淋巴水肿和严重烧伤后瘢痕治疗。

2. 弹力袜长度选择　目前市面上有各种长度的弹力袜，包括中筒袜（足踝到膝盖）、中长筒袜、长筒袜（足踝到大腿）、标准连裤袜等，也有相对少见的单侧包臀袜（足踝到单侧腰部）和产妇连裤袜。一般而言，短筒袜能适合大部分下肢静脉功能不全患者，而且患者的耐受性较好，能有更好的依从性。短筒袜不能穿着太高，如果到达腘窝，容易发生褶皱而产生局部过度压迫，导致患者不适，而且可能损伤皮肤。长筒弹力袜一般应用于手术后患者，或者静脉功能不全患者的长途旅行，相比较短筒而言，其对静脉血流的促进作用更强。穿着时的要点与短筒袜不一样，一定要拉到足够高，再拉平，否则在腘窝水平容易堆积，造成不适和局部压力不均，甚至过度压迫。长筒袜穿脱更不方便，而且易下滑，在腘窝堆积，所以临床的应用受到限制。

3. 弹力袜包趾选择　总体来讲，包趾弹力袜与非包趾弹力袜区别不大，但对于合并足部疾病的患者，更适合应用非包趾弹力袜，比如类风湿引起的小关节病变,糖尿病足等。

4. 弹力袜尺码选择　首先,患者测量腿围的最合适时间是晨间起床时,此时水肿最轻,测量的实际值更准确;如果下午测量可能导致患者选择的弹力袜偏大。测量部位包括踝部周径、小腿中段周径和大腿中下段周径。再依据不同弹力袜的尺码去选择合适的产品。

(二)压力绷带

压力绷带包括弹性压力绷带和无弹性压力绷带,都可以应用于下肢静脉功能不全的压力治疗。与弹力袜的穿戴不同,压力绷带的应用必须要由经过专门训练的专业人员操作,患者需要长时间系统训练才能自行应用。但对于一些特殊情况,比如患者有严重皮肤溃疡,溃疡面积大,不适合穿弹力袜,或者患者腿围太大,没有合适弹力袜的患者,可以考虑应用压力绷带。

1. 无弹性压力绷带　无弹性压力绷带是最早使用的静态压力治疗方法,目前最常用的无弹性压力绷带是 Unna 靴,是一种浸有氧化锌(或者卡拉明 Calamine)的绷带,在使用后会变干变硬而定型。这种绷带只能在患者活动时提供压力,在静息状态下没有压力。其优点是便宜,容易获取。缺点是压力不能持久,经常会有变化,需要经常调整,不太方便。不过其治疗作用已经得到研究证实,相比安慰剂或者水性敷料而言,无弹性压力绷带可以明显促进静脉性溃疡的修复。

无弹性压力绷带应用注意事项:

(1)使用者必须接受严格培训;

(2)每周至少更换 1~2 次;

(3)每次更换时,需要完整移除敷料,清洁并检查皮肤;

(4)对患者创面进行必要的处理;

(5)避免对特殊部位的过度压迫,如骨性凸起部位压力过大可能引起皮肤缺血坏死,或者腓总神经浅出的地方即腓骨小头下方压力过大可能引起腓总神经损伤;

(6)注意包扎后末梢循环的变化,避免压迫动脉引起缺血。

2. 弹性绷带　弹性绷带包括单层弹性绷带和多层绷带系统。单层弹性绷带的使用越来越少,因为其提供的压力往往无法达到治疗标准。目前市面上常见的为多层弹性绷带系统,相比较无弹性压力绷带,多层弹性绷带具有更好的创面保护效果,可以提供稳定的压力。

典型的多层绷带系统由四层组成。①衬垫层(第一层):衬垫层的作用是保护易受压部位,改善患者的舒适度,所以这一层使用质地柔软的敷料,比如棉垫或者羊绒垫等。重点部位主要是胫骨顶部、腓骨头、内外踝、跟腱和足背,尤其胫骨顶部和腓骨头位置是最容易被压迫导致皮肤坏死的区域,务必覆盖完全。对于体型偏瘦的患者,衬垫层的保护十分重要。②敷料绷带层(第二层):带有轻微弹性,主要是让衬垫层稳定和更加光滑,还有一定的吸附性,为后面的层次提供稳定的支撑。也有敷料把第一层和第二层融合为一体。通常情况下,第一层和第二层基本没有提供压力的作用。③高弹性绷带层(第三层):伸缩范围较大,往往在拉升 50% 的程度下可以提供 17mmHg 的压力。如果需要更高的压力,可以拉升到更大范围或增加弹性绷带层次。④自粘型绷带层(第四层):该层绷带的弹性较第三层低,但提供压力较第三层更高,大约为 23mmHg。此时,外面两层弹性绷带可以提供约 40mmHg 的压力。临床上可根据患者的压力需要选择进一步改变外层弹性绷带的层数,以调节压力。

绷带压力治疗患者时,患者的健康教育和随访非常重要。需要交代以下注意事项:①避免长时间站立,休息时抬高患肢。②观察疼痛感,刚完成绷带时会有不适或轻微疼痛,一般可逐渐缓解。如果疼痛加重或者部位变化,需及时就医,必要时拆除绷带检查有无局部过度压迫。③保持敷料干燥,洗澡时需妥善做好防水保护。④定期更换,一般一周1~2次。如果存在皮肤伤口,需要根据渗出情况随时更换。

二、动态压力治疗

动态压力治疗又叫间歇性压迫治疗,目前应用最广泛的是IPC。与静态压力治疗不同的是,动态压力治疗不需要使用绷带等敷料提供压力;在作用机制方面,动态压力治疗除了能促进静脉回流以外还可能促进皮下纤维的吸收来降低皮下纤维化的形成、促进伤口的愈合。还有报道表明,间歇性气压治疗可以改善内皮细胞功能,从而改善患者症状,促进静脉性溃疡愈合。

动态压力治疗适合于不能耐受静态压力治疗的患者或静态压力治疗效果不佳的患者。例如,对于过度肥胖、重度水肿、患有严重脂质硬皮病的患者,静态压力治疗往往难以提供足够的压力。但是对于合并心力衰竭的患者,不适合应用动态压力治疗。

三、压力治疗方法选择

慢性静脉疾病压力治疗方法的选择目前并没有统一的标准,基本原则是根据患者的疾病严重程度、医生的经验、当地医疗条件、患者依从性等方面综合考虑,同时根据治疗效果动态调整。

(一)多层弹性绷带与无弹性压力绷带

2014年一项荟萃分析显示多层弹性绷带系统要优于无弹性压力绷带和单层弹性绷带。与无弹性压力绷带相比,多层弹性绷带系统压力更稳定,能更快促进静脉性溃疡的愈合,而且高压力组比低压力组效果更好。但是,多层弹性绷带系统的缺点是操作比较复杂,需要有一定的操作经验才能掌握,尤其对患者而言,学会正确使用多层弹性绷带系统需要比较长时间的训练,而无弹性压力绷带的使用前培训则相对简单。另外,重度水肿患者早期治疗时使用无弹性压力绷带更简便、易行及经济。因为这类患者的早期治疗阶段,水肿消退较快,往往需要高频率地更换绷带。多层弹性绷带的操作相对复杂,并不适合在这个时期使用。

(二)弹力袜和弹性绷带

弹力袜和弹性绷带相比较,目前没有明确证据显示二者治疗效果的差异。有研究显示弹力袜在使用简便性上有明显优势,比如患者不需要特殊培训就能使用,同时患者舒适度较好,对生活影响小,如洗澡、穿鞋、走路等都不受影响,总体复诊次数大大减少。另一项RCT研究对比了弹力袜与多层弹性绷带系统的疗效,随机入组了457例静脉性溃疡的患者,发现双层弹力袜与多层弹性绷带系统的疗效相当,溃疡愈合率分别为71%和70%,平均溃疡愈合时间99d。长期治疗中,弹力袜组患者的溃疡复发率较低(14% vs. 23%);在不良事件方面,两组没有显著差异。有作者回顾了四项弹力袜与弹性绷带的对比研究,发现仅一个研究显示弹力袜三年的随访结果优于弹性绷带组,但在另一个研究则显示五年随访期内弹力袜组不能耐受压力治疗的比例明显高于弹性绷带组。

四、适应证、禁忌证与并发症

（一）适应证与禁忌证

适应证：慢性静脉疾病患者一旦确诊，排除禁忌证后，均可考虑应用压力治疗，以缓解下肢水肿、控制包括脂质硬皮病在内的皮肤并发症的进展。

禁忌证：主要是中重度外周动脉疾病和急性蜂窝织炎。

1. 中重度外周动脉疾病（ABI<0.6）　对于以下肢溃疡为表现的患者，必须明确是否合并下肢动脉缺血，尤其在老年患者。多种因素可以引起下肢溃疡，包括静脉性溃疡和动脉性溃疡。对于合并跛行表现的患者，要注意鉴别有无动脉性跛行。有报道指出，对于下肢动脉疾病患者，穿弹力袜以后可能加重下肢缺血、导致皮肤坏死甚至肢体坏死而截肢。所以在使用压力治疗前，必须检查下肢动脉搏动及 ABI 以确定患者没有合并中重度外周动脉疾病。

2. 急性蜂窝织炎　慢性静脉疾病患者易并发蜂窝织炎，尤其合并皮肤并发症如脂质硬皮病以后，由于皮肤色素沉着，感染容易被掩盖而不易发现。如果患者突发下肢持续性疼痛、皮温明显增高，需考虑急性蜂窝织炎可能。此时，压力治疗不宜进行，需要系统性抗感染。待感染完全控制后，皮肤温度正常、疼痛消失才能继续压力治疗。

（二）并发症

总体来讲，压力治疗是非常安全的物理治疗方法，并发症非常少见，大部分与使用不当以及患者过敏体质有关。

1. 过敏　这是最常见的并发症，也是很多患者中断治疗的原因。表现为接受治疗后，患者出现明显皮肤瘙痒、皮疹等典型的皮肤过敏表现。由于静脉功能不全患者本身就可能有皮肤瘙痒的症状，有时容易被忽略，尤其是绷带使用者，一直等到下次更换绷带才发现。过敏的处理包括暂停压力治疗，适当应用局部抗过敏药物（如炉甘石洗剂）等，多数患者过敏症状很快可以缓解。再次使用压力治疗时，需更选择不同材质的产品。

2. 接触性皮炎　接触性皮炎也属于过敏的一种，但临床表现为接触部位皮肤明显红肿。由于下肢静脉功能不全、特别是合并脂质硬皮病的患者，皮肤健康状态不佳，合并过敏后易误诊为感染；此时如使用抗生素治疗往往效果不佳，而且有加重局部症状的风险。治疗上同样需要暂停压力治疗，适当加用全身或局部抗过敏药物。

3. 皮肤坏死　主要与局部皮肤过度受压有关，如果患者合并有下肢缺血或者外周神经病变感觉减退，则皮肤坏死发生风险升高。因此，使用压力治疗前一定要详细评估患者的动脉血运情况，对于重症下肢缺血患者严禁使用压力治疗。糖尿病患者需评估肢体感觉功能。另外，对于初次治疗患者一定要加强随访观察。

4. 感染　主要见于合并静脉性溃疡或者皮肤并发症的患者，当渗出物污染敷料后，如果没有及时更换就可能导致病原菌滋生。尤其是多层弹性绷带系统，由于敷料较厚不能及时观察是否有渗出物，当全层敷料浸透后，里层的敷料已经成为病原菌的"培养基"，可诱发或加重感染。预防和治疗感染的关键是加强护理，及时更换敷料。

五、患者依从性管理

患者依从性是慢性下肢静脉疾病压力治疗的重要影响因素，症状反复、溃疡迁延不愈等多与患者依从性下降、自行中断治疗相关。有报道称,超过60%的患者在压力治疗过程中自行中断治疗。患者中断治疗的主要原因多样,如操作不便、感觉不适、瘙痒、压迫感、感觉异常等都可能导致患者依从性下降。年轻人的依从性优于老年人;症状较轻患者的依从性优于症状较重的患者;有深静脉血栓病史的患者依从性优于无血栓病史的患者。在2007年发表的一项研究中发现,50%的有DVT病史患者能坚持使用压力治疗,而无DVT病史组仅有35%能坚持压力治疗。

因此,提高患者依从性是医生在决定是否给患者使用压力治疗时必须考虑的因素。充分而正确的健康教育非常重要,在压力治疗开始时就需要向患者说明慢性静脉疾病的病理基础,静脉功能的不可修复性以及压力治疗的原理。只有让患者真正理解了压力治疗的关键作用,才能提高患者依从性。而且要反复多次进行健康教育,因为在治疗3~6个月内,慢性下肢静脉功能不全症状有所减轻后,很多患者就中断治疗。结合患者的年龄、文化水平、知识结构等特点灵活采用沟通方式,帮助患者解决压力治疗过程中的不适,均可以帮助提高依从性。

压力治疗在慢性静脉疾病的治疗中处于十分重要的地位,其疗效肯定。临床选用压力治疗需要做到个体化评估。压力治疗的难点是患者的依从性较差,所以健康教育和随访非常重要。对于慢性静脉功能不全的患者,压力治疗几乎在所有指南中均得到推荐,尽管大多数指南仍然推荐PTS患者应用弹力袜,但压力治疗对PTS的预防作用目前仍有争议。压力治疗是一种简便易行的物理治疗,但不能忽视其可能存在的并发症,需恰当使用及管理。

参 考 文 献

［1］中华医学会外科学分会血管外科学组.慢性下肢静脉疾病诊断与治疗中国专家共识［J］.中国血管外科杂志,2014,6:143-151.

［2］WITTENS C, DAVIES AH, BAEKGAARD N, et al. Editor's Choice-Management of Chronic Venous Disease: Clinical Practice Guidelines of the European Society for Vascular Surgery (ESVS)［J］. Eur J Vasc Endovasc Surg, 2015, 49: 678-737.

［3］BARR DM. The Unna's boot as a treatment for venous ulcers［J］. Nurse Pract, 1996, 21: 55.

［4］LATTIMER CR, KALODIKI E, KAFEZA M, et al. Quantifying the degree graduated elastic compression stockings enhance venous emptying［J］. Eur J Vasc Endovasc Surg, 2014, 47: 75.

［5］MAYBERRY JC, MONETA GL, DEFRANG RD, et al. The influence of elastic compression stockings on deep venous hemodynamics［J］. J Vasc Surg, 1991, 13: 91.

［6］LIM CS, DAVIES AH. Graduated compression stockings［J］. CMAJ, 2014, 186: 391.

［7］COUZAN S, LEIZOROVICZ A, LAPORTE S, et al. A randomized double-blind trial of upward progressive versus degressive compressive stockings in patients with moderate to severe chronic venous insufficiency［J］. J Vasc Surg, 2012, 56: 1344.

［8］MOSTI G, PARTSCH H. High compression pressure over the calf is more effective than graduated compression in enhancing venous pump function［J］. Eur J Vasc Endovasc Surg,

2012, 44: 332.

[9] MOSTI G, PARTSCH H. Compression stockings with a negative pressure gradient have a more pronounced effect on venous pumping function than graduated elastic compression stockings[J]. Eur J Vasc Endovasc Surg, 2011, 42: 261.

[10] BOWLING K, RATCLIFFE C, TOWNSEND J, et al. Clinical thromboembolic deterrent stockings application: are thromboembolic deterrent stockings in practice matching manufacturers application guidelines[J]. Phlebology, 2015, 30: 200.

[11] PARTSCH H. Compression therapy of the legs. A review[J]. J Dermatol Surg Oncol, 1991, 17: 799.

[12] POLIGNANO R, BONADEO P, GASBARRO S, et al. A randomised controlled study of four-layer compression versus Unna's Boot for venous ulcers[J]. J Wound Care, 2004, 13: 21.

[13] HENDRICKS WM, SWALLOW RT. Management of stasis leg ulcers with Unna's boots versus elastic support stockings[J]. J Am Acad Dermatol, 1985, 12: 90.

[14] MOFFATT C. Four-layer bandaging: from concept to practice[J]. Int J Low Extrem Wounds, 2002, 1: 13.

[15] PARTSCH H. Compression therapy. Int Angiol 2010, 29: 391.

[16] ALLENBY F, BOARDMAN L, PFLUG JJ, et al. Effects of external pneumatic intermittent compression on fibrinolysis in man[J]. Lancet, 1973, 2: 1412.

[17] TARNAY TJ, ROHR PR, DAVIDSON AG, et al. Pneumatic calf compression, fibrinolysis, and the prevention of deep venous thrombosis[J]. Surgery, 1980, 88: 489.

[18] MAUCK KF, ASI N, ELRAIYAH TA, et al. Comparative systematic review and meta-analysis of compression modalities for the promotion of venous ulcer healing and reducing ulcer recurrence[J]. J Vasc Surg, 2014, 60: 71S.

[19] O'MEARA S, CULLUM N, NELSON EA, et al. Compression for venous leg ulcers[J]. Cochrane Database Syst Rev, 2012, 11: CD000265.

[20] NELSON EA, IGLESIAS CP, CULLUM N, et al. Randomized clinical trial of four-layer and short-stretch compression bandages for venous leg ulcers(VenUS I). Br J Surg 2004, 91: 1292.

[21] ASHBY RL, GABE R, ALI S, et al. Clinical and cost-effectiveness of compression hosiery versus compression bandages in treatment of venous leg ulcers(Venous leg Ulcer Study Ⅳ, VenUS Ⅳ): a randomised controlled trial[J]. Lancet, 2014, 383: 871.

[22] NELSON EA, BELL-SYER SE. Compression for preventing recurrence of venous ulcers[J]. Cochrane Database Syst Rev, 2014, 9(9): CD002303.

[23] VAN HECKE A, GRYPDONCK M, DEFLOOR T. A review of why patients with leg ulcers do not adhere to treatment[J]. J Clin Nurs, 2009, 18: 337.

[24] RAJU S, HOLLIS K, NEGLEN P. Use of compression stockings in chronic venous disease: patient compliance and efficacy[J]. Ann Vasc Surg, 2007, 21: 790.

[25] BRANDJES DP, BULLER HR, HEIJBOER H, et al. Randomised trial of effect of compression stockings in patients with symptomatic proximal-vein thrombosis[J]. Lancet, 1997, 349: 759-762.

[26] PRANDONI P, LENSING AW, PRINS MH, et al. Below-knee elastic compression stockings to prevent the post-thrombotic syndrome: a randomized, controlled trial[J]. Ann Intern Med, 2004, 141: 249-256.

[27] PRANDONI P, NOVENTA F, QUINTAVALLA R, et al. Thigh-length versus below-knee compression elastic stockings for prevention of the postthrombotic syndrome in patients with proximal-venous thrombosis: a randomized trial[J]. Blood, 2012, 119: 1561-1565.

[28] ASCHWANDEN M, JEANNERET C, KOLLER MT, et al. Effect of prolonged treatment with compression stockings to prevent post-thrombotic sequelae: a randomized controlled trial[J]. J Vasc Surg, 2008, 47: 1015-1021.

[29] MUSANI MH, MATTA F, YAEKOUB AY, et al. Venous compression for prevention of postthrombotic syndrome: a meta-analysis[J]. Am J Med, 2010, 123: 735-740.

[30] KAHN SR, SHAPIRO S, WELLS PS, et al. Compression stockings to prevent post-thrombotic syndrome: a randomized placebo-controlled trial[J]. Lancet, 2014, 383: 880-888.

[31] JAYARAJ A, MEISSNER M. Impact of graduated compression stockings on the prevention of post-thrombotic syndrome-results of a randomized controlled trial[J]. Phlebology, 2015, 30: 541-548.

[32] COHEN JM, AKL EA, KAHN SR. Pharmacologic and compression therapies for postthrombotic syndrome: a systematic review of randomized controlled trials[J]. Chest, 2012, 141: 308.

[33] KAHN SR, SHRIER I, SHAPIRO S, et al. Six-month exercise training program to treat post-thrombotic syndrome: a randomized controlled two-centre trial[J]. CMAJ, 2011, 183: 37.

[34] LATTIMER CR, AZZAM M, KALODIKI E, et al. Compression stockings significantly improve hemodynamic performance in post-thrombotic syndrome irrespective of class or length[J]. J Vasc Surg, 2013, 58: 158.

[35] NICOLAIDES A, KAKKOS S, EKLOF B, et al. Management of chronic venous disorders of the lower limbs: guidelines according to scientific evidence[J]. Int Angiol, 2014, 33(2): 87-208.

[36] EBERHARDT RT, RAFFETTO JD. Chronic venous insufficiency[J]. Circulation, 2014, 130(4): 333-346.

[37] 中华医学会外科分会血管外科学组. 慢性下肢静脉疾病诊断与治疗中国专家共识[J]. 中华普通外科杂志, 2014, 29(4): 246-252.

[38] 张柏根. 慢性下肢静脉功能不全的诊治进展[J]. 中华普通外科杂志, 2003, 18(9): 517-518.

[39] ASHRANI AA, HEIT JA. Incidence and cost burden of post-thrombotic syndrome[J]. J Thromb Thrombolysis, 2009, 28(4): 465-476.

［40］殷敏毅,蒋米尔. 深静脉血栓形成后综合征及其临床诊治［J］. 中国实用外科杂志, 2010, 30（12）: 1028-1030.

［41］COHEN JM, AKL EA, KAHN SR. Pharmacologic and Compression Therapies for Postthrombotic Syndrome［J］. Chest, 2012, 141（2）: 308-320.

［42］杨大业,陈静,张德巍,等. 老年人腹部手术后下肢深静脉血栓形成的预防［J］. 实用诊断与治疗杂志, 2007, 21（5）: 394-395.

［43］张其云,孔德霖. 手术后下肢深静脉血栓形成的诊治［J］. 中国普通外科杂志, 2011, 20（12）: 1392-1393.

［44］VAZQUEZ SR, FREEMAN A, VANWOERKOM RC, et al. Contemporary Issues in the Prevention and Management of Postthrombotic Syndrome［J］. Ann Pharmacother. 2009, 43（11）: 1824-1835.

［45］KOLARI PJ, PEKANMAKI K, PHJOLA RT. Transcutaneous oxygen tension in patients with post-thrombotic leg ulcers: treatment with intermittent pneumatic compression［J］. Cardiovasc Res, 1988, 22（2）: 138-141.

［46］GINSBERG JS, MAGIER D, MACKINNON B. Intermittent compression units for severe post-phlebitic syndrome: a randomized crossover study［J］. CMAJ, 1999, 160（9）: 1303-1306.

［47］KEARON C, AKL EA, COMEROTA AJ, et al. Antithrombotic Therapy for VTE Disease: Antithrombotic Therapy and Prevention of Thrombosis, 9th ed: American College of Chest Physicians Evidence-Based Clinical Practice Guidelines［J］. Chest, 2012, 141（2 Suppl）: e419S-e496S.

第十三章

压力治疗在下肢静脉溃疡中的应用

第一节 下肢静脉溃疡概述

下肢静脉性溃疡（venous leg ulcer, VLU），俗称"老烂腿"，是外科常见病、多发病，是慢性静脉功能不全（Chronic Venous Insufficiency, CVI）的常见临床表现和最终结局，其发病率为0.3%~2%。统计表明，下肢静脉溃疡的复发率高达60%~70%。其好发部位为小腿中下段前内侧面，即足靴区，其次是外踝和足背区。下肢静脉性溃疡可为单发，也可为多发；有的长期不愈，有的则反复发作；极少数变为巨大溃疡，深及深筋膜，甚至发生恶变。

下肢静脉性溃疡的产生，目前大多数学者认为其发病机制是各种原因引起的下肢静脉系统反流、回流不畅等，造成远端肢体淤血、组织缺氧，导致皮肤发生营养障碍性改变，出现坏死和溃疡形成。PTS造成的深、浅静脉瓣膜功能损害、先天性静脉瓣膜功能不全，均可产生下肢深、浅静脉和交通支静脉血液异常反流，并在下肢产生静脉高压，导致静脉回流不畅和浅静脉曲张。静脉压进行性和持续性增高，引起毛细血管扩张，通透性增加；因静脉高压或其他原因导致的小腿肌泵功能不全时，静脉血排空减少，会促进溃疡的形成、影响溃疡的愈合。

静脉溃疡往往是由慢性静脉功能不全发展而来的，是慢性静脉功能不全病程发展的终末期。慢性静脉功能不全所引起的不适症状大多可以通过卧床休息和抬高患肢来缓解，然而，长时间卧床或抬高患肢对大部分患者来说是不切实际的，严重影响了患者的生活质量。非手术治疗仍然是治疗慢性静脉功能不全的首选治疗方式。非手术治疗的目的是改善慢性静脉功能不全患者的症状如腿部的疼痛和肿胀，保存患者行动能力、替代长时间卧床休息或手术治疗，延缓病程进展。

压力治疗是下肢静脉性溃疡保守治疗的重要方法之一，在溃疡的治疗中起重要的作用。早在两千多年前，希波克拉底就有使用绷带加压治疗静脉溃疡的记录。至17世纪，Richard Wiseman医师发现了绷带治疗的有效性，并设计了一种从脚踝开始固定的绑腿绷带用于治疗静脉溃疡，并在军队推广。

通过对小腿施加压力，以减少静脉反流、提高小腿肌泵功能、促进静脉回流、减轻淤血和水肿，促进溃疡的愈合。近期研究表明，递增梯度弹力袜（小腿压力大于足踝部压力）在改善足和小腿的疼痛及缓解症状方面，要比递减梯度弹力袜（即循序减压弹力袜，足踝部压力大于小腿压力）的效果好。这可能是前者对肌泵功能改善的效果更加显著。行走过程中，小腿部的压力更高,这似乎就是弹性绷带对血流动力学的影响要比弹力袜大的原因。

目前针对CVI患者,尤其是对伴有静脉溃疡的CVI患者,首选的非手术治疗是压力治疗,压力治疗的重要性及有效性也已经得到越来越多的研究证据支持。药物治疗可以作为压力治疗的辅助治疗方式,主要应用于症状较重的患者,但很少单独应用。

无论CVI患者是否伴有腿部静脉溃疡,压力治疗都是主要治疗方法之一。压力治疗可以改善腿部疼痛、充血和沉重等症状,缓解和防止下肢水肿,促进溃疡愈合以及防止溃疡复发。一般来说,压力治疗后3个月内静脉溃疡逐渐愈合。但对于肥胖或老年患者,或者合并深静脉反流、下肢动脉供血不足者,以及慢性溃疡时间较长、溃疡巨大或者反复发作者,静脉溃疡的治疗效果可能不佳。无论采用什么方法,静脉溃疡都可能存在不完全愈合、延迟愈合和溃疡复发的问题,部分患者甚至继发其他疾病,造成截肢和死亡。

理想的治疗模式应该由一个专门的静脉溃疡治疗小组负责CVI患者的疾病管理。加拿大的一项研究结果显示,专门的治疗小组管理的治疗模式在改善静脉溃疡、促进伤口愈合等方面有很大的优势。美国相关指南,如2012年高级创面护理协会(Association of Advanced Wound Care, AAWC)指南,或者2006年发布并于2012年更新的创面治疗学会(Wound Healing Society, WHS)指南,都指出,对于伤口长期不愈合的静脉溃疡患者,需要一个专门的治疗小组来处理伤口,这个治疗小组应该包括护士、物理治疗师、外科医师、内科医师和足外科医师。当然,大部分的国家和地区可能并不完全具备实施这种治疗模式的医疗条件和资源。

压力治疗已经成为下肢静脉溃疡的核心治疗方式之一。压力治疗对静脉溃疡的有效性已经得到广泛的认可。压力治疗可以通过各种技术或者设备来实现,包括弹力袜、弹性绷带以及IPC等。近年来,压力治疗已从其他治疗方式中独立出来,各项研究也开始关注压力治疗的机制。当活动性溃疡治愈后,仍然建议终身使用压力治疗,这有助于最大限度地避免溃疡的复发。

一、静脉溃疡的病理生理

关于静脉溃疡的病因和病理生理学,Browse和Burnand提出:局部组织缺氧伴营养血流的改变是静脉溃疡的一个潜在病因。这两位学者所开展的重要研究直接显示了静脉高压对静脉微循环的影响,且在组织水平上观察到在大的毛细血管周围有纤维蛋白的沉积,被称为纤维袖套结构。Burnand和同事进而发现,小腿肌肉泵在运动时能降低足部静脉压,小腿肌肉泵的失能与皮肤毛细血管的数量呈正相关。

这些观察结果可能是组织营养异常导致静脉溃疡形成的病理基础。重度皮肤组织缺氧好发于下肢足靴区并伴有严重的静脉疾病,与对照组相比,两组经皮氧分压测定值相差大于20mmHg。Herrick及其同事对愈合过程中的静脉溃疡灶边缘的皮肤组织进行连续的活检,在经过4周压力治疗后,他们观察到压力治疗的组织学和生化学改变,包括短期内形成的完全上皮化、含铁血黄素和红细胞渗出产物的减少以及纤维袖套结构的消失。这表明持续压力治疗可以逆转静脉溃疡的病理过程。

静脉淤滞性皮炎是一种慢性的皮肤炎症,是由于静脉高压对表皮和真皮长期持续的损伤造成的,临床表现主要包括皮肤增厚、肿胀和硬结,足靴区组织破损伴溃疡形成。损伤的主要原因可能是大分子物质和红细胞产物外渗至真皮组织间隙,造成继发的炎症反应。

学者们提出了静脉淤滞性皮炎的多种病理生理假说。组织学研究发现静脉壁细胞外基质如Ⅰ型和Ⅲ型胶原蛋白、纤连蛋白、玻连蛋白、层黏连蛋白、腱糖蛋白和纤维蛋白的成分发生了改变，真皮间隙中出现胶原蛋白沉积和血管周围的纤维袖套结构。而且，也发现通过压力治疗可使纤维蛋白袖套逐渐消退，这既显示了它们之间的组织学关联，也表明纤维袖套的形成是静脉溃疡和淤滞性皮炎的重要病理基础。

有学者研究了 TGF-β1（转化生长因子 β1）在静脉溃疡形成中的作用。TGF-β1 由激活的内皮细胞、成纤维细胞和血小板分泌，并能刺激基质蛋白合成，还能诱导 TIMP-1（基质金属蛋白酶抑制剂-1）和胶原的合成，并抑制 MMP（基质金属蛋白酶）的活性和基因表达。组织学研究和临床研究证实，局部 TGF-β1 浓度上调有利于胶原蛋白网的形成和基质的积聚，且基因表达的激活要比蛋白合成的上调发生得更早。但目前还没有任何研究能够明确 TGF-β1 是直接启动了静脉溃疡的病理过程，还是静脉溃疡发病过程中的间接因素。

进一步的研究表明静脉高压导致了内皮细胞激活。正常人和静脉溃疡患者组织中 MMP-2（基质金属蛋白-2）、MMP-9 和 TIMP-1 浓度是否升高，在不同研究得到了相互矛盾的数据。这可能和下列因素有关：不同研究所采用的 MMP 表达水平和蛋白含量的测量方法不同，研究对象的患病特征和溃疡阶段也不尽相同。除了 MMP 之外，另一种重要的蛋白酶是弹性蛋白酶，主要由中性粒细胞合成和分泌。静脉溃疡患者与单纯的 CVI 患者相比，前者血浆中弹性蛋白酶浓度更高，这反映了静脉溃疡患者体内的中性粒细胞可能具有活跃的脱颗粒作用。但这只是间接的证据，目前尚不清楚蛋白酶是否直接造成静脉溃疡。

与组织炎症一致，在发生静脉溃疡的足靴区组织中白细胞显著增多。已有组织学研究检测了 CEAP 5 级和 6 级的患者中白细胞的类型和分布。与正常对照组相比，4 级和 5 级患者的微动脉和毛细血管后微静脉周围，肥大细胞和巨噬细胞的数量增加了 2~4 倍，但在大腿部和足靴区的活检标本中成纤维细胞是最常见的细胞类型。这些白细胞对组织重塑的调节作用可能导致皮肤组织的纤维化。上述研究结果表明，一系列炎性细胞参与了 CVI 和静脉溃疡的发病过程。

一个至今尚未能回答的问题是，在血液反流程度和静脉压相似的 CVI 患者中，哪些患者更容易形成静脉溃疡。近来的研究结果表明，铁的代谢和溃疡的形成密切相关。尽管人们一般认为铁代谢异常只是 CVI 其他发病机制产生的结果，但是铁的异常沉积本身就可能造成组织的损伤。更具说服力的是，当 CEAP 4~6 级患者带有 *C282y* 基因型时，静脉溃疡发生的风险增加了 7 倍，而这个基因型是和铁代谢相关的基因突变。

综上所述，静脉功能不全和继发的皮肤异常说明机体发生了主动的组织重塑过程，该过程可能通过多种机制来实现且经历了多种不同的阶段。生长因子、细胞因子和蛋白酶是否直接导致了病变的发生？各种临床表现是否继发于其他的致病因素而产生？这些问题目前还没有明确的答案。

压力治疗能够影响透壁压力梯度，是减轻外周性水肿的有效治疗方法。行走静脉压监测被用于定量衡量静脉功能情况，行走静脉压力越高，溃疡发生概率越高（表13-1）。压力治疗通过降低偏高的非卧床静脉压，改变组织的透壁压力梯度以利于重吸收和淋巴回流，减轻水肿和组织的炎症反应。有研究表明，压力治疗对溃疡治愈的有益作用不仅体现在宏观水平的血流动力学方面，对分子水平细胞生长因子的调节也起重要作用。与健康组织相比，溃疡组织的大多数促炎细胞因子水平升高。压力治疗治愈溃疡作用与促炎细胞因子水平减低、抗炎细胞因子 IL-1 Ra 升高有关。根据 Laplace 公式 $P=T/R$（$P=$ 径向压力，$T=$ 弹性纤维张力，$R=$ 压缩区域半径；T 为常数，P 与 R 成反比）设计的弹力袜远端压力最高，近段压力最低，通过循序减压的梯度压力对肢体加压，可促进静脉回流、缓解肢体淤血状态，也更符合肢体生理状况。

表 13-1 行走静脉压与溃疡发生率关系

行走静脉压	静脉溃疡发生率 /%	行走静脉压	静脉溃疡发生率 /%
≤45mmHg	0	60~69mmHg	50
45~49mmHg	5	70~79mmHg	75
50~59mmHg	15	≥80mmHg	80

二、临床表现与鉴别诊断

慢性静脉功能不全最常见的症状和体征与毛细血管扩张征、网状静脉、静脉曲张的临床表现有关。常见症状通常为腿部不适、水肿和下肢溃疡。腿部不适的感觉常被描述为沉重感或隐痛、酸胀，可因长时间站立或坐位加重，而抬高下肢或行走后会使症状减轻。另外，深静脉系统中的慢性血管阻塞会导致静脉性跛行的发生、并可伴有严重的小腿肌肉痉挛，这是由于回流不畅引起的劳力性静脉高压所致。水肿通常发生于足部和脚踝，因为下肢常处于下垂状态，随着疾病的进展，液体蓄积蔓延至腿部。一般认为，水肿使组织间隙内的容量和压力不断升高而引起不适。与静脉疾病相关的皮肤改变也可能发生，包括继发于含铁血黄素沉积的踝区色素沉着、因真皮和皮下脂肪组织纤维化导致的伴有瘢痕形成和皮肤增厚的皮下脂肪硬化、以环状分布的象牙白色瘢痕，其周边有毛细血管扩张及色素沉着为特征性表现的白色萎缩症；并且还增加了其他皮肤问题的风险，如湿疹性皮炎、蜂窝织炎、淋巴管炎、腿部溃疡的延迟愈合和溃疡的蔓延。

血管检查：视诊检查发现皮肤表面不平整或有不规则的膨出提示静脉曲张的存在，静脉曲张的范围取决于浅表静脉及其分支扩张的程度和分布。触诊可判断扩张静脉的柔韧性和是否有压痛，判断是否存在浅表性静脉炎，也可以发现其他皮肤特征包括色素沉着、湿疹、白色萎缩症、脂性硬皮病等。尽管持续严重水肿可出现腓肠肌肿胀和腿围的增加，但早期一般表现为典型的凹陷性水肿。持续水肿可能发展成硬性水肿。静脉扩张症以大量皮下静脉在足部和脚踝内外侧区域呈扇形分布为特征表现，被认为是疾病进展的早期症状。活动或愈合期溃疡形成预示疾病的进展，这些溃疡通常发生在脚踝周围的内外侧，该处分布有大的交通静脉，且流体静脉压最高。

针对溃疡形成的检查应该包括详细的动脉评估和神经系统的检查，以了解是否存在动脉缺血和感觉缺失。正常的足背动脉或胫后动脉的搏动基本上可以排除动脉供血不足，然而，当水肿掩盖脉搏时，就需要测量踝肱指数，这是一种最简便的检查方法。糖尿病患者通常需要进行局部神经感觉功能的系统检查，以评估周围神经病变。对于长期存在的有症状的可疑性溃疡，可能有多种混杂病因，需做活检排除恶性肿瘤。

鉴别诊断：深静脉血栓（DVT）等急性静脉疾病，需要考虑全身系统原因造成的水肿，如心力衰竭、肾病、布加综合征、髂静脉压迫综合征、内分泌失调等，也应考虑药物引起的，例如钙通道阻滞剂、非甾体抗炎药、口服降糖药等药物的副作用。一些局部情况也需加以考虑，包括腘窝囊肿破裂、软组织血肿或包块、慢性劳力性室间隔综合征、腓肠肌撕裂或淋巴水肿等。色素沉着和硬皮病与某些疾病的症状表现相似，例如皮肤炎、黏液性水肿、糖尿病脂性渐进性坏死、腹水和病理性肥胖等引起腹内压增加的病理情况。另外，动脉缺血、动静脉瘘、周围静脉炎、脉管炎、类风湿性关节炎、血液疾病、感染、恶性肿瘤、创伤等也会引起慢性溃疡。

三、CEAP 分类标准

目前已经有统一的分类方法，使对慢性静脉功能不全疾病的描述更为标准化。我们所知的 CEAP 分类法被广泛接受，但这种分类法也有一定的局限性。最初的分类粗略地定义了毛细血管扩张症、静脉网和静脉曲张，评估时带有一定的主观性，在同一观察者多次观察或不同观察者之间容易出现差异。而后其他研究者提出了此种疾病的独立性特征和异质性的描述。当意识到这些局限性，CEAP 分类法进行了修订，包括基础分类和进展分类，并应用于临床实践和研究。CEAP 分类法的重要性在于它提供了统一的描述方法，使得诊断和具体的描述标准化，使 CVI 分类分层标准化，可用于指导治疗和评估预后（见表 2-1）。

静脉疾病临床严重程度评分表（VCSS，表 2-5）的建立提供了一个客观方法来评估静脉疾病的严重程度。它用以评估治疗中或比较不同治疗模式之间的纵向改变，是重要的评估工具之一。VCSS 可用于完善 CEAP 分类。静脉疾病临床严重程度评分 VCSS 由 10 个参数组成，包括疼痛、静脉曲张、水肿、色素沉着、炎症、硬结、溃疡数量、溃疡持续时间、溃疡的大小和压力治疗。随着受累范围的扩大，病变严重程度逐步上升，VCSS 被划分为 0~3 级，分别是无症状、轻度、中度和重度。VCSS 应用于临床实践，是评估治疗后纵向结局的有效工具。VCSS 已被证明与较高的 CEAP 临床分级之间有很强的线性关系。

四、病情评估方法

当完成 CEAP 基础分类后，还应采用各种检查方法进行评估。尽管病史和体格检查可确诊近 90% 的患者，但一些非侵入性和侵入性检查手段的辅助应用将有助于进一步描述病变静脉的解剖定位和功能情况。因此，CEAP 进展分类法设置了 3 个级别用以描绘不同性质诊断方法的应用：第一级别包括门诊询问病史和体格检查，第二级别包括多普勒超声或体积描记器，第三级别包括侵入性检查手术，如静脉造影术、非卧床静脉压测量以及其他高级成像法。

（一）静脉多普勒超声

静脉多普勒成像已成为评估 CVI 的首选方法，包括深浅静脉彩色血流成像以及脉冲多普勒评估血流方向。在反流性的检查中，评估血流方向通常采用刺激手法，取反向 Trendelenburg 体位（头高脚低位），做 Valsalva 动作（深吸气后屏气，再用力做呼气动作），或用末端肢体加压以增加血流。然而，使用多普勒成像来确定的疾病严重程度与其临床表现相关性不强。尽管存在上述限制，静脉多普勒成像还是作为评估 CVI 的主要无创性检查手段之一。

（二）光体积描记术

光体积描记术（photoplethysmography，PPG）能明确CVI的诊断。使用感光探针检测光反射的方法测定下肢真皮层血容量的相对改变。探针安装在脚上，伴随重复的腓肠肌收缩排空足部静脉的血液。肌肉停止收缩后，通过光反射强度监测血液再灌注皮肤静脉所需要的时间。追踪静脉再灌注时间要求恢复到基线的90%。该测量方法已证明与侵入性诊断方法呈正相关，静脉再灌注时间不足18~20s预示发生CVI，反之，大于20s表明静脉正常充盈。PPG是判定有无CVI的最有用的检查手段。

（三）CT与磁共振静脉显影

CT与磁共振静脉显影在评估中心静脉和周围静脉是否存在内源性阻塞和外源性压迫方面是最有用的。需要技术丰富的专业操作人员。

（四）静脉造影术

在行顺行静脉造影时，将造影剂注射入足背，然后在静脉压力带的作用下造影剂直接进入深静脉系统，使造影剂从下肢远端回流过程中显影。可以区分原发或继发性疾病，并明确病变静脉的解剖位置。尽管静脉造影术是一种重要的检查手段，但它的使用已大部分被静脉多普勒成像所取代。

（五）血管内超声

在评估大静脉狭窄的结构形态和严重程度以及腔内解剖细节方面具有优势，但成本较高，不作为常规使用。

第二节　下肢静脉溃疡的压力治疗

一、压力治疗的原理

（一）静态压力治疗

CVI的治疗必须以缓解活动时静脉高压为出发点。但是，外部压力治疗是否可以获得最佳的治疗效果，是否能影响静脉血流动力仍在探讨之中。下肢静脉压是下肢静脉与右心房的压力差，在仰卧位时为10~20mmHg。仰卧位时，10~20mmHg的外部压力就能使下肢静脉管腔变小，而当压力达到20~25mmHg时，下肢静脉管腔就会关闭。而弹力袜等加压装置可以产生15~20mmHg的压力，甚至更高，并增加仰卧位患者的静脉血流速度。因此，压力治疗可以促进卧床患者的下肢血液回流。Heather Hettrick认为，当人站立时，足踝部的压力要高于当人平卧时的压力，这是压力治疗的重要前提。静脉肌肉泵是压力治疗的一项重要内容。当人运动时，小腿肌肉收缩，促进静脉血液流向心脏；当肌肉放松时，静脉重新充盈。静脉瓣膜起着单向阀门的作用，阻止静脉回流。最重要的肌肉静脉泵是腓肠肌肌肉泵。只有肌肉收缩、静脉通畅、静脉瓣膜完好，肌肉静脉泵才能发挥作用。当任何一个因素失去作用时，下肢静脉压力就会升高，并导致静脉功能不全，甚至溃疡。

直立位时，下肢静脉压根据患者的身高不同而不同，一般为60mmHg左右。在站立时，35~40mmHg的压力可使下肢静脉缩窄，而高于60mmHg的压力才能使下肢静脉关闭。因此在站立时,只有外部压力超过 35~40mmHg 时,才能影响下肢静脉的血流动力学。

外部加压产生的表面压力可促进 CVI 患者的静脉泵血功能。无弹性压力绷带对下肢循环无明显影响,但在静息状态下,其抵抗静脉反流的能力要比弹性绷带的效果好。通过测试发现,无弹性压力绷带只有在压力高于 50mmHg 时,才会对行走的患者有效。行走过程中,无弹性压力绷带可产生 80mmHg 的间歇性压力,使下肢静脉间歇性闭塞。间歇性压力影响对静脉反流的抑制是静脉压降低的原因。这与弹力袜的作用机制不同。在行走状态下,弹力袜只能持续增加 3~8mmHg 的压力。

加压疗法治疗 CVI 以及静脉溃疡的具体生理生化机制尚不明确。CVI 会导致皮肤病变,而压力治疗可以通过改善皮肤和皮下组织的微循环而抑制皮肤病变。仰卧位时,压力治疗使足踝周围的皮下组织压力增加,使组织间隙的液体易于流回淋巴,进入血液循环,并能防止液体从毛细血管向组织间渗漏,这些观察结果与使用弹性或无弹性压力绷带减少 CVI 患者下肢水肿的原理一致。随着水肿的减轻,皮肤和皮下的代谢会因氧气及其他营养成分弥散增强而得到改善。

静脉溃疡的发病过程中伴有细胞因子等生物化学介质的异常,但压力治疗对这些发病机制是否有影响及影响程度还不十分清楚。研究发现,血管内皮生长因子和肿瘤坏死因子 α 可能参与 CVI 的病变中组织损坏的过程。经数周压力治疗后,静脉溃疡患者血浆中的这些细胞因子水平相应降低,且与溃疡愈合的病程一致。

压力治疗的疗效取决于患者对疾病和治疗目标的理解以及合理预期,因此应让患者认识到疾病和依从治疗的必要性并按照医生的计划治疗,才能使压力治疗发挥最佳效果。这是一个比较长期的过程,但患者往往在治疗初始时期望过高,经短期治疗未见到明显疗效后,就放弃或否定治疗。所以,患者应接受关于这种静脉慢性疾病的健康教育,依从治疗计划,这样才能减轻 CVI 的症状,治愈溃疡并防止溃疡复发。

CVI 治疗前必须通过无创检查排除严重动脉缺血性疾病。当静脉溃疡患者合并下肢动脉缺血时,即合并动脉缺血性疾病时,静脉溃疡是极难愈合的。静脉性溃疡和动脉缺血性疾病发病机制完全不同,压力治疗可能加重于动脉缺血性疾病患者的病情,本已降低的皮肤动脉灌注可能因压力治疗而进一步加重组织缺血,严重者可能导致肢体坏疽和截肢。笔者曾见过一位大隐静脉曲张患者,合并下肢动脉缺血性疾病,当完成下肢大隐静脉高位结扎剥脱术后,由于弹性绷带过紧,导致足部缺血而截肢。因此,压力治疗对于踝肱指数低于 0.5 的 CVI 患者是禁忌使用的。

最后,患者的全身因素,例如糖尿病、营养不良、应用免疫抑制剂等情况也会影响溃疡创面的愈合。在压力治疗的同时也要有效控制上述因素。下肢水肿明显的患者接受压力治疗时,可以显著增加体液重吸收,从而增加总血容量,使严重心功能不全的患者体液负荷增加,导致心功能不全急性发作。因此,对同时伴有严重心功能不全的 CVI 患者使用利尿剂是必要的。

(二)动态压力治疗原理

持续性的加压,一般是通过多层绷带或弹力袜实现的,以减轻静脉高压状态、促进溃疡愈合,以及防止其复发。但对那些大面积的和长期存在的下肢静脉溃疡,即便是历经数月的治疗,其效果依然难以令人满意。持续加压的原理,与 IPC 相比,只是被动性地促进静脉的回流。而 IPC 的加压却是主动性的,能够模拟下肢肌泵的动作,因而能够产生更好的治疗效果。

IPC 促进溃疡愈合的原理源于其对人体产生的血流动力学效应和血液学效应（详见第七章第三节 IPC 的生物效应）。

（三）负压治疗原理

伤口负压治疗（negative pressure wound therapy，NPWT），是利用引流管、吸附海绵、贴膜及负压源，为创面创造独立封闭的负压环境的伤口治疗方法的统称。

负压治疗对于伤口治疗领域，是一次革命性的技术突破，被列为伤口治疗领域的核心技术之一。此项技术雏形最早起源于苏联。在过去 30 年中，负压治疗一直被发达国家认为是一项非常重要和有待继续开发、研究及利用的外科技术。美国最先在 20 年前就生产出第一代负压治疗仪，但主要用于治疗慢性创伤。由此负压辅助治疗各类创伤的技术也迅速拓展至急/慢性伤口、感染性创面、烧伤等。

20 年来，负压治疗技术有了长足的进步，经历了负压封闭引流法（vacuum sealing drainage，VSD）、负压辅助创面封闭技术（vacuum-assisted closure，VAC）、可调节负压伤口治疗技术（regulated negative pressure-assisted wound therapy，RNPT）等多次改良，成功地解决了很多疑难伤口问题。

负压治疗的原理可以归纳为以下几个方面：

1. 临时封闭伤口，减少环境污染，保持湿性环境　伤口越深，病程越长，感染的细菌种类就越多。伤口创面越大，换药频次越高，被污染的机会也越大。由于负压薄膜能形成临时隔离层，且可以严密覆盖较大的创面，（5±2d）的更换频率，更进一步减少了频繁换药过程中伤口被污染的机会。同时，负压薄膜形成的临时隔离层，能保持湿度，并允许气体交换。湿性环境有利于伤口愈合是广泛认可的理论，适度的湿度能防止细胞组织脱水，过多的水分又可以通过引流去除，达到持续可靠的平衡状态。

2. 主动充分引流伤口内渗出物质，减轻炎症伤害，控制感染　"充分引流"是外科感染伤口处理的第一原则。引流通畅有利于渗出液、脓液、坏死组织、有害炎症因子排出，有利于滋生细菌的清除。负压治疗是伤口引流技术应用到极致的典范。负压技术不是让伤口内产生的引流液自然流出，而是被主动吸出。因此，负压治疗又被称为"主动负压引流"技术。

3. 减轻组织水肿，引流淋巴液，减少感染经淋巴系统扩散　静脉溃疡往往继发于持续的中重度水肿，随着组织水肿的改善，溃疡也将趋向愈合。因此，静脉性溃疡的关键治疗措施就是控制水肿。负压治疗也可有效减轻创面局部水肿。Chen 等报道了负压治疗可使血管基底膜整体修复和内皮细胞间隙收窄的现象，阐述了负压治疗对于消除水肿的可能机制。Topaz M 通过兔子试验，在负压创面周边的不同区域皮下注射亚甲蓝，根据亚甲蓝的流向来确定淋巴液的流向。使用负压吸引后，淋巴液的流向不再按常规汇集到局部淋巴结，而是向创面的负压区域流动，说明负压吸引能改变淋巴液流向（图 13-1）。这为负压治疗可大大降低细菌通过淋巴通路扩

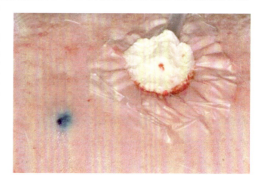

图 13-1　兔实验：淋巴引流方向改为向着负压引流区域

散提供了实验证据。

4. 促进肉芽组织生长　实践证明,良好的负压治疗后,肉芽组织健康,能迅速完成伤口床准备,可以启动下一步治疗。

5. 冲洗伤口,促进湿性愈合　原本只引流伤口渗出物,现在要同时引流灌注液。冲洗疗法的引入,是负压治疗发展的里程碑,进一步拓展了负压治疗的适应证。伤口引流液通常黏稠,含有大分子蛋白质、酶等,在负压治疗数天后,尤其是当伤口渗出较少时,引流液不足以将大分子物质带离伤口,常会堵塞海绵,滋生细菌。结合冲洗疗法,可以稀释渗出液,带走大分子物质,起到清洁创面作用。同时,可以选择带有杀菌剂(如碘附、庆大霉素、灭滴灵等)的冲洗液,进一步辅助控制感染;可以带入促进生长的生长因子或中药等,改善肉芽组织生长能力;可以带入其他药物,控制原发病等。

静脉性溃疡应用负压治疗的作用机制并不仅限于上述这些,随着负压治疗的普及和经验的积累,更多的机制可能被阐明。

二、弹力袜

循序减压弹力袜是最常用的压力治疗方法。在20世纪50年代,这种袜子的设计原理模拟了游泳池内的水产生的流体压力梯度。但随着制作工艺和质量的不断发展,弹力袜产品各式各样,已经没有统一的压力和耐力等方面的标准了。弹力袜治疗可以给下肢提供持续的压力,其中足踝部压力最大,并向上部递减,这种梯度递减的压力设置适应了人体的生理特征,因为生理状态下足踝部静脉压力最高。Serge Couzan等在2012年的一篇文献研究中表明,在法国的一项随机双盲的对照实验研究中,选择了中重度CVI的门诊患者,患者被随机分为两组。一组接受了压力递减型弹力袜的治疗(脚踝处压力为30mmHg,小腿上部为21mmHg),一组接受了压力递增型弹力袜的治疗(脚踝处压力为10mmHg,小腿上部为23mmHg),并在3个月后评估治疗效果,包括疼痛是否改善、溃疡是否进展、是否形成下肢深静脉血栓或肺栓塞。研究共纳入了401位患者,其中199位接受压力递增型弹力袜治疗,202位接受压力递减型弹力袜(即循序减压弹力袜)治疗。结果发现压力递减型弹力袜的治疗效果更好,对症状改善更明显。这项研究表明了压力递减型弹力袜比递增型弹力袜可以更好地改善腿部疼痛和不适感。这项研究结果与流体静力学的理论相符合。

整体而言,一般患者对于弹力袜治疗的依从性比较好。部分老年患者依从性差,因为弹力袜穿着时有些困难。有的患者也会因为天气等原因而拒绝穿着弹力袜,因而治疗效果不好。另外,对于复发性溃疡和慢性溃疡的患者,单纯使用弹力袜治疗,效果也不理想。

利用弹力袜加压治疗CVI和静脉溃疡的优点是不依赖于患者或医生的能力。只要穿上弹力袜,其效果只取决于弹力袜的压力和患者的依从性。弹力袜比其他压力治疗方式更方便、更舒适。使用弹力袜治疗时,患者可以穿普通的鞋,并且能够对溃疡进行日常的检查。然而有些患者仍对此依从性差,效果也不理想。

使用低强度的弹力袜可减轻初始治疗的不适感,随着患者对弹力袜的适应,可以逐渐使用压力更高的弹力袜。但许多老年人、关节炎患者、肥胖患者使用弹力袜具有较大难度或根本无法使用弹力袜。

目前市场上有非常多的弹力袜种类，如长筒袜、短筒袜等，压力梯度不同、颜色也不同，分别针对相应的需要治疗的人群。以一种弹力袜为例，材料为双向弹力的特殊聚酰胺复合纤维，通过特殊工艺制作而成，并经过严格的弹力测试检测，在应用时分为四种压力梯度，分别对应不同疾病严重程度的患者的治疗（图13-2）。

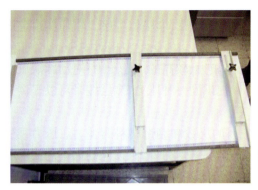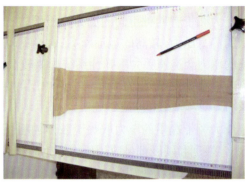

图13-2　弹力袜的弹力测试

选择弹力袜，一般从几个方面来考虑，包括长度、压力、材质、型号等。已经确定弹力袜的压力梯度应该为向上递减型，即足踝部的压力是最高的。那选择短筒袜还是长筒袜，是不是长筒袜要更能促进静脉血液循环，并促进下肢静脉溃疡愈合？答案是不明确的。有少量文献说明了此问题，Hugo Partsch 在 2002 年的一项研究，纳入了 12 位活动性静脉溃疡（CEAP 6级）患者，一组使用 2 级压力长筒型弹力袜治疗，一组在大腿采用空气压力治疗，在大腿的压力分别为 0mmHg、20mmHg、40mmHg 和 60mmHg，分别在大腿处测量静脉充盈指数。结果表明 2 级压力弹力袜在大腿处的压力约为 15mmHg，弹性绷带约为 40mmHg。当大腿处当压力大于等于 40mmHg 时，股静脉的管腔可以减小，而 60~80mmHg 的压力才能减少静脉高压。2 级压力长筒型弹力袜无法显著减少大腿段股静脉的压力，但通过压力为 40~60mmHg 的弹性绷带可以降低大腿股静脉压力，因此一般的弹力袜在大腿段的压力几乎是无明显用处的。G.Mosti 等在 2014 年的一篇文章中说明，采用多层弹力袜治疗，使小腿腓肠肌处压力达到 48mmHg，可以明显缓解溃疡的愈合，研究更加重视小腿腓肠肌肌肉泵的作用，强调了增加腓肠肌压力对治愈静脉溃疡的作用。因此，一般患者选择短筒袜即可。

这为我们提供了一种思路，是不是可以采用多层弹力袜来增加小腿处的压力，从而促进溃疡的愈合，患者可以穿着数条弹力袜来进行治疗。相关的文献报道极少，C.Luder 在 2015 年的一篇研究中介绍了多层弹力袜的治疗方法。此研究纳入了 40 位患者，采用多层弹力袜来进行治疗，最内层弹力袜为 17mmHg 的短筒型弹力袜，然后分别叠加 15mmHg、10mmHg、10mmHg 的三层弹力袜，然后测得小腿处的平均压力是 35mmHg，而不是 52mmHg（17+15+10+10=52），与对比产品（40mmHg, S40, Varisan Top Micro, Medileg SA, Domdidier, Switzerland）相比，效果并无明显差异；但患者表示更容易接受穿上多层弹力袜。这篇研究提供了一种思路，采用多层弹力袜进行治疗，是不是更容易穿戴或更有效，虽然结论并无统计学差异，但至少提供了一种研究思路。

三、压力绷带

压力绷带相当于人工制作的弹力袜,但和弹力袜略有不同,它依靠医生或患者自行缠绕,并施加压力。和弹力袜相比,多层加压敷料的潜在优点是可以长时间维持压力,而且压力分布较均匀。另外,在活动性溃疡的患者中,多层敷料能够更好地吸收伤口渗液。

压力绷带有四种不同的压力提供形式,即非弹性、弹性、单层和多层。非弹性系统提供较低的静息压力、较高的运动压力,在合并动脉缺血性疾病的患者中相对安全,因为非弹性系统的压力会迅速丢失。弹性系统提供较高的静息压力、较高的运动压力,对动脉缺血性疾病患者应慎重使用,压力丢失较少。单层绷带可以提供同一种压力,多层绷带可以提供递进型压力。

压力绷带提供的压力取决于肢体的粗细、敷料的层数和绷带材料的弹力。压力、层数、配件、弹性度和硬度都是应用压力绷带时必须考虑的问题。另外,医疗保健人员的技术也会影响压力绷带的力度。通过不同质地的加压材料组合可产生不同的弹性和压力。

非弹性、高硬度绷带的一个重要特征是其具有透气的棉花层,能被患者很好接受,并且可清洗和重复使用。应用几个弹性层建立的绷带具有更高的硬度,这种绷带在休息体位时可在小腿远端产生 40mmHg 的压力。Giovannin Mosti 在 2010 年的一篇研究报道中表明无弹性压力绷带可以维持血流动力。在 18 名患者中,首先在不施加腿部压力时测量小腿肌肉泵的射血分数;然后在患者的两条下肢分别应用弹力袜和无弹性压力绷带加压治疗,加压治疗一周后撤除绷带并再次测量小腿肌肉泵的射血分数以及弹力袜和绷带的压力。无弹性压力绷带组的射血分数明显改善,较弹力袜效果有显著差异;弹力袜组的压力少量降低,但无弹性压力绷带组的压力则明显减少。研究支持了无弹性压力绷带在 CVI 患者中可以改善相应症状,虽然无弹性压力绷带在一周后压力丢失明显,但可以改善小腿腓肠肌肌肉泵的射血能力。

对于无弹性压力绷带和弹力袜相比较,效果如何。Richard Spence 在 1996 年的一篇文章中,比较了无弹性压力绷带和弹力袜的治疗效果,在治疗后的 2h 和 6h,测量足踝部和小腿中部腓肠肌的压力变化。结果表明无弹性压力绷带可以显著减少静脉压力,促进腓肠肌肌肉泵的作用。但各项研究结果也是存在差异的。Eugenio Brizzzio 在 2009 年的一项研究中纳入了 55 位患者,其中 28 位采用弹力袜治疗,27 位采用无弹性压力绷带治疗。在 90d 的治疗中,特别是对于大面积溃疡的患者,弹力袜和绷带的治疗效果无显著差异。

随着人们对绷带作用的认识,虽然目前绷带的治疗并无质的飞跃,但在原有基础上有所改善。Eric Lullove 等在 2014 年的一篇研究中采用了新的压力绷带治疗静脉性溃疡。该研究共纳入了 60 位患者,使用一种双层锌涂层的 Unna 靴绷带(Andover Healthcare, Salisbury, MA)进行压力治疗,治疗 12 周后,评价六个疗效指标,包括患者的疼痛症状、水肿、感染、渗液、活动性溃疡数量和溃疡面积。结果证实这种新型绷带可以显著改善溃疡,患者的症状较治疗前明显好转。

目前最新的一项研究进展,是 2016 年在西班牙开展的一个前瞻性、随机、多中心的实验,共纳入了 216 位静脉性溃疡患者,随机分为两组,一组采用双层弹性绷带治疗,另一组采用单层绉布绷带治疗,评估 12 周治疗后的疗效。目前此研究正在进行中,让我们期待研究结果。

多层压力绷带对治疗溃疡是有效的,更高的硬度、低伸缩性的绷带会对深静脉血流动力学有更大的影响,或许能够比弹性绷带更快地治愈溃疡。目前常用的弹性绷带有两种:耐乐固(URGO,France),由45%棉、46%纤维胶、9%弹力纤维覆以天然乳胶微颗粒组成,具有自粘特性,即只与绷带本身有黏性,不粘皮肤和毛发;保易定(Idealast-haft,HARTMANN,Germany),由93%棉、5%聚酯胺、2%氨纶组成,不含乳胶,也具有自粘性,不粘皮肤。

四、间歇性充气加压

IPC可作为静脉溃疡患者治疗的辅助设备,尤其是可应用于无法行动、有严重水肿或病态肥胖的患者,相对禁忌证是未控制的充血性心力衰竭。

IPC治疗静脉溃疡已有60多年的历史。最初这项治疗是为了防止下肢深静脉血栓形成和肺栓塞,后来也应用于减轻组织水肿和治疗静脉溃疡。这项治疗可以显著缓解肢体肿胀,促进血液循环,促进体液重吸收入血,有助于愈合溃疡,为无法耐受弹性绷带治疗的患者,提供了一种替代疗法。对于某些无法使用弹性绷带或弹力袜治疗的患者,例如老年、活动不便或无法穿戴弹力袜的患者,间歇性充气压力治疗可谓一种福音。

自McCulloch首次建议用IPC治疗下肢静脉溃疡以来,已经积累了大量的证据,支持IPC作为一种辅助方法可加速静脉溃疡的愈合。在一个前瞻性的随机对比研究中,McCulloch等人观察了单腔IPC对溃疡愈合速率的影响,接受IPC治疗的患者溃疡愈合的平均速率为$0.15cm^2/d$,而对照组只有$0.08cm^2/d$。由于水肿每天都在发生和加重,所以每天长时间地使用IPC就会减轻静脉高压,增加好转的可能性。

(一)间歇性充气加压应与其他疗法联合使用

1990年,Smith等人在一个随机对照试验研究了弹力袜与弹力袜+IPC对下肢静脉溃疡的愈合效果:对照组单纯使用弹力袜(足踝部30~40mmHg)和伤口护理,治疗组则增加了IPC治疗(家用型IPC,每天治疗3~4h,至3个月或溃疡愈合为止)。到第12周,治疗组48%的溃疡完全愈合,而对照组只有11%。另外一个研究里,235例下肢静脉溃疡患者或是接受下肢全长套筒IPC+传统疗法(弹力袜、抗凝剂、抗菌敷料、抗生素),或是仅仅接受传统疗法。治疗组每天IPC在传统疗法基础上使用1h的IPC治疗。最终IPC组的平均溃疡愈合时间为20d,而对照组平均溃疡愈合时间为3个月。与单纯弹力袜相比,联合IPC显著缩短了治疗周期,有助于患者尽快恢复正常的生活,也为IPC的广泛应用提供了证据支持。

(二)间歇性充气加压充气周期与疗效

2005年,Nikolovska等人首次揭示了IPC充气速度(周期)与下肢静脉溃疡愈合时间的关系。他们将104名下肢静脉溃疡患者分到2个IPC治疗组里,除IPC外不做任何压力治疗。6个月的随访观察发现,快速加压型IPC(加压0.5s,保持6s,卸压12s,3次/min)治愈了86%的溃疡。相比之下,慢速加压型IPC(加压60s,保持周期30s,卸压90s,每3分钟1次)仅有61%的溃疡愈合。这是第一次证实了相对于慢速充气的IPC,快速充气周期IPC能给下肢静脉溃疡患者带来的益处。这个研究也证实了与静脉充盈时间一致的快速IPC能产生更好的临床效果的观念。气囊的快速充气,能产生较高的静脉流速,并对静脉壁的内皮细胞产生较高的剪应力,同时也能产生较高的动静脉压力梯度。高的剪应力刺激内皮细胞释放一氧化氮,后者反过来抑制了血小板的聚集和血小板与单核细胞的黏附。这表明IPC产生的高剪应力引起的内皮细胞功能改变,导致了包括改善动脉灌注在内的可以测量得到的临床效应。

个案介绍:71岁女性,有高血压、COPD和右髋关节置换术病史,双侧难治性并不断恶化的静脉溃疡,传统的多层绷带加压治疗没有任何改善。2个月内发生4次蜂窝组织炎。借助器具行走最大距离10米。下肢动静脉超声检查、血液学检查、神经系统检查均未见明显异常。双下肢圆周型静脉溃疡,有明显和持续渗出。入院前根据药敏试验结果进行为期7d的抗感染治疗。入院后双侧多层绷带20~40mmHg压力治疗,快速型IPC 40mmHg每分钟充放气3次。8周后由治疗师定期会诊,继续IPC治疗(每日7~8h)。出院后继续IPC家庭治疗以巩固疗效防止复发。3个月后随访,溃疡几乎完全愈合,没有感染出现。

总之,慢性下肢静脉溃疡患者的处理是一个非常复杂的过程,不能单独依赖压力治疗本身。其他方面如通过定期理疗提高患者行走能力、加强营养支持、精确控制血糖、合理使用抗生素、心理支持、患者教育以及选择性静脉手术等都应予以考虑,以期获得最佳的临床效果。当多层绷带加压与其他相关措施(如理疗、饮食、抗生素和患者教育等)难以达到理想的效果时,IPC可以被认为是一个比较理想的方法。预防下肢静脉溃疡复发与初始治疗同等重要,IPC很可能解决这些问题,尤其是在肥胖的患者。后者对传统的多层绷带加压治疗的依从性较差,难以持续,且高度依赖于其他人员。

五、负压治疗

负压治疗是利用吸附海绵、引流管及负压源等,为创面创造一个独立并且封闭的负压环境,从而使伤口得以愈合的治疗方法的统称。要获得理想的治疗效果,负压治疗装置必须满足一定的要求。

1. 海绵　海绵是负压治疗中保证引流通畅的关键部件。理想的海绵应该具备以下特点:①良好的传递性:能够均衡地将负压传递到伤口床的每一部分,从表浅到伤口基底的组织,甚至延伸到不规则伤口的潜行腔隙;②高效的通过性:创面愈合过程中会产生含有各种大小的引流物,故海绵必须有足够大的网眼或孔隙,以利于清除液体、细菌、降解的蛋白质或伤口表面降解的残片;③柔软的压缩性:VAC负压治疗在负压产生时,海绵缩小,伤口被强行牵拉,使伤口床缩小,有利于伤口早期闭合(若海绵本身的压缩性过低,则难以起到牵张作用);④自身低吸水性:海绵材料本身需要疏水,不会在使用中膨胀,也能减少细菌滋生的机会;⑤优越的强度及惰性:取出海绵时,需保持海绵的完整性,不会断裂残留,不会脱落碎屑,成为医源性异物和感染的源头;在治疗期间,不会由于伤口内化学成分、炎症因子、酶等的作用而发生分解,使强度下降;⑥良好的抑菌性:海绵在使用前已充分灭菌,但在治疗中,长时间与伤口细菌接触,难免有细菌滋生,海绵的材料应不利于细菌生长,甚至未来考虑选择抑菌材料制作负压海绵。

2. 引流管和冲洗导管　对于浅表的规则创面,无法通过负压治疗实施牵张,而海绵内的引流管可以帮助负压的平衡,应用VSD或VAC技术在这方面无显著差别。对于存在较大组织缺损的伤口,通常建议采取海绵内无引流管的 VAC 技术,负压的同时完成牵张,缩小空腔的体积,相对减少组织缺损。

除引流管外,还可以配合冲洗导管,通常冲洗导管与引流管放置在海绵的对角,而且冲洗导管放置较深,引流吸盘放置在浅表,使冲洗液能够充分通过海绵,并有机会接触伤口床。引流管通常较粗,而冲洗导管通常较细。简易的冲洗导管可以使用静脉输液的头皮针去掉针头后制成。

3. 负压源　小型化、精确调压的便携式负压是未来的发展方向,同时要求噪声低、接口不漏气、泵产热低、耐久力强。不会因长时间使用而无法维持负压或损坏。在出现轻微漏气时,能够通过增加泵工作,维持到工作时间。在严重漏气时,及时报警、停机保护。目前市场销售的负压源,或多或少地因为小型化而出现各种质量问题;或者因为价格昂贵而在临床推广困难。

（一）压力与时间

在使用负压治疗时,动物实验最理想的负压值为 125mmHg,但临床负压值的大小应根据创面的特殊性和患者的临床情况来调整。建议医生根据创面情况来设置负压仪相关的工作参数,如工作时间和停止时间、更换敷料频率等。Topaz M 给出负压设置的参考见表 13-2。

表 13-2　负压仪相关的工作参数建议

临床情况	创面情况	负压值 /mmHg	更换敷料频率	备注
创伤	急性期	50~80	2~3d	①在采取负压治疗前做好止血处理,观察止血效果;②尽可能使用较低的有效负压值;③对于感染性创面应加大负压压力值和增加更换敷料频率
	后期	70~120	3~5d	
植皮术	植皮术后	50~70	5~7d	尽可能使用较低的有效负压值
慢性创面	压疮	70~120	3~5d	合并严重感染时要在负压治疗开始阶段使用较大的负压值（≤120mmHg）。创面渐清洁后压力调低
周围血管疾病、糖尿病足	慢性期	50~70	3~5d	尽可能使用较低的有效负压值;当创面渐渐清洁后将压力调低
周围血管疾病、糖尿病足	急性期	60~90	3~5d	尽可能使用较低的有效负压值;当创面渐渐清洁后将压力调低

（二）适应证、禁忌证与注意事项

负压治疗主要适用于:①急性伤口或术后伤口,暂时不适合一期闭合,或不能一期闭合;②慢性伤口清创术后,创面活力不足或感染难控制,需要促进肉芽生长,缩短伤口床准备时间,避免混合感染;③骨筋膜室综合征切开减张止血术后,渗液创面管理;④医源性植入物伤口暴露,但又暂时无法取出时的伤口临时封闭。

负压治疗的禁忌证包括:创面活动性出血;清创不彻底,有坏死组织的伤口;伤口床组织活力不足,濒临坏死;缺血性坏死,缺血未纠正前;深部组织仍然存在着播散感染的伤口,如果骨髓炎、肌腱感染未控制前;气性坏疽、湿性坏疽等感染范围不确定前;凝血功能障碍未纠正前;与器官相通的瘘管、窦道或在内脏器官、血管、神经表面;严重贫血、低蛋白血症、营养不良未纠正前;癌性伤口或有血液疾病溃疡未控制前;自身免疫性溃疡原发病未控制前。此外,有明确耐药的厌氧菌感染者应慎用。

在负压治疗下肢慢性静脉溃疡时要注意以下几个方面的问题:

1. 有效清除坏死组织 常规负压治疗的主要目的是促进肉芽组织生长,使伤口生长能力差的慢性创面中的肉芽组织达到植皮条件,或使清创后的无肉芽创面迅速生长肉芽,快速完成伤口床准备。因此,启动负压治疗前,要先做彻底的清创术,有效去除坏死组织、无活力组织、濒临坏死组织等。健康的肉芽组织只能生长在有活力的组织表面,负压海绵只有直接接触有活力组织,才能起到增加血供、促进肉芽生长的作用,也只有充分清理坏死组织,才能有效引流,减少感染风险。

2. 控制感染 伤口感染是影响伤口愈合的重要因素,系统性感染(病原微生物经血液、淋巴液播散到全身,图13-3)往往发生在疾病的早期阶段,通过抗感染、引流、处理原发病等治疗措施后,往往收敛为播散感染(病原微生物繁殖并侵入周围组织,图13-4)或局部感染(病原微生物繁殖,影响伤口愈合,但局限在伤口肉芽组织内或仅伤口表面,图13-5)。

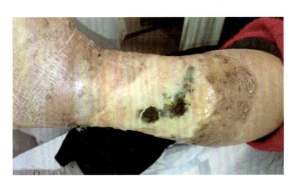

图 13-3 系统性感染的局部表现(中心坏死,继发感染,水肿加重,进展迅速,发热、疼痛明显)

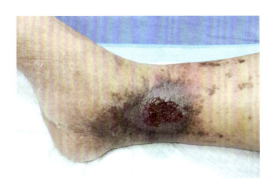

图 13-4 播散感染(溃疡周围出现明显充血、水肿、发热、疼痛,但尚无全身表现)

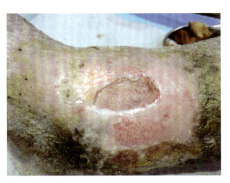

图 13-5 局部感染(溃疡扩大,肉芽坏死,生物膜形成,分泌物增多,边缘陡峭)

出现系统性感染或播散感染时，往往不建议立即实施负压治疗，需要先控制感染。对于有活力组织感染，在引流、清创治疗后，感染往往容易控制，此时再启动负压治疗，往往疗效显著。对于静脉性溃疡等慢性难治性伤口，因自身组织活力严重下降，组织抗感染能力差，病程较长；伤口内的病原微生物种类繁多，且多为耐药菌，感染细菌致病力强。因此，对此类伤口试图"完全控制感染"后再启动负压治疗是相当困难的。如果能控制在局部感染水平，即开始负压治疗，并通过抗感染的冲洗疗法，加强感染控制，反而更有希望改善伤口床的状态。

3. 海绵不能塞入过紧　PU海绵由于多孔、柔软，容易压缩。置入伤口床时，操作者经常忽略了这些特点。海绵的可压缩性是其多孔、柔软的特性决定的，是保证压力传递、引流通畅的通道。海绵置入伤口，会压缩海绵孔径，减少了引流通道，阻碍了负压传递。这与负压产生时，海绵体积缩小的结局不同。负压引起的海绵缩小，在负压治疗间歇时，海绵仍会恢复原体积，有利于引流物的通过；而填塞过多海绵时，无负压状态也不会完全膨胀，不仅引流效率下降，还导致海绵的浪费。

静脉性溃疡往往浅表，如果负压海绵大小与溃疡一致时，海绵收缩后，伤口边缘暴露；如果负压治疗时海绵大于溃疡面积，负压治疗后，周围皮肤可能出现浸渍。因此在剪裁海绵时，需预估出负压产生时海绵缩小的面积，使海绵刚好完整覆盖又不超出溃疡。

（三）临床实例

老年男性，68岁，下肢静脉功能不全伴下肢活动后水肿10余年。因冠心病取大隐静脉行搭桥治疗术后，渐出现右小腿色素沉着及脂质硬化。3月前右小腿外伤后，小腿内侧皮肤坏死，进行性扩大。近日来发热、疼痛、无法行走就诊。就诊时下肢中度水肿，伴网状淋巴管炎（严重充血、压痛）；伤口恶臭，渗出液多，中心大量坏死，细菌生物膜形成；疼痛明显，不能行走，伤口不能触碰，甚至不能耐受消毒清创（图13-6）。感染控制后，手术清创治疗：局部肉芽组织健康，少量筋膜组织有生机，尚不具备良好的植皮条件（图13-7）。实施负压治疗，剪裁适当大小海绵，略大于溃疡，周围皮肤使用液体敷料进行保护（图13-8）。负压治疗中，分别用水胶体敷料和液体敷料保护不健康和健康皮肤后，溃疡部位留置负压海绵，并用透明贴膜覆盖固定，中心开孔，放置负压吸盘；如渗出较少可再放置冲洗导管（图13-9）。负压治疗一周后：肉芽组织新鲜健康，具备植皮条件（图13-10），但患者拒绝自体取皮，给予异体脱细胞真皮覆盖创面（图13-11）。治疗数周后，创面临近愈合（图13-12）。

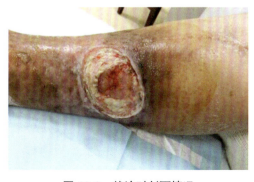

图13-6　就诊时创面情况

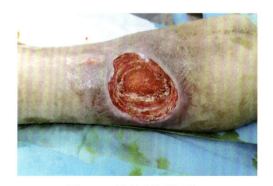

图13-7　清创后的创面情况

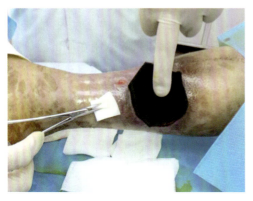

图 13-8　裁剪海绵,其大小略大于创面

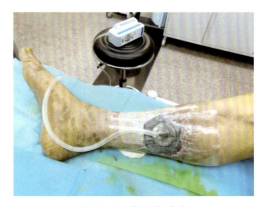

图 13-9　负压治疗中

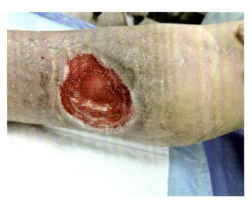

图 13-10　负压治疗 1 周后的创面

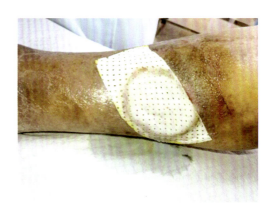

图 13-11　患者拒绝自体取皮,给予异体脱细胞真皮覆盖

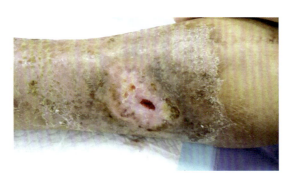

图 13-12　数周后的伤口,已临近愈合

六、局部治疗

只要无侵入性感染,伤口细菌的存在似乎对静脉溃疡愈合影响很小。因此,常规治疗并不推荐使用抗生素。局部消毒剂的使用不利于溃疡伤口愈合。维持皮肤健康,预防皮肤受损和感染尤为重要。发生湿疹性皮炎可能需要局部应用激素治疗。如伴发静脉曲张性溃疡,应加强伤口护理,以控制细菌繁殖,从而促进伤口愈合。多种水解胶体和泡沫敷料可有效引流伤口。对伴发感染的溃疡,含银敷料能有效控制感染,修复组织完整性。然而,目前局部治疗仍然缺乏以证据为基础的指南,在伤口和皮肤护理的操作模式上,各中心存在巨大差别。

小结

目前压力治疗在静脉溃疡性疾病的治疗中占据着核心的地位。压力治疗的方式多样,但主流的治疗方式仍然是弹力袜和弹性绷带,适合大部分静脉溃疡性患者。压力治疗过程相对漫长,在治疗过程中放弃治疗只会使溃疡进一步加重、延长治疗时间。在治疗静脉性溃疡的过程中,贵在坚持,才能使伤口尽早愈合。

参 考 文 献

[1] GOHEL MS, POSKITT KR. Chronic ulceration of the leg[J]. Surgery, 2010, 28(6): 273-276.

[2] FINLAYSON K, EDWARDS H, COURTNEY M. Factors associated with recurrence of venous leg ulcers: A survey and retrospective chart review[J]. Int J Nurs Stud, 2009, 46(8): 1071-1078.

[3] MILIC DJ, ZIVIC SS, BOGDANOVIC DC. The influence of different sub-bandage pressure values on venous leg ulcers healing when treated with compression therapy[J]. J Vasc Surg, 2010, 51(3): 655-661.

[4] COUZAN S, LEIZOROVICZ A, LAPORTE S. A randomized double-blind trial of upward progressive versus degressive compressive stockings in patients with moderate to severe chronic venous insufficiency[J]. J Vasc Surg, 2012, 56(5): 1344-1350.

[5] MALONE MD, CISEK PL, COMEROTA AJ JR. High-pressure, rapid inflation pneumatic compression improves venous hemodynamics in healthy volunteers and patients who are post-thrombotic[J]. J Vasc Surg, 1999, 29(4): 593-599.

[6] KOLARI PJ, PEKANMAKI K, PHJOLA RT. Transcutaneous oxygen tension in patients with post-thrombotic leg ulcers: treatment with intermittent pneumatic compression[J]. Cardiovasc Res, 1988, 22(2): 138-141.

[7] MALANIN K, KOLARI PJ, HAVU VK. The role of low resistance blood flow pathways in the pathogenesis and healing of venous leg ulcers[J]. Acta Derm Venereol, 1999, 79(2): 156-160.

[8] ALLWOOD MJ. The effect of increased local pressure gradient on blood flow in the foot[J]. Clin Sci, 1957, 16(2): 231-239.

[9] COMEROTA AJ. Intermittent pneumatic compression: Physiologic and clinical basis to improve management of venous leg ulcers[J]. Vasc Surg, 2011, 53(4): 1121-1129.

[10] HENRY JP, WINSOR T. Compensation of arterial insufficiency by augmenting the circulation with intermittent compression of the limbs[J]. Am Heart J, 1965, 70(1): 79-88.

[11] MCCULLOCH, JM. Intermittent Compression for the Treatment of Chronic Stasis Ulceration: a Case Report[J]. Physical Therapy, 1981, 61(10), 1452-1453.

[12] MCCULLOCH JM, MARLER KC, NEAL MB. Intermittent pneumatic compression improves venous ulcer healing[J]. Adv Wound Care, 1994, 7(4): 22-24.

[13] SMITH PC, SARIN S, HASTY J, et al. Sequential gradient pneumatic compression enhances venous ulcer healing: a randomized trial[J]. Surgery, 1990, 108(5): 871-875.

[14] ALPAGUT U, DAYIOGLU E. Importance and advantages of intermittent external pneumatic compression therapy in venous stasis ulceration[J]. Angiology, 2005, 56(1): 19-23.

[15] NIKOLOVSKA S, ARSOVSKI A, DAMEVSKA K. Evaluation of two different intermittent pneumatic compression cycle settings in the healing of venous ulcers: a randomized trial[J]. Med Sci Monit, 2005, 11(7): CR337-343.

[16] CHEN LE, LIU K, QU WN, et al. Role of nitric oxide in vasodilation in upstream muscle during intermittent pneumatic compression[J]. J Appl Physiol, 2002, 92(2): 559-566.

[17] KORDZADEH A, JONAS A, PANAYIOTOPOULOS YP. Intermittent Pneumatic Compression in Treatment of Chronic Venous Leg Ulcers: A Case Report and Review of Literature[J]. Case Reports in Clinical Medicine, 2014, 3(9): 513-517.

[18] MILLER MS, LOWERY CA. Negative pressure wound therapy: a rose by any other name[J]. Ostomy Wound Manage, 2005, 51(3): 44-46, 48-49.

[19] TOPAZ M. Improved wound management by regulated negative pressure-assisted wound therapy and regulated oxygen-enriched negative pressure-assisted wound therapy through basic science research and clinical assessment[J]. Indian J Plast Surg. 2012, 45(2): 291-301.

[20] ASHRAFI M, BAGUNEID M, ALONSO-RASGADO T, et al. Cutaneous wound biofilm and the potential for electrical stimulation in management of the microbiome[J]. Future Microbiol, 2017, 12: 337-357.

[21] WAGNER S, COERPER S, FRICKE J, et al. Comparison of inflammatory and systemic sources of growth factors in acute and chronic human wounds[J]. Wound Repair Regen, 2003, 11(4): 253-260.

[22] CHEN SZ, LI J, LI XY, et al. Effects of vacuum-assisted closure on wound microcirculation: an experimental study[J]. Asian J Surg, 2005, 28(3): 211-217.

[23] MORYKWAS MJ, FALER BJ, PEARCE DJ. Effects of varying levels of subatmospheric

pressure on the rate of granulation tissue formation in experimental wounds in swine[J]. Ann Plast Surg, 2001, 47(5): 547-551.

[24] CHIN MS, OGAWA R, LANCEROTTO L, et al. In vivo acceleration of skin growth using a servo-controlled stretching device[J]. Tissue Eng Part C Methods, 2010, 16(3): 397-405.

第十四章

压力治疗在血管畸形中的应用

第一节 血管畸形概述

1982年，Mulliken等首先基于不同类型脉管畸形的病理学特点及生物学行为的差异，提出血管瘤和血管畸形的生物学分类。血管瘤（hemangioma）指具有内皮细胞增殖特征的脉管肿瘤；血管畸形（vascular malformations）则可发生于毛细血管、静脉、淋巴管、动脉等多种管腔，一般不会自然消退。1993年Jackson进一步分为高流量血管畸形及低流量血管畸形，低血流量血管畸形包括毛细血管畸形（CM）、淋巴管畸形（LM）、静脉畸形（VM）或合并以上几种；高血流量血管畸形包括动静脉畸形（AVM）或动静脉瘘（表14-1）。大部分的低流量血管畸形发生在头颈部，其次为四肢。

表 14-1 脉管畸形的分型

新术语	旧术语
血管瘤	草莓样血管瘤
	毛细血管瘤
	毛细血管海绵状血管瘤
血管畸形	
低流量血管畸形	
毛细血管畸形	葡萄酒色斑
静脉畸形	海绵状血管瘤
淋巴畸形	淋巴管瘤（囊性水瘤）
血管角化过度	血管角皮瘤
毛细血管扩张症	
高流量血管畸形	
动静脉畸形	蔓状血管瘤
动脉畸形	
动静脉瘘	

1. 血管瘤（hemangioma） 又称为婴幼儿血管瘤（infantile hemangioma，IH），是婴幼儿最常见的良性肿瘤，系真性血管肿瘤，由中胚叶的正常血管组织过度增殖所致。血管瘤好发于头、面、颈部，其次为四肢和躯干。发生率在新生儿为1.1%~2.6%，约有30%在出生时即可见到，通常在出生后2周或4周时缓慢生长，因而1岁时的发生率为10%~12%。女婴较男婴为多，比率为（2~5）∶1，多发者占15%~30%。

2. 毛细血管畸形（葡萄酒色斑，图14-1） 葡萄酒色斑往往被错误地称为"毛细血管瘤"。界限清楚的葡萄酒色斑是真皮层的毛细血管畸形，呈斑状，在婴儿期时呈粉红色，至中年颜色加深呈深红色，并随着年龄的增长增厚成为结节状。毛细血管畸形（葡萄酒色斑）发生率为0.3%~0.5%，常在出生时出现，好发于头、面、颈部，也可累及四肢和躯干。特征性表现为边缘清楚而不规则的红斑，压之褪色或不完全褪色。红斑颜色常随气温、情绪等因素而变化。单纯的葡萄酒色斑需与常见的新生儿斑相区别，后者常位于眉间、眼睑或项部，斑块不发展，常于1岁时消失，它可能是婴儿期血管扩张现象而不是皮肤病变。

3. 静脉畸形 常表现为皮肤或黏膜下的蓝色肿块，容易压缩、随体位变化而变化（如低垂、哭闹或挣扎时增大）、质地柔软，肿块内常有静脉石，可触及栓子，由于扩张的管腔内血液淤滞，有时发生局限性或弥漫性的消耗性凝血病。静脉畸形常被误称作"海绵状血管瘤"（图14-2）。

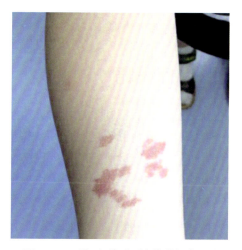

图14-1 毛细血管畸形（葡萄酒色斑）

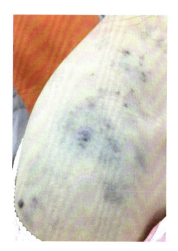

图14-2 静脉畸形

4. 淋巴管畸形 是淋巴管发育畸形所形成的，既往称淋巴管瘤，可分为微囊型和大囊型。淋巴管畸形由充满透明液体的扩张淋巴管组成，管腔内含少量淋巴细胞或红细胞，内衬单层扁平的内皮细胞。病变随患儿年龄增长而增大，一般不会自行消退。头颈部是淋巴管畸形的常见发病部位。约有90%的病变在2岁内发生，占20岁以下人群软组织良性病变的6%。其发病原因不明，多数学者认为与淋巴系统发育不全有关。巨囊型的淋巴管畸形是质地柔软、表面光滑、透光的肿块，表面皮肤正常或呈浅蓝色；皮肤和黏膜的淋巴管畸形表现为小的皮肤或黏膜滤泡，它可以发生在任何部位的淋巴管床，常见于面、颈部、腋窝、胸部和四肢；囊内出血、积液或感染时可增大；常伴有软组织的增生和骨骼的过度生长。

5. **高流量血管畸形** 包括动脉畸形、动静脉畸形和动静脉瘘。动静脉瘘是大的动脉分支直接进入邻近的静脉形成局部的血液分流；动静脉畸形是由形态异常的动脉和静脉形成的大量镜下可见的血管瘘；动静脉畸形早期表面皮肤正常，后来可变红，触之发热，有震颤，听诊有杂音。动静脉畸形会发生"盗血"现象，使患处的皮肤发生缺血性坏死、溃疡、疼痛和心输出量增加。

6. **复合型血管畸形** Klippel-Trenaunay综合征（KTS）是最常见的复合型低流量血管畸形，于1900年首次报道，典型表现包括：组织肥厚、静脉曲张、鲜红色斑（图14-3）。多数的KTS患者伴静脉异常表现，特别是沿下肢侧面的曲张静脉。患者可能出生时未有表现，但是随着患儿的长大而愈发明显。KTS的确切原因不明，普遍认为KTS是胚胎发育过程中出现中胚层发育异常造成，这导致肢芽动静脉间存在异常微瘘，从而引发相应症状。对KTS患者的临床研究表明，长期远端静脉高压血流动力学的影响可以导致严重下肢肿胀、巨大的慢性溃疡及患肢过度生长等。

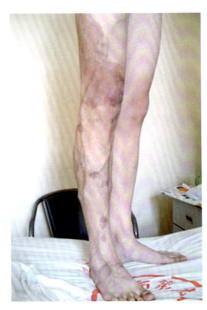

图14-3　Klippel-Trenaunay综合征

第二节　血管畸形治疗策略

对四肢血管畸形的治疗方案包括：硬化治疗、静脉内激光治疗和手术切除等。然而，以证据为基础的治疗指南并不多见。压力治疗，如弹力袜、压力绷带等，通常被临床医师视为一种简单的、非侵入性的一线治疗方案，可用于治疗四肢的低流量血管畸形，以改善症状和外观、减少水肿，并防止轻微的创伤。

在开始治疗之前，首先需要明确病变的病因、病理生理学等因素。建议采取多学科合作的方式，结合皮肤科医生、外科医生以及其他专家会诊结果，确定是否有必要进行治疗及干预的方法。压力治疗在血管畸形的治疗中起着非常重要的作用。压力治疗常用的有弹力袜、弹性绷带等，针对不同的疾病类型、病灶特征，采用不同的压力治疗方式。

有关血管瘤和血管畸形压力治疗的文献较少。压力治疗主要用用于易于安放弹性气袋的四肢、躯干、乳腺等部位血管瘤的辅助治疗，可预防血管瘤并发症的发生。该方法经济实用，无创伤或不良反应。治疗中控制压力低于患者肢体舒张压2.00kPa（15mmHg），以免导致组织压迫坏死。目前压力治疗主要用于低血流量型血管畸形。低流量血管畸形主要是静脉、毛细血管或淋巴管的先天性异常。压力疗法常被用作四肢的低流量血管畸形的一线治疗方案，主要目的是缓解症状。

葡萄酒色斑至今尚无完美的治疗手段，可采用激光、光动力治疗等方法缓解。随着年龄的增长，病灶颜色逐渐加深、增厚，并出现结节样增生。部分严重的病变可伴有软组织，甚至骨组织的增生,导致患部增大变形等。压力治疗一般对葡萄酒色斑无效,但可能有助于预防结节的产生和减轻软组织增生。

四肢静脉畸形患者应该接受压力治疗,以减少肿胀症状和血栓性静脉炎的发生,使病灶中淤滞的血液进入深静脉。低剂量阿司匹林有助于减轻静脉畸形相关的疼痛。四肢静脉畸形的治疗方式包括硬化剂注射治疗、腔内激光治疗和手术治疗等。但是,还没有基于循证医学的治疗指南。Enjolras 等对 27 名静脉畸形患者进行了研究,这些患者的病灶广泛分布在上肢或下肢,累及皮肤和肌肉,且都表现有疼痛症状。研究发现,压力治疗可以减少血管内凝血异常,从而减少血管畸形的出血。此外,作者还指出,压力治疗会带来更舒适的保护,减少皮肤的轻微创伤和肢体肿胀。Hein 等人对 176 名患者的肌肉静脉畸形进行诊断和治疗。静息痛的患者占 37%,病灶区域间歇性肿胀者占 24%,仅 1 例患者伴有局部血管内凝血功能障碍。Hein 等人对各种疗法的治疗效果进行了评估,其中 25 名患者接受了压力治疗和阿司匹林治疗。通过检查轮廓、外观和症状的变化,治疗结果被归类为"改善""相同""恶化"。24%(6/25)患者中观察到静脉畸形的改善,仅 4%(1/25)症状恶化。因此,压力治疗一般不会使静脉畸形或相关症状恶化。

KTS 患者治疗困难,压力治疗可能有助于改善症状。Samuel 和 Spitz 对 47 例病灶累及上肢或下肢的 KTS 儿童进行了研究。31 名患者(66%)表现为患肢疼痛,21 例患者(45%)表现为出血,并呈现出凝血异常。大多数患者接受了压力疗法,有些患者需要额外的治疗,如放射治疗、外科切除或激光治疗。他们还观察到压力治疗有保护皮肤的作用,并限制肿胀。在 26 例患者(55%)中,单纯压力治疗可改善淋巴潴留引起的水肿。此外,压力治疗还可保护小创伤,并改善长期静脉疾病引起的症状。Jung 等人对 87 名 KTS 患者进行了症状和治疗有效性的研究。这些患者的治疗方式包括硬化疗法、外科手术和压力治疗,所有患者中有 37% 的患者伴有疼痛。疗效评估是依据对随访患者的放射影像、患肢记录和症状来进行。随访超过两年并拍摄照片有 26 位患者,与 Hein 的研究相似,这 26 位患者的治疗结果被归类为"改善"、"相同"与"恶化";的症状好转、随访影像学检查未显示恶化为"改善",随访影像学检查无差异为"相同",症状恶化和影像检查结果加重加重的为"恶化"。26 例患者中,6 名患者仅接受压力治疗,其中两例患者症状改善,两例患者症状加重,另外两名患者症状没有变化。现有的证据表明,压力治疗可以减少血管内凝血、改善症状和外观、减少水肿、防止小创伤。

卡-梅综合征(Kasabach-Merritt syndrome)在临床上较为罕见。1940 年,Kasabach 和 Merritt 共同报道了 1 例男性患儿出生后不久出现左大腿皮肤红褐色斑疹,伴皮下血管瘤样软组织包块。病变发展迅速,很快累及整个左下肢,并向阴囊、腹部及胸部蔓延;患儿同时合并消耗性血小板减少症。该疾病后来被称为卡-梅综合征。因其早期临床表现类似小儿血管瘤而常被误诊误治。卡-梅综合征病因目前尚不清楚,且无标准的治疗方案。病变部位在肢体者,可用气压袖带或弹力袜、绷带等加压包扎,迫使瘤体退缩,通常可作为辅助治疗。

淋巴管畸形是一种常见的先天性脉管畸形疾病,生长缓慢,很少自然消退,但在遭受创伤、感染、发生囊内出血或不适当治疗后,常突然增大。若淋巴管畸形生长在特殊部位,则可能导致毁容、畸形、压迫重要器官引起功能障碍,造成长期后遗症,甚至危及生命。故对该病需采取积极恰当的医疗干预措施,压力治疗在其中起着非常重要的作用。淋巴管瘤经硬化剂注射、手术治疗或激光治疗后,通常也需要配合适当压力治疗。弹力袜还有保护皮肤和限制肿胀的能力。由于淋巴流动的停滞,患者易发生水肿。压力服可以防止轻微的创伤,改善长期的静脉疾病引起的症状。但对如何测量水肿和症状改善程度,仍不十分明确。

局部血管内凝血病是一种独特的疾病现象,常被忽视和错误识别。这一状况是静脉畸形的血管扩张引起的长时间的血液停滞造成的。血管内凝血病通常伴随局部疼痛。除了治疗前后的疼痛评估外,对局部血管内凝血的评估也应在未来治疗中得到体现。生活质量评估是血管畸形患者的另一个重要相关参数。Breugem等对使用压力治疗方法的血管畸形患者的生活质量进行了研究,得分在0~100,更高的分值代表了更高的生活质量。研究发现,使用压力疗法的患者的生活质量评分较低(平均的sf-36分数在58.3~78.1),而没有接受压力疗法的患者生活质量评分较高(平均sf-36得分在74.7~86.5)。这可能意味着压力治疗对患者的生活质量有负面影响。然而,由于作者没有进行预处理和治疗后的测量,这项研究并没有提供关于低流量血管畸形患者生活质量与压力疗法之间联系的实际信息,生活质量的恶化也可能与其他混杂因素相关。将来需要在此方面进行进一步的研究以期得到更准确可靠的结果。

Mazoyer等对24名病灶位于皮肤和肌肉中的静脉畸形患者进行研究,所有患者病灶部位都有疼痛感,且由于血管畸形关节功能受影响。测量凝血因子V、纤维蛋白原、D-二聚体和纤维蛋白复合物等水平,并对血小板计数和凝血时间进行了评估。结果显示,凝血异常在不同治疗方法下严重程度不同。持续穿着弹力袜时静脉畸形的体积缩小,但该研究没有报道体积缩小的确切程度及患者的数量。当停止压力治疗时,局部血管内凝血状态发生改变。具体来说,由于血液潴留,血管畸形体积变大。作者没有详细说明压力治疗后凝血因子的确切变化。但是,他们指出压力治疗使患者感到舒适、减少了血液淤滞(但没有量化),因而减少病灶内凝血障碍。

参 考 文 献

[1] Mulliken JB, Glowacki J. Hemangiomas and vascular malformations in infants and children: a classification based on endothelial characteristics[J]. Plast Reconstr Surg, 1982, 69: 412-422.

[2] Jackson IT, Carreno R, Potparic Z, et al. Hemangiomas, vascular malformations, and lymphovenous malformations: classification and methods of treatment[J]. Plast Reconstr Surg, 1993, 91: 1216-1230.

[3] Mahady K, Thust S, Berkeley R, et al. Vascular anomalies of the head and neck in children[J]. Quant Imaging Med Surg, 2015, 5(6): 886-897.

[4] Ballah D, Cahill AM, Fontalvo L, et al. Vascular anomalies: what they are, how to diagnose

them, and how to treat them[J]. Curr Probl Diagn Radiol, 2011, 40: 233-247.

[5] Brown TJ, Friedman J, Levy ML. The diagnosis and treatment of common birthmarks[J]. Clin Plast Surg, 1998, 25: 509-525.

[6] Nguyen JT, Koerper MA, Hess CP, et al. Aspirin therapy in venous malformation: a retrospective cohort study of benefits, side effects, and patient experiences[J]. Pediatr Dermatol, 2014, 31(5): 556-560.

[7] Van der Vleuten CJ, Kater A, Wijnen MH, et al. Effectiveness of sclerotherapy, surgery, and laser therapy in patients with venous malformations: a systematic review[J]. Cardiovasc Intervent Radiol, 2014, 37: 977-989.

[8] Greene AK, Alomari AI. Management of venous malformations[J]. Clin Plast Surg, 2011, 38: 83-93.

[9] Greene AK, Perlyn CA, Alomari AI. Management of lymphatic malformations. Clin Plast Surg, 2011, 38: 75-82.

[10] Bowman J, Johnson J, Mckusick M, et al. Outcomes of sclerotherapy and embolization for arteriovenous and venous malformations[J]. Semin Vasc Surg, 2013, 26: 48-54.

[11] Burrows PE. Endovascular treatment of slow-flow vascular malformations[J]. Tech Vasc Interv Radiol, 2013, 16: 12-21.

[12] Muir T, Kirsten M, Fourie P. Intralesional bleomycin injection(IBI) treatment for haemangiomas and congenital vascular malformations[J]. Pediatr Surg Int, 2004, 19: 766-773.

[13] Ek ET, Suh N, Carlson MG. Vascular anomalies of the hand and wrist[J]. J Am Acad Orthop Surg, 2014, 22: 352-360.

[14] Enjolras O, Ciabrini D, Mazoyer E, et al. Extensive pure venous malformations in the upper or lower limb: a review of 27 cases[J]. J Am Acad Dermatol, 1997, 36: 219-225.

[15] Mazoyer E, Enjolras O, Laurian C, et al. Coagulation abnormalities associated with extensive venous malformations of the limbs: differentiation from Kasabach-Merritt syndrome[J]. Clin Lab Haematol, 2002, 24: 243-251.

[16] Hein KD, Mulliken JB, Kozakewich HPW. Venous malformations of skeletal muscle[J]. Plast Reconstr Surg, 2002, 110: 1625-1635.

[17] Samuel M, Spitz L. Klippel-Trenaunay syndrome: clinical features, complications and management in children[J]. Br J Surg, 1995, 82: 757-761.

[18] Jung SM, Lee KB, Yun WS, et al. The clinical manifestations and outcomes in patients with Klippel-Trenaunay Syndrome: a single center study[J]. Chirurgia, 2010, 23: 103-106.

[19] Hein KD, Mulliken JB, Kozakewich HPW, et al. Venous malformations of skeletal muscle[J]. Plast Reconstr Surg, 2002, 110: 1625-1635.

[20] Mosti GB, Mattaliano V. Simultaneous changes of leg circumference and interface pressure under different compression bandages[J]. Eur J Vasc Endovasc Surg, 2007, 33: 476-482.

[21] Partsch H. The static stiffness index: a simple method to assess the elastic property of compression material in vivo[J]. Dermatol Surg, 2005, 31: 625-630.

[22] Stolk R, Wegen van der-Franken CP, Neumann HA. A method for measuring the dynamic behavior of medical compression hosiery during walking[J]. Dermatol Surg, 2004, 30: 729-736, discussion 736.

第十五章

压力治疗在肢体水肿中的应用

第一节 水肿概述

组织液是血液里的水分及营养物质经毛细血管壁滤过而形成的,液体进、出毛细血管壁意味着组织液的生成和回流,其动力和方向取决于有效滤过压(effective filtration pressure,EFP)。

有效滤过压=(毛细血管血压+组织液胶体渗透压)-(组织液静水压+血浆胶体渗透压)

人体毛细血管血压在动脉端平均为30mmHg,静脉端平均为12mmHg,组织液胶体渗透压约为15mmHg,组织液静水压平均为10mmHg,血浆胶体渗透压约为25mmHg。当有效滤过压为正值时,有液体被滤过到毛细血管外,即生成组织液;当有效滤过压为负值时,则有液体被重吸收入毛细血管内,即组织液回流(图15-1)。

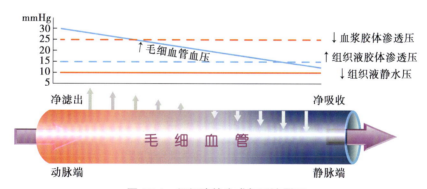

图15-1 组织液的生成与回流原理

相对于血管腔而言,↑表示滤出水的力量,↓表示吸收水的力量。

组织液形成后,其中约90%在静脉端被重吸收入血液,剩余约10%未被吸收的液体,其中包括不能被毛细血管吸收的大分子物质和大的细胞或异物等进入淋巴系统。毛细淋巴管的管壁结构相比毛细血管不完整,通透性更大,管内压力比组织液的渗透压要低。所以组织液内过量的液体、蛋白质、脂肪、细菌等均能进入毛细淋巴管内形成淋巴液。

一、水肿与成因

人体内液体的分布处于一种动态的平衡状态。水肿(edema)是指组织间隙或体腔内过量的体液潴留,通常情况下所说的水肿仅指组织间隙内的体液增多,如果是体腔内体液增多,则称为积液。

常见的引起水肿的原因有（图15-2）：①血浆胶体渗透压降低：如肾脏疾病引起的血浆蛋白的丢失、肝脏疾病导致的血浆蛋白合成不足、营养不良所致蛋白合成原料的不足等；②毛细血管内流体静力压升高：常见各种原因引起的静脉回流障碍，如心力衰竭、静脉血栓形成、静脉梗阻、静脉瓣膜功能不全等；③毛细血管壁通透性增高：因血管活性物质（组织胺、激肽等）、细菌毒素、缺氧等导致，如感染、变态反应、血管神经反应等；④淋巴回流受阻：常见各种恶性肿瘤根治时的淋巴清扫手术、丝虫感染、淋巴管内癌细胞栓等。

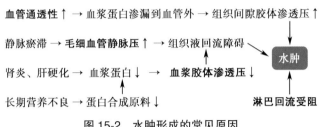

图 15-2　水肿形成的常见原因

淋巴水肿（lymphedema）是水肿的一个类型，早年多见于丝虫感染。近年来，由于肿瘤切除和放疗等因素造成的淋巴系统解剖结构的破坏所引起的淋巴水肿亦不少见，如乳腺癌术后上肢淋巴水肿、下腹部和盆腔肿瘤术后下肢淋巴水肿等。

淋巴水肿产生的原因有多种多样（图15-3），但其本质为淋巴回流受阻。①淋巴回流受阻后，淋巴管腔内压力升高并引起淋巴管的扩张和扭曲。淋巴管扩张后会产生瓣膜相对关闭不全，导致淋巴逆流。后者又会引起水及大分子吸收减少并在组织间隙聚积，从而导致高蛋白性水肿；②淋巴淤积于皮下组织，巨噬细胞和脂肪细胞吞噬淋巴内脂质，引起肢体的慢性肿胀，此阶段组织肿胀主要包括淤滞的淋巴液和增生的脂肪组织；③之后淋巴液内的高蛋白成分刺激纤维母细胞，纤维组织增生活跃，组织纤维化，皮肤粗糙硬化，成为"象皮腿"。

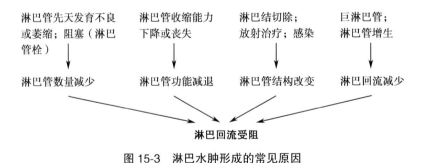

图 15-3　淋巴水肿形成的常见原因

二、水肿的病理生理

（一）静脉水肿形成机制

静脉瓣是静脉血管内壁上的一种结构，是静脉血管内膜折叠而形成的半月形皱襞，薄而柔软，凸侧缘附着于管壁，凹缘向心方向游离，多成对排列，在静脉血回流过程中能防止血流逆流或改变血流方向。受地心引力较大、血液回流比较困难的部位，静脉瓣特别发达，反之则完全无瓣或数目较少。例如四肢的静脉瓣最多，下肢又多于上肢；中等口径的静脉内，静脉瓣一般都比较丰富,而小静脉和大静脉干内很少有瓣膜存在。在下肢静脉回流过程中,肌肉收缩和静脉瓣膜构成的静脉肌肉泵(简称肌泵)起着一个非常重要的作用,也是下肢静脉血液克服地心引力回流到心脏的动力。运动状态下,肌肉收缩会压迫邻近的静脉,管腔压力增大,近心端静脉瓣开放、远心端静脉瓣关闭,迫使血液向心脏方向流动;而肌肉松弛时,管腔压力下降,远心端静脉瓣开放,排空的静脉管腔则再次充盈(图15-4)。人体最重要的肌泵位于腓肠肌。肌泵只有在运动时(即肌肉收缩)才会起作用。肌肉收缩、通畅的静脉和完整的瓣膜这三个因素之一出现问题时,下肢静脉压就会升高,久而久之会导致静脉高压。随着静脉压的增高,深浅静脉里的流体静水压也增高,使得从毛细血管到组织间隙的液体滤过增多,最终导致下肢静脉水肿(venous edema)的发生。

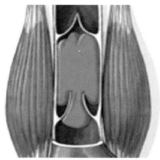
肌肉舒张,管腔压力↓,远心端瓣膜开放,静脉管腔再充盈

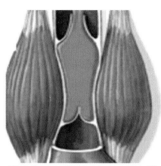
肌肉收缩,管腔压力↑,近心端瓣膜开放,充盈的管腔得以排空

图 15-4 肌泵原理示意图

胶体渗透压也影响着水肿的形成。随着滤过到组织间隙的液体含有溶解的蛋白质、电解质、盐、细胞和代谢产物的增多,组织间隙胶体渗透压也升高,产生了另一种有助于下肢组织间隙液体积累(水肿)的力量。当下肢出现炎症时,毛细血管通透性发生改变,蛋白质、电解质、细胞成分就会从毛细血管弥散到组织间隙。长此以往,组织里就会发生纤维化。

(二)淋巴水肿形成机制

当由于淋巴系统功能不全或其他原因导致淋巴回流障碍时,组织间隙中逐渐累积更多蛋白质,导致胶体渗透压增加,由此形成了蛋白质丰富的水肿——淋巴水肿。淋巴水肿的病情进展包括三个阶段:第一个阶段称为可逆淋巴水肿,主要的改变为淋巴液淤积。虽然组织中有液体淤积,但尚未引起继发的组织改变。第二阶段为不可逆淋巴水肿,这一阶段淋巴淤积于皮下组织,巨噬细胞和脂肪细胞吞噬淋巴内脂质成分引起慢性肿胀。此阶段,组织肿胀主要包括淤滞的淋巴液和增生的脂肪组织。第三阶段,淋巴液内的高蛋白成分刺激纤维母细胞,纤维组织增生活跃,导致皮肤粗糙硬化,皮肤出现象皮样改变。

淋巴水肿最常见于肢体,也可以发生在面部、颈部及外生殖器。淋巴水肿分为原发性和继发性淋巴水肿两大类:原发性淋巴水肿是由淋巴系统发育缺陷造成的,而继发性淋巴水肿多是丝虫病感染以及淋巴清扫术后的结果。淋巴水肿是一种慢性进行性疾病,疾病早期,回流受阻的淋巴液淤滞在组织间隙,如果治疗得当,淋巴水肿可以得到缓解;但如果错过了治疗时机,病变组织会逐渐变硬,纤维组织和脂肪不断增生,患肢肿胀增粗,形成肢体畸形,伴随而来的还有淋巴管炎和蜂窝组织炎。因此早期诊断和及时治疗是控制疾病发展的关键。

在临床实际工作中,目前最常用的淋巴水肿临床分期系统是国际淋巴协会(International Society of Lymphology, ISL)分期系统和 Campisi 分期系统(表15-1)。淋巴水肿的临床分期表明了淋巴水肿的纤维化程度,为临床上选择合适的治疗方法提供了重要的指导依据。

表 15-1 淋巴水肿分期系统

阶段	国际淋巴协会 ISL 分期临床表现	Campisi 分期临床表现
0 期	亚临床期,淋巴循环受损,无临床表现	—
Ⅰ期	凹陷性水肿,抬高患肢水肿可缓解	临床前期,无水肿表现
Ⅱ期	出现纤维化,凹陷/非凹陷性水肿,抬高患肢水肿不缓解	休息和抬高患肢水肿可自行缓解
Ⅲ期	象皮肿期,组织纤维化、皮肤硬化、脂肪沉积,非凹陷性水肿	水肿无法自行缓解,但治疗后可缓解
Ⅳ期	—	象皮肿期,肌腱和骨不可见
Ⅴ期	—	象皮肿期,反复感染,关节肌肉功能受损

第二节 肢体水肿的治疗

一般认为,外周淋巴水肿的治疗原则是:早期以排除淤积滞留淋巴液、防止积液再生为主,晚期以切除不能复原的病变组织或分流术治疗局限性淋巴管阻塞为目的。因而,淋巴水肿的治疗大致可以分为保守治疗(非手术治疗)和手术治疗两大类。

在国际淋巴协会发布的共识里,综合消肿疗法(complex decongestive therapy, CDT)被推荐为治疗淋巴水肿的标准方法。德国学者 Foldi 最早总结了该方法对淋巴水肿的治疗作用。

目前,多项随机对照试验研究表明 CDT 对继发淋巴水肿的治疗效果良好,主要表现为患肢周径缩小、水肿症状好转、生活质量提高等。然而,美国 Fu MR 等对淋巴水肿患者的心理状态进行的系统综述结果表明:由于 CDT 治疗过程中,患者承受较大的身心压力,相当部分患者中止了治疗。故患者的依从性是 CDT 长期治疗过程中的一大挑战。

综合消肿疗法至少包括以下四部分:手法淋巴引流、压力绷带、功能锻炼和皮肤护理。然而,具体治疗方案的不同以及患者依从性的差异都在某种程度上导致综合消肿疗法的治疗效果不尽相同。对于晚期淋巴水肿的患者来讲,综合消肿疗法常需要和手术结合才能获得良好的疗效。

一、淋巴水肿的压力治疗

压力治疗的原理是通过压力增加局部微循环,促进患肢淋巴回流,使组织液进入淋巴管腔,从而减轻水肿。压力治疗具有操作简便、创伤小等优点,对治疗轻度淋巴水肿有一定疗效。但压力治疗并非病因治疗,故耗时长、病情易反复,甚至可能加重中、重度患者的病情是其主要缺点。

淋巴水肿的压力治疗包括①动态压力:促进静脉与淋巴回流,减轻水肿,包括手法引流、

IPC治疗等；②静态压力：减少渗出、减少再水肿程度，包括绷带、弹力服等。淋巴水肿的治疗重点在于去除沉积的蛋白质。在合理的疗程中包含下列治疗步骤：

（1）手法淋巴引流；

（2）绷带包扎；

（3）患肢功能锻炼；

（4）压力器械减轻充血，包括IPC等；

（5）穿着弹力服等加压，包括弹力袜/臂套、压力绷带、压力服等。

手法淋巴引流（manual lymphatic drainage，MLD）通常是降低充血治疗的第一步。通过轻柔的按摩来刺激非水肿区域的淋巴管，从而增加它们的引流能力。随着引流的逐步进行，水肿液体向非水肿皮肤区域移动，在那里被血管吸收和引流。对于每位患者，应根据手术和放疗方案、水肿的范围和严重程度以及合并症的情况调整引流顺序和具体手法。肿瘤转移或复发、心力衰竭失代偿期、急性细菌性感染、急性血栓性静脉炎或深静脉血栓形成、急性过敏、慢性阻塞性肺疾患（COPD）或肺转移等所致的气促为手法淋巴引流的绝对禁忌证。

应用手法淋巴引流和物理治疗时，必须自治疗开始就与绷带包扎法相结合。其目的在于维持手法引流的效果，同时能够进行治疗性锻炼。绷带包扎能够对组织施加压力，由于淋巴水肿必然会引起弹性皮肤纤维的恶化，绷带包扎对于预防再次发生肿胀十分必要。只有始终施以压力，才能避免复发，保持之前治疗的效果。淋巴水肿压力治疗时一般选用短弹性绷带，除非双侧肢体同时水肿，肿胀较轻的一侧可选用长弹性绷带。为达到所需的压力，应使用数层短弹性绷带。使用绷带后，应仔细检查确认存在适当的压力梯度，肢体远端（手/足）的压力应合适，近端区域（上臂/大腿）的压力应较低。使用绷带时进行功能锻炼以改善淋巴回流。强化治疗阶段，应尽可能长时间地佩带绷带，直到下一次手法淋巴引流即将开始为止。在疗程结束时，可穿着定制的弹性压力衣（一般采用平织的产品），由医生规定必需的压力等级，以避免复发、维持疗效。有些患者在维持治疗阶段可能仍需要晚上继续使用绷带包扎。

二、淋巴水肿的间歇性充气加压治疗

早在20世纪50年代，IPC就在临床上用于治疗肢体肿胀。当时的IPC还是一个单腔系统，只有一个气囊的套筒覆盖整个肿胀的肢体。现在，用于治疗水肿的单腔IPC系统已难觅踪影。因为单腔IPC可以引起液体的双向流动，会增加已肿胀区域的水肿容积，而且单腔IPC也不能像序贯IPC那样刺激淋巴的流动。到了60年代后期，才出现了多腔加压IPC系统，后来又逐渐诞生了梯度加压和序贯加压技术。近年来，IPC系统日趋成熟和复杂，可以通过数字化编程来模拟手工淋巴引流技术（MLD），有助于肢体和躯干远端的水肿液体的排出。

在美国，IPC已经成为乳腺癌术后淋巴水肿最常见的治疗方式，被纳入一些理疗学校的多学科课程中。许多早期研究都证明，IPC是乳腺癌术后淋巴水肿唯一有效的治疗方式。

IPC治疗水肿的主要机制基于水肿形成的两个环节：即①强有力的静脉排空有效地改善了静脉淤滞状态、减少了毛细血管静脉端的压力，从而使静脉端有效滤过压EFP的负值的绝对值加大，有利于水肿液体快速回流到静脉管腔内；②淋巴管壁薄、压力低，外部对淋巴管施加的压力都能推进淋巴液流动。而IPC的序贯加压、梯度压力技术和水肿模式都能有效地推动淋巴回流。淋巴回流加快，又能快速带走组织液里的大分子和胶体物质，组织液胶体渗透压降低，有利于减少水肿液体的生成。

一般认为 IPC 治疗水肿，更多的是减少了毛细血管的滤出、增加组织液在静脉端的回流，从而减少了淋巴的生成，而非加速淋巴回流。Miranda 等人利用同位素淋巴闪烁造影作为半定量手段，就 IPC 对 11 例双下肢淋巴水肿患者的淋巴水肿程度以及淋巴液的回流的影响进行了评估。结果显示，IPC 治疗后，双下肢的周径显著缩小（$P<0.05$），而由 3 名医师对 IPC 治疗前后的闪烁扫描图进行的单盲分析在得分上却没有明显差异。这就提示 IPC 的挤压作用加速了淋巴液体（即水）的运输却不伴有明显的高分子（即蛋白质）的转运。换句话说，IPC 是通过降低毛细血管的过滤而减轻淋巴水肿的，而不是通过加速淋巴回流（从而恢复首先与水肿产生有关的淋巴动力学的平衡）来实现的。

IPC 对非梗阻性水肿，例如由于制动、静脉功能不全、淋巴和静脉淤滞等引起的水肿，或低蛋白性水肿尤为有效。对于梗阻性淋巴水肿，如淋巴管/淋巴结损伤或淋巴结切除引起的，在使用 IPC 刺激淋巴回流之前，建议先实施简易淋巴引流（simple lymphatic drainage，SLD，又称自我按摩）或手动淋巴引流 MLD。

IPC 治疗可以加快肢体血液流速，渐进性地促进静脉血液和淋巴液的回流，加速组织水肿消退、局部代谢和炎性物质清除，对预防和治疗下肢水肿、提高患者的生活质量有积极意义。

对于慢性非凹陷性淋巴水肿的患者，在新的 ISL 分级标准中属于 stage Ⅱ 或 stage Ⅲ 的患者，肿胀的肢体主要是增生的脂肪组织和纤维化的成分，而真正液体成分很少或极少，此时 IPC 对于缩减肢体肿胀体积的效果并不明显，因此有些建议共识甚至将 stage Ⅲ 的患者作为 IPC 的禁忌证。Zaleska 等人利用组织张力计（tissue tonometer）对包括 stage Ⅲ 在内的淋巴水肿患者进行的为期 3 年的 IPC 治疗随访表明，肿胀肢体的僵硬程度有明显的减轻（也就是组织的弹性增加了）。这对于改善晚期水肿患者的症状体征、提高生活质量都有明显的益处。2017—2018 年，笔者两次参加了江苏省护理学会举办的淋巴水肿 CDT 专项培训班。有不少医师和治疗师也反映，很多象皮肿患者使用 IPC 之后，僵硬的肢体明显变软、患者感觉有很大改观的情况。因此，建议对晚期淋巴水肿患者可以使用 IPC 来缓解部分症状，提高患者的生活质量。

IPC 治疗应与手工淋巴引流联合使用，这是国际淋巴协会在 2016 淋巴水肿诊治国际共识里提出的一个建议。为了防止水肿的快速反弹，很重要的一点就是在 IPC 治疗之后，继续使用加压服或者绷带。

（一）间歇性充气加压治疗参数

IPC 治疗淋巴水肿时的重要参数即气囊的压力是高还是低的问题，是一个颇有争议的话题，目前还没有达到一个全球性的共识。Olszewski 认为，为了有效地减少积累的淋巴液，施加在肢体表面的外部压力应该数倍于管道内直接驱动液体流动的压力。例如，假如下肢浅表淋巴管的正常生理压力是 10~12mmHg，那么在皮肤表面的外部压力就应该是 30~40mmHg，也就是说，只有比较大的外部压力才能刺激淋巴的引流。如果 IPC 的压力是 60mmHg 的话，那么作用到淋巴管内部的压力为 15~20mmHg。相比之下，当外部压力为 100mmHg 时，管腔内的压力增加至 30~40mmHg。Olszewski 计算出外部压力每增加 2mmHg，淋巴流量仅多增加了50ml，因此他建议外部压力要用到80甚至150mmHg，并且治疗时间要在40~60min。同样，波兰Taradaj等人对81例慢性静脉功能不全和淋巴水肿患者进行了不同IPC压力的效果研究，A、B、C三组患者分别为28、27和26例，均实施了MLD和多层绷带加压治疗。其中A组IPC压力为120mmHg，B组为60mmHg，C组未行IPC治疗。他们认为IPC气囊压力在120mmHg情况下减轻静脉淋巴水肿的效果优于60mmHg。当然，作者也意识到了样本太小的局限。

而Ponikowska等人的观点却截然相反。他们认为IPC的压力不应超过40~50mmHg，因为过高的压力会导致淋巴管的损伤，对静脉功能不全的淋巴水肿患者会带来静脉瓣膜损伤的不良结局，另外过多的压力作用于皮肤的痛觉感受器，患者也难以耐受治疗。Woźniewski和Kołodziej也推荐了类似的指南：在有肢体淋巴水肿的患者，IPC治疗的压力不应大于60mmHg，因为过高的压力会产生痛感，并会对皮肤的淋巴管道造成损伤。

对皮肤微循环的研究表明，较长时间施加大的压力可能会对皮肤造成缺血性损害，60~70mmHg的持续加压可以看作是IPC加压的上限。Szolnoky等人认为，IPC作为综合消肿治疗的一个组成部分，必须使用较小的压力以避免导致浅表淋巴管的塌陷。他们发现，单独使用手工淋巴引流MLD，或MLD+IPC（50mmHg）在上肢淋巴水肿的消肿方面和主诉症状都有显著的改善。

英国MEP等关于淋巴水肿的IPC治疗的压力和时间选择，认为应该依据患者对治疗的耐受和反应情况，随时进行调整。一般建议①治疗水肿的压力为30~60mmHg；②姑息治疗时，建议压力为20~30mmHg；③治疗持续时间：建议30~120min/d。美国全国淋巴水肿网络（NLN）推荐的IPC治疗水肿的压力是30~60mmHg。国内李晓军和王岭在研究中采用的治疗压力在40~60mmHg。

应该注意到，IPC设备显示的压力并不能准确反映出传达到皮肤表面的压力。有研究证实，在套筒和皮肤结合部的压力分布和数值存在相当的差异，对治疗结果可能会造成影响。IPC治疗时，如果压力过高，会对皮肤浅表的结构造成伤害，这点要给予足够的关注。一般认为稍低些的压力是安全的，但应该依据患者的病情和皮肤情况做出个性化的压力设置。每次治疗的时间一般都在1h。

根据Ridner对一家生产企业的关于家用IPC设备市场调研报告的部分数据进行的分析，IPC治疗静脉淋巴水肿时，第一个月2次/d，1h/次。以后1h/d作为维持治疗。

总之，考虑到大压力可能带来的皮肤缺血、淋巴管损伤以及对皮肤痛觉感受器的刺激等原因，建议在IPC治疗静脉淋巴水肿时，压力设置以30~60mmHg为宜；2次/d，30~60min/次；3~4周作为一个疗程，以后继续维持治疗。

治疗静脉淋巴水肿时，IPC的合理选择应该是多腔序贯加压方式、重叠套筒，并带有水肿模式的加压方式。随机对照实验已经证实，套筒腔室数量较多时能更快地产生治疗效果，鉴于淋巴水肿不仅是肢体的肿胀，甚至涉及人体四分之一的部位（上下躯干、胸腹部），所以选择的IPC除了能治疗肢体肿胀外还能解决躯干的问题。重叠套筒（图7-12）整个套筒所施加的压力都是非常均匀的，可以有效地防止静脉和淋巴逆流。同时因为不存在非加压区，故不会产生环型水肿区。水肿模式或淋巴模式（图7-22）能最大程度地模拟手法淋巴引流的过程，是IPC治疗水肿的最佳模式，能弥补综合消肿治疗CDT的庞大开支和治疗师资源紧张等方面的不足。

（二）注意事项

治疗期间患者采取舒适而放松的平卧位，有利于肢体的抬举。治疗开始时，套筒压力的设置应由低缓慢升高，压力设置应在患者承受范围内，保证患者不出现肢体不适感和疼痛为宜。使用IPC的过程中，应密切观察患者的反应，尤其是伴有高血压、心脏病的患者，治疗过程中应注意观察患者有无头晕、头痛、心悸、面色改变等表现。

IPC治疗在淋巴水肿早期特别是皮下纤维化发生前较有效，多采用IPC，移除积留的组织液。治疗过程中应注意压力适中，避免淋巴管炎、腓神经瘫痪等并发症。

对于淋巴水肿，IPC不是一个独立的疗法。一般是与综合消肿治疗（CDT）一起使用，以维持对水肿的控制。治疗完毕，患肢应配合应用低弹性绷带或弹力袖套/弹力袜以维持治疗效果。Vignes等人的荟萃分析显示，如果不采用弹性绷带或弹力袖套维持治疗，IPC治疗后乳腺相关的淋巴水肿的体积增加（≥10%）的风险在50%以上。所以，在IPC治疗的间歇，或IPC无法连续使用时，可以穿戴加压服或者使用低弹性绷带维持治疗效果。

以下是有关共识里对IPC治疗淋巴水肿时的禁忌证的描述：

禁忌证：未治疗的非凹陷性慢性淋巴水肿；确诊或疑似VTE疾病、肺水肿；皮肤急性感染（蜂窝织炎/丹毒）；未得到控制的或严重心力衰竭；水肿区域转移瘤；严重的周围神经病变。

需密切注意的：周围神经病变；肢体出现疼痛麻痹；未诊治或感染性伤口；皮肤脆弱或有移植物；其他会因IPC恶化的皮肤情况；妨碍IPC使用的严重的肢体畸形。

三、淋巴水肿的非压力治疗

（一）手术治疗

从病理生理机制来讲，目前常用的淋巴水肿的手术可以被分为减容术和显微淋巴重建术，前者包括游离皮片回植术和吸脂术，后者包括淋巴静脉吻合术和淋巴组织移植术。游离皮片回植术又称作Charles术，是1912年由Charles创建的手术。手术切除深筋膜浅层的纤维化组织和增生的脂肪以及深筋膜，再从切除的病变组织上取断层皮片覆盖手术区。吸脂术是1998年由Brorson提出，用于治疗晚期淋巴水肿的手术方法，该方法基于晚期淋巴水肿脂肪沉积的病理改变，试图通过抽吸沉积的多余脂肪来恢复患肢的正常外观及功能。20世纪60年代，血管显微外科逐渐发展，O'Brien将阻塞的淋巴管和浅表小静脉相吻合，使淤滞的淋巴液直接通过吻合口流入静脉系统，这一手段被称作淋巴静脉吻合术。淋巴组织移植术是一个相对新颖的手术方法，主要通过将具有正常功能的淋巴结皮瓣移植到患肢来进行治疗，移植的淋巴结在分泌促淋巴管生长因子的同时也起到了泵的作用，将肢体远端淤滞的淋巴液泵向近心端。

（二）烘绑疗法

除上述治疗之外，我国张涤生教授在1964年开创了应用烘绑疗法治疗肢体淋巴水肿。烘绑疗法主要包括加热烘疗患肢、弹性材料加压及皮肤护理三个部分。其主要作用机制包括改善局部微循环、促进患肢淋巴回流、增强机体细胞免疫功能、提高局部组织蛋白水解酶活性等。烘绑疗法以往主要用于下肢淋巴水肿的治疗，近年来，亦有学者尝试将该方法用于治疗乳腺癌术后上肢淋巴水肿,并取得良好效果。然而,该方法最大的不足是在治疗期间及刚结束治疗的短时间内,部分患者的水肿肢体由于受热膨胀,会出现短暂变粗的现象,此缺陷会一定程度上影响疗效评估,并降低患者满意度。

(三)其他治疗方法

应用药物治疗淋巴水肿的文献报道较多,但结果缺乏一致性。其中的代表药物为苯吡喃酮类,澳大利亚Casley-Smith研制并使用的Counmarin是该类药物的代表。既往研究表明Counmarin能够增强巨噬细胞活性,促进蛋白水解。然而由于其肝脏毒性、致癌、致突变性,目前已停止使用。

微量元素硒在肢体淋巴水肿中的治疗作用也被广泛研究。其主要作用机制是抗氧化作用。Micke等报道大部分上肢淋巴水肿患者放疗后,再经过亚硒酸钠治疗后,上臂围及皮褶指数(skin-fold index)得到明显改善。然而,较近的循证医学证据表明:因缺少较好的随机对照试验,硒元素在治疗肢体淋巴水肿方面的疗效尚存在不一致性。

低能量激光(low level laser therapy, LLLT),亦称为"冷激光",其功率通常为5~500mW,主要通过非热效应起到组织修复的作用。研究表明,低能量激光是治疗淋巴水肿的一种有效辅助手段。Jang DH等应用鼠尾动物模型证实LLLT具有抗炎及促进淋巴、血管形成作用,初步解释了其作用机制。然而,LLLT对于淋巴水肿改善作用的详细作用机制仍需要更多研究和进一步探索。此外,目前仍缺乏LLLT是否增加肿瘤术后复发率的研究,故该方法对肿瘤术后继发淋巴水肿患者的安全性有待进一步评估。

小结

目前,全球罹患淋巴水肿的患者约1.4亿。有效的治疗方法对减轻患者的疾病痛苦、避免或延缓病情加重有着重要的意义。压力治疗是淋巴水肿治疗的重要组成部分,越来越多的研究者开始应用造影等方法探讨更精确的压力治疗模式。相信随着技术的进步及临床医生对淋巴水肿疾病理解的深入,该方法将得到更广泛的应用。

四、静脉水肿的间歇性充气加压治疗

(一)间歇性充气加压消肿原理

IPC治疗静脉水肿时,气囊沿着从远端到近端的方向序贯充气,产生一个压力波。后者能使水肿液体进入淋巴系统,同时驱动静脉血液向近侧端流动。静脉回流加快,毛细血管静脉端的流体静水压下降,水肿形成的力量减弱,而水肿液体经毛细血管静脉端回吸收增加,从而缓解了水肿的程度。当水肿患者对压力绷带无法耐受,或者压力绷带不能有效地控制水肿时,IPC就是一个特别不错的选择。

对于活动受限的水肿患者,如长期卧床或每日大部分时间都在轮椅上,接受传统压力治疗措施(弹力袜和绷带)会存在着一定的限制。在直立位时弹力袜能让膨胀的静脉产生回缩的有效压力太低,以至于不能产生足够的血流动力学效应(对于坐轮椅的且下肢不能独立活动的水肿患者尤其如此)。绷带的优势是在行走过程中能产生很高的峰值压力,因而起到了按摩的效果,但这一优势在活动受限的水肿患者却无法体现。传统压力治疗的方法都是被动加压,而IPC则是主动加压,不仅能在下肢施加所需的梯度压力,还能模仿肌肉的节律性收缩(即模拟人体的肌泵机制),这样活动受限的患者就能接受IPC的压力治疗。

（二）间歇性充气加压压力选择

静脉水肿常常是 CVD 的一个发展过程。很多研究结果提示，当 IPC 与弹力袜或压力绷带联合使用时，能够促进溃疡的愈合；或者在没有静脉溃疡的 CVD 患者，能够减轻水肿等其他症状。既然联合使用 IPC 的一个优势之一就是能精确调整压力，那么掌握能够最大程度消除水肿的合适的压力值就显得很重要了。为此，Vanscheidt 等人探讨了 4 腔 IPC（足部 1 腔，小腿 3 腔）递减梯度加压和非递减梯度加压方式下，不同的套筒压力组合与水肿消除效果的关系。他们发现无论是梯度加压还是非梯度加压都是很安全的，患者也能很好的耐受，在压力与消肿效果之间存在着剂量 - 响应关系。在综合考虑耐受程度、舒适度和效率的基础上，30mmHg 非梯度（各腔压力一致）和 50mmHg 的递减梯度加压（从远端到近端分别为 50、50、45 和 40mmHg）方案对严重的 CVD 患者是相对理想的，值得进一步评估。

在近几年来逐渐形成的压力治疗的共识和 / 或指南里，压力值的推荐（非 IPC）在 40~60mmHg，虽然 IPC 能够施加更大的压力，但重点在于不要简单地把压力最大化，而是要辨别出在效益与耐受性之间能获得最佳平衡的套筒的压力值。此外还需要确认不同的 IPC 设备是否有着相同的最佳压力方案，因为套筒里面的压力并不等同于皮肤表面所测得的压力。

此外，使用 IPC 治疗静脉水肿时，压力也不宜过大，Ponikowska 等人认为 IPC 的压力不应超过 40~50mmHg，因为压力过高，可能会引起淋巴管损伤，对静脉功能不全的水肿患者也会带来静脉瓣膜损伤的不良结局。此外，压力偏高会刺激皮肤的痛觉感受器，患者不易耐受治疗。Woźniewski 和 Kołodziej 也推荐了类似的指南：在有肢体静脉水肿（同样包括淋巴水肿）的患者，气压治疗的压力不应大于 60mmHg，因为过高压力会产生痛感，并且对治疗部位的淋巴系统可能造成损伤。

结合对皮肤微循环的研究结果，考虑到较长时间使用大压力可能会对皮肤造成的缺血性损害，IPC 加压的上限为 60~70mmHg。

作为 CVD 最基本的治疗手段和措施的压力治疗（包括压力绷带、弹力袜和 IPC），一般 IPC 都是与绷带和 / 或弹力袜联合使用。尽管 IPC 在 CVD 治疗方面有着不俗的表现，国际血管学杂志 2014 版的《基于循证医学证据的下肢慢性静脉疾病治疗指南》认为在正确使用压力绷带无效的情况下，或患者不能耐受压力绷带时，推荐使用 IPC 治疗。对于 IPC 的理想参数以及 IPC 与其他压力治疗联合使用，还有待于进一步的研究。

参 考 文 献

[1] FÖLDI M, FÖLDI E, KUBIK S. Földi's textbook of lymphology for physicians and lymphedema therapists [M]. [S.l.]: Elsevier GmbH, Urban & Fischer Verlag, 2006.

[2] RYAN TJ. Lymphatics and adipose tissue [J]. Clin Dermatol, 1995, 13 (5): 493-498.

[3] International Society of Lymphology. The diagnosis and treatment of peripheral lymphedema: 2013 Consensus Document of the International Society of Lymphology [J]. Lymphology, 2013, 46 (1): 1-11.

[4] FOLDI E, FOLDI M, WEISSLEDER H. Conservative treatment of lymphoedema of the limbs [J]. Angiology, 1985, 36 (3): 171-180.

[37] Lymphoedema Framework: Best Practice for the Management of Lymphoedema. International concensus[M]. London: MEP Ltd, 2006.

[38] MIRANDA F JR, PEREZ MC, CASTIGLIONI ML, et al. Effect of sequential intermittent pneumatic compression on both leg lymphedema volume and on lymph transport as semi-quantitatively evaluated by lymphoscintigraphy[J]. Lymphology, 2001, 34(3): 135-141.

[39] BRAY T, BARRETT J. Pneumatic compression therapy[M]//Twycross R, Jenns K, Todd J (eds). Lymphoedema[M]. Oxford: Radcliffe Medical Press, 2000: 236-243.

[40] 张宏, 童茜. 康复训练联合气压治疗对宫颈癌根治术后下肢水肿患者的影响[J]. 中国康复, 2015, 30(4): 274-276.

[41] The Diagnosis and Treatment of Peripheral Lymphedema: 2016 Consensus Document of the International Society of Lymphology[J]. Lymphology, 2016, 49(4): 170-184.

[42] ZALESKA M, OLSZEWSKI WL, DURLIK M. The Effectiveness of Intermittent Pneumatic Compression in Long-Term Therapy of Lymphedema of Lower Limbs[J]. Lymphat Res Biol, 2014, 12(2): 103-109.

[43] OLSZEWSKI WL. The "third" circulation in human limbs-tissue fluid, lymph and lymphatics[J]. Phlebologie, 2012, 41(6): 297-303.

[44] TARADAJ J, ROSIŃCZUK J, DYMAREK R, et al. Comparison of efficacy of the intermittent pneumatic compression with a high-and low-pressure application in reducing the lower limbs phlebolymphedema[J]. Ther Clin Risk Manag, 2015, 11: 1545-1554.

[45] PONIKOWSKA I, GÓRCZYŃSKA K, SZCZEPANOWSKI A. Interval pneumatic pressotherapy in the treatment of veno-lymphatic system disorders of the lower limbs[J]. Balneol Pol, 1997, 39(1-2): 87-93.

[46] WOŹNIEWSKI M, KOŁODZIEJ J. Rehabilitation in Surgery[M]. Warsaw: PZWL Publishing House, 2006.

[47] FELDMAN JL, STOUT NL, WANCHAI A. Intermittent pneumatic compression therapy: a systematic review[J]. Lymphology, 2012, 45(1): 13-25.

[48] SZOLNOKY G, LAKATOS B, KESKENY T. Intermittent pneumatic compression acts synergistically with manual lymphatic drainage in complex decongestive physiotherapy for breast cancer treatment-related lymphedema[J]. Lymphology, 2009, 42(4): 188-194.

[49] SZUBA A, ACHALU R, ROCKSON SG. Decongestive lymphatic therapy for patients with breast carcinoma-associated lymphedema. A randomised, prospective study of a role of adjunctive pneumatic compression[J]. Cancer, 2002, 95(11): 2260-2267.

[50] 李晓军, 王岭. 核素扫描评估空气气压泵式肢体循环驱动仪改善乳腺癌术后的上肢淋巴水肿. 中国组织工程研究与临床康复[J], 2007, 11(22): 4329-4332.

[51] MAYROVITZ HN. Interface pressures produced by two different types of lymphedema therapy devices[J]. Phys Ther, 2007, 87(10): 1379-1388.

[52] SEGERS P, BELGRADO JP, LEDUC A, et al. Excessive pressure in multichambered cuffs used for sequential compression therapy[J]. Phys Ther, 2002, 82(10): 1000-1008.

[53] OLSZEWSKI WL, JAIN P, AMBUJAM G, et al. Anatomical distribution of tissue fluid and lymph in soft tissues of lower limbs in obstructive lymphedema-hints for physiotherapy[J]. Phlebolymphology, 2009, 16(3): 283-289.

[54] RIDNER SH, MCMAHON E, DIETRICH MS, et al. Home-based lymphedema treatment in patients with cancer-related lymphedema or noncancer-related lymphedema[J]. Oncol Nurs Forum, 2008, 35(4): 671-680.

[55] BERGAN JJ, SPARKS S, ANGLE N. A comparison of compression pumps in the treatment of lymphedema[J]. J Vasc Surg, 1998, 32(5): 455-462.

[56] OLSZEWSKI WL, JAIN P, AMBUJAM G. Tissue fluid pressure and flow during pneumatic compression in lymphedema of lower limbs[J]. Lymphat Res Biol, 2011, 9(2): 77-83.

[57] VIGNES S, PORCHER R, ARRAULT M, et al. Long-term management of breast cancer-related lymphedema after intensive decongestive physiotherapy[J]. Breast Cancer Res Treat, 2007, 101(3): 285-290.

[58] PARTSCH H. Intermittent pneumatic compression in immobile patients[J]. Int Wound J, 2008, 5(3): 389-397.

[59] PARTSCH B, PARTSCH H. Calf compression pressure required to achieve venous closure from supine to standing positions[J]. J Vasc Surg, 2005, 42(4): 734-738.

第十六章

间歇性充气加压治疗在下肢外周动脉疾病中的应用

《老年人四肢动脉粥样硬化性疾病诊治中国专家建议（2012）》对外周动脉疾病（peripheral arterial diseases，PAD）的定义为：除冠状动脉和颅内动脉以外的动脉疾病，包括动脉狭窄、闭塞及动脉瘤。这基本上沿用了美国心脏病学会和美国心脏学会（ACC/AHA）的定义。而按照欧洲 ESC2017 版的外周动脉疾病诊治指南，PAD 是指除去冠状动脉和主动脉，主要包括下肢动脉、颈动脉和椎动脉、上肢动脉、肾动脉、肠系膜动脉病变，其中以动脉硬化症为主要因素；颈动脉和椎动脉疾病强调颅外段动脉。PAD 发生部位不同，其表现也不同。狭义的 PAD 指下肢外周动脉疾病（lower extremity artery disease，LEAD），因其高患病率和心脑血管事件发生率而引起高度关注。PAD 越重，则心肌梗死和脑卒中死亡的风险越大。严重的症状性大血管 PAD，未来 12 个月内血管相关死亡率高达 25%，与冠心病、中枢血管病具有相同、相似的血管相关死亡风险，甚至更高。

第一节　下肢外周动脉疾病概况

流行病学研究显示，PAD 在老年高危患者中广泛流行。国外的流行病学调查结果显示，全球范围内，老年人中 PAD 的患病率高达 10%~20%。PAD 好发于下肢，出现一系列相关的临床症状。虽然在疾病早期，患者可无明显临床表现，但心血管病发病和死亡的风险就会显著增加。我国的流行病学调查显示，年龄 >35 岁的自然人群 PAD 患病率为 6%；年龄 >60 岁的老年人中 PAD 患病率为 15%；年龄 >50 岁的糖尿病患者中 PAD 患病率为 19%；PAD 在冠心病患者中患病率为 43%。据此推算，我国有 3 000 万以上的 PAD 患者。同时，我国人口基数大，随着老龄化进程加速，可以预计 PAD 的患病率将迅速上升，造成巨大的社会和经济负担，成为我国亟待解决的重大公共卫生医疗和社会问题。

一、发病机制

PAD 虽然有多种发病机制，但动脉粥样硬化仍是动脉受累的主要原因。其他不常见的引起外周动脉疾病的原因包括退行性变、外周压迫、肌纤维结构不良、外周血栓形成等。动脉粥样硬化是指动脉壁上沉积了一层像小米粥样的脂类，使动脉弹性减低、管腔变窄，主要牵涉到血管内环境恒定性的破坏，包括内皮细胞的功能不良、血小板的活化不良、脂质代谢异常、炎症反应、平滑肌活化和血栓形成等因素。吸烟可使动脉粥样硬化的发生率增加5倍以上；血糖控制不佳的糖尿病患者，动脉粥样硬化的发生率可增加4倍以上；高血压、高脂血症也是明确的动脉粥样硬化的风险因素。

内皮细胞功能不良是动脉粥样硬化病理学发展的第一步。血管内皮是分隔循环血流与基质和血管中膜的薄层结构，是保持血管功能动态平衡、调节血管舒张和收缩、保持凝血和抗凝平衡、控制炎症反应调节的关键核心。功能不良的内皮细胞表现为抗炎和抗血栓介质的减少、多种免疫细胞因子的产生与分泌，以及血流动力学改变等，导致血液循环动态失衡，引起局部炎症反应。炎症反应是通过选择素和细胞因子吸引血液中的巨噬细胞并移行进入基质而诱发形成的。这些巨噬细胞摄取循环中的氧化低密度脂蛋白形成富含脂质的"泡沫细胞"。细胞因子继而刺激平滑肌细胞分裂并通过内弹性膜移行进入内皮下层，从而形成富含脂质的斑块。活化的平滑肌细胞在动脉粥样硬化的形成过程中促进胶原的沉积，并通过胶原纤维的成熟和缩短导致管壁纤维化和管腔狭窄。

二、临床表现

1. 间歇性跛行（intermittent claudication） 又称为运动性疼痛。该症状为肢体慢性缺血的典型表现，多在病程的早期出现。在整个下肢均可发生，但多发生于小腿腓肠肌部位。特征是患者行走一段距离后肢体出现怠倦、压迫感、麻木感、钝痛或痉挛性剧痛等，休息一段时间后可缓解；但再次行走同样的距离，可产生同样的症状。从开始行走到出现疼痛的时间，称为跛行时间，其行走距离称为跛行距离。如果行走速度恒定，跛行时间和距离越短，提示血管阻塞的程度越严重。

2. 静息痛（rest pain） 静息痛是肢体在静止状态下的疼痛，是血管性病变的中期表现，当病变发展，下肢缺血加重，不行走也发生疼痛，称为静息痛。疼痛持续存在，经休息不能缓解，夜间可更加明显。静息痛的发生，常提示病变及缺血的程度均已加重。不论是动脉或静脉病变，都可以造成静息痛，前者比后者疼痛更剧烈。

严重的动脉病变，多能引起肢体持续性疼痛，疼痛甚为剧烈。动脉性静息痛主要是由于缺血性神经炎引起的。静息痛可突然发生，如急性动脉栓塞，也可逐步发展而来，如血栓闭塞性脉管炎和动脉粥样硬化闭塞症等。动脉性静息痛在抬高患肢后症状可加剧。因睡眠时心输出量最少，下肢灌注注血量也减少，故疼痛常在夜间加重。因此不少病情严重的患者，终夜呈端坐抱膝体位，不能平卧入睡。当患肢发生溃烂或坏死后，疼痛的程度更加剧烈。

3. 其他症状体征 包括皮肤及附件的改变、感觉的异常、溃疡和坏疽等。

下肢PAD临床表现多样，即使疾病进展水平和病变范围相似，患者的症状和体征的严重程度也可能不同。根据上述症状体征，可以对PAD的严重程度进行临床分期。国内外常用的分期方法有两种，即Fontaine法和Rutherford法，《老年人四肢动脉粥样硬化性疾病诊治中国专家建议（2012）》推荐使用Fontaine分级，即Ⅰ-无症状，Ⅱa-轻微跛行，Ⅱb-中重度跛行，Ⅲ-缺血性静息痛，Ⅳ-溃疡或坏疽。

三、治疗原则

PAD 的治疗主要以纠正肢体相关症状（如改善间歇性跛行、预防下肢缺血和截肢）和预防主要心脑血管事件发生为目的。目前 PAD 的治疗方法主要包括改变生活方式（戒烟、控制体重、调节血脂等）、药物治疗、介入治疗、手术及诸如基因治疗的新型疗法。与药物治疗和外科治疗不同的是，运动可明显改善 PAD 患者的跛行症状、降低并发症和病死率。坚持间断步行，在安全且耐受的情况下，每次直到出现最大跛行症状为止，坚持运动最少 6 个月，可有效改善跛行症状。虽然，每次运动的时间和每周运动的频次并不是独立的预测因素，但 PAD 患者应至少每次运动半小时，每周运动 3 次，该运动强度显著好于其他轻微运动的效果。运动训练能明显增加患者的步行距离、减轻患者疼痛感并增加生活质量。一项针对主髂动脉 PAD 长期（18 个月）疗效的研究表明，监督下的运动锻炼加药物治疗组在步行时间的增加方面明显优于仅通过药物治疗组 [(5 ± 5.4) min vs. (0.2 ± 2.1) min, $P<0.05$]。这表明运动锻炼加药物治疗组的跛行发作时间改善程度比单纯药物治疗组要大。

第二节 下肢外周动脉疾病的间歇性充气加压治疗

一、间歇性充气加压治疗原理

在美国，PAD 影响着 800 多万的人口，而在我国，据推测则有多达 3 000 多万的 PAD 患者。这些 PAD 患者伴随着高的死亡风险、不断恶化的活动能力和很差的生活质量。其日常的步行能力和下肢的功能尤其受到影响，导致越来越多的人进入一种静坐的生活方式以及随之而来的相关并发症。PAD 的治疗选择非常有限，而且都在持续地致力于缓解步行引起的疼痛和改善活动能力。对于跛行患者来说，监护指导下的运动训练依然是目前最有效的一种选择，一些研究证实最大步行距离可以提高 1.5 倍。但是，大多数人在训练期间都有着疼痛的经历，需要专业保健机构的直接监护，如此方案的成本很高，难以接受和持续。同样地，外科手术治疗对大多数患者有效，但这些群体中只有一小部分的人可以实施。因此，这就需要一种能够容易接受、侵入性操作少且不需要临床监护的治疗策略。可喜的是，在缓解 PAD 的很多症状方面，IPC 疗法替代常规治疗措施已经显现出了希望。

利用压力疗法来增加动脉灌注这一想法的首次描述见于 19 世纪中叶，用这种方法治疗阻塞性动脉疾患患者下肢的最初结果于 20 世纪 30 年代发表。1934 年，Herrmann 和 Reid 首次提出，周期性改变肢体周围的压力，通过一种"抽吸"效应可以提高肢体充血程度、改善动脉粥样硬化性缺血。据此，他们设计了一种装置，能够给下肢施加交替循环的正负压力（40mmHg 和 –80mmHg），结果 75 例 PAD 患者中的 63 例获得了很大的改善。很可惜的是，这一重大发现因为当时的设备庞大而笨重、不适合家庭使用，所以没有得到总结和重视。

IPC 疗法在 PAD 的治疗中所获得的益处，已经为众多的临床证据所支持。关于 IPC 有效的机制，多集中在 3 个方面：内皮细胞剪应力、动静脉（A-V）压力梯度和骨骼肌的加压效应。

（一）内皮细胞剪应力

在血流动力学方面，目前的兴趣点在血管内皮细胞剪应力的提高上。在对 IPC 治疗的适应方面，剪应力被看作是一个主要的适应机制，导致了内皮功能的改善和侧支循环动脉的生长。内皮细胞对血流动力学剪应力的改变具有高度的反应性。剪应力的提高具有血管保护作用，而振荡剪应力（即在一个心动周期中所存在的前行的和逆行的剪应力）却增加了氧化的应激反应、血管收缩物质的生成以及内皮细胞功能紊乱。事实上，振荡剪应力的快速诱导，足以导致人体正常的动脉内皮细胞功能的紊乱，而内皮功能紊乱最早出现并贯穿于动脉粥样硬化疾病的所有阶段。运动训练能改善内皮功能，部分原因是因为在训练的后期，短暂性地提高了内皮剪应力。类似地，IPC 治疗期间下肢血流动力学的周期性变化提高了血管的适应能力，这对于 IPC 治疗的临床效用是至关重要的。IPC 治疗中不仅仅是剪应力的改变，血流速度的提高也见于正常志愿者和所有的 PAD 患者。尽管 IPC 诱导的血流动力学效应的问题虽然依然存在，人们还是认为剪应力的提高就是 IPC 疗法的效应之一。

普遍的看法是，IPC 是在治疗的肢体上产生了一个有利的血流动力学环境。人们认为，IPC 治疗 PAD 患者过程中发生的充血在肢体上产生了两个关键性的适应机制：侧支循环的生成和内皮功能的改善。

IPC 治疗后的一个结果就是侧支循环动脉的增加。动物实验证实，双侧股动脉结扎的小鼠在每天 IPC 治疗 4 周后，侧支循环的动脉无论在大小还是密度上比结扎前未治疗的肢体要大得多。对 IPC 治疗下肢重度缺血（CLI）患者的群组分析表明，患者在血管造影上有明确改善，肢体也得以保留。这些都提示血管的重构是 IPC 治疗的一个具有临床意义的适应机制。

IPC 治疗后的第二个结果是内皮功能的改善，这归因于对 IPC 治疗下的充血反应。虽然迄今为止，还没有直接测量内皮功能对长期 IPC 治疗反应的研究资料，但一些有限的证据依然支持这个理论。一些临床实验发现运动训练后的踝肱指数（ABI）得到改善，但静息 ABI 却没有变化，这暗示着内皮功能方面的改善。Tan 等人发现，在 IPC 使用之后，内皮细胞 NO 合酶（eNOS）的 mRNA 表达迅速升高到 180%。IPC 施加的机械压力至少能部分增加血管壁剪应力，从而使内皮细胞增加一氧化氮产物的释放量，后者能使加压部位及远端肌肉里的血管扩张、微循环得到改善。但这些研究仅限于动物实验，未来还需要对 IPC 治疗后内皮功能改善与临床效果相对重要性进行研究。

（二）动静脉压力梯度

1957 年，Allwood 利用静脉体积描记和热流热量测定技术证实，下肢使用 IPC 疗法后，正常人下肢动脉血流增加了 60%，而血管闭塞性疾病的患者血流增加了 30%。IPC 排空下肢容量血管、驱动血液从足部和小腿向大腿方向流动，这样就会增加动静脉压力梯度，也就增加了动脉血的流入。这也是 IPC 用于治疗下肢外周动脉缺血性疾病的重要机制。IPC 可以产生 30~40mmHg 的动静脉压差，自然也就能导致肢体加压部位总血流量的增加。有人发现在使用 IPC 之后，下肢腘动脉的平均血流增加高达 93%，可能是由于收缩期的峰值流速和舒张末期血流速度的增加导致了外周血管阻力明显下降所致,还有就是正常心动周期中动脉逆流的减少。尽管在正常受试者的研究中观察到了腘动脉血流速度增加,但下肢动脉灌注增加这一现象并不局限于健康人群。因为在间歇性跛行患者和股浅动脉闭塞患者使用 IPC 治疗后,也可以见到腘动脉血流和皮肤灌注得到改善。

由于 IPC 对内皮细胞施加的剪应力的增加,导致了内皮释放 EDRF、前列环素等扩血管物质(详见第七章第三节 IPC 生物学效应),引起血管扩张效应,因而降低了外周阻力。1994 年,van Bemmelen 等人就认为,使用 IPC 后观察到的反应性充血的级别还不足以用动静脉压力梯度来解释,同时提出了血管扩张机制。2005 年,Delis 和 Knaggs 证实,在终止使用 IPC 后的 5s 之内,反映外周阻力的血管搏动指数(pulsatility index, PI)降到最低,并且在 35~50s 后返回到基线水平。这些发现与内皮血管扩张动力学一致,提示在 IPC 治疗期间存在着主动性的血管扩张机制。不仅有大量的实验模型支持这一理论,Kirby 证实在人类前臂加压后的 1~2 个心动周期内,很快就出现了机械诱导的血管扩张效应。而且动脉血的流入与肌泵驱动的静脉血容量无关。

总的来说,以上资料提示在 IPC 治疗中的充血性反应里,主动性的血管扩张扮演着一个很重要的角色。快速的血管扩张有助于 IPC 治疗 PAD 的充血性反应,这一现象实际上反驳了以前的传统观念,即采用较低充气速率的 IPC 来获得较高的动静脉压力梯度。

(三)骨骼肌加压效应

骨骼肌组织里毛细血管的生长是以两种不同的方式发生的:腔外芽生性血管新生(abluminal sprouting)和纵向分裂(longitudinal splitting)。这个过程会因肌肉的牵拉或者增加的剪应力而激发。血管生成是一个高度有序的过程。最初内皮细胞被生长因子刺激增殖,然后血管壁被破坏并在分支点形成新的血管。

外部施加的压力(如 IPC)可以在组织内部直接传递,无论是肌肉内部的压力还是肌肉对血管壁的跨壁压的升高,在受压的肢体内可能是一种积极适应的信号,如机械刺激骨骼肌诱发的血管结构上的改变等。Rivilis 等曾揭示在受到剪应力或肌肉牵拉之后,血管内皮生长因子(vascular endothelial growth factor, VEGF)的表达增强,而基质金属蛋白酶 MMP-2(通过溶解基底膜开始降解毛细血管壁,一旦降解,在现有血管壁内形成新的分支点)的表达只有在肌肉牵拉刺激后才会升高。

新近的研究表明,高频 IPC(在鼠类 2s 充气 2s 卸压,在人类 2s 充气 3s 卸压)与临床常用的频次(3s 充气 17s 卸压)比较,机械刺激更大,而且导致骨骼肌组织里基因的差异化表达,包括鼠类的调节炎症反应的单核细胞趋化因子 MCP-1、人类维持细胞外基质稳定性的富含半胱氨酸的血管再生诱导剂和结缔组织生长因子,以及鼠类的血管内皮生长因子 VEGF。这些因子在血管再生(revascularization)过程中发挥着重要作用。

在外周动脉灌注不足(股动脉结扎)的大鼠模型里,应用 IPC 的早期就显示出骨骼肌细胞趋化因子(C-X-C motif)基元配体 -1、MCP-1 和 VEGF 的 mRNA 表达及免疫染色的增加具有 IPC 加压频次的依赖性。同样,侧支循环动脉里的 MCP-1 的 mRNA 表达的增加也有 IPC 频次依赖性。尽管高频 IPC 时会出现不利的剪应力的情况,这些效应依然存在,从而进一步支持机械性刺激和血管重塑在 IPC 疗效里的重要角色。

周期性拉伸应变和血管加压会诱导血管扩张、改善内皮功能,也提供了一种可能的机制,即机械性拉伸力的增加也能提高血流对外力的反应和血管功能。

总之,动静脉充血假设在描述 IPC 机制方面是一个过于简化了的模型,最近观察到的 IPC 一些特性降低了 IPC 治疗的血流动力学效果,但在血管和骨骼肌里却产生了更显著的基因表达方面的变化。对骨骼肌的直接加压可以部分地解释 IPC 的作用机制。

二、间歇性充气加压的临床应用

对间歇性跛行患者的治疗目的在于提高患者的步行距离、预防下肢缺血和截肢、预防主要心脑血管事件的发生。其常用的方法有搭桥手术、经皮腔内血管成形术(PTA)、监护下的运动康复训练、IPC 治疗和药物治疗。不幸的是,这些治疗选择并不适用于所有的跛行患者,例如大部分患者就不适合实施 PTA。在 Whyman 等人的随机对照试验里,大约 90% 的患者或由于闭塞性疾病的类型,或因为其他的疾病而无法实施 PTA;此外,股浅动脉闭塞大于 10cm 时通常不会推荐 PTA。监护下的运动康复训练可以有效缓解跛行症状,一个荟萃分析证实最大跛行距离可以提高 122%,然而这种最理想的结果却是需要每周 3 次、持续半年的高强度训练,高昂的费用限制了其应用。与运动康复训练比较,IPC 通过提高下肢动脉灌注,增加了间歇性跛行患者的步行距离(常常高出 2 倍多),家用型 IPC 的出现也为患者节省了大量的医疗费用。由于相对低廉的成本和使用的便利性,IPC 治疗克服了其他 PAD 疗法的很多局限。近些年来,越来越多的临床应用都介绍了 IPC 疗法对 PAD 患者病情的显著改善。在这些临床资料里,IPC 在家庭每日使用,最少 6 个月就可以使得绝对跛行距离增加 80%~200%。这个结果与监护下的运动训练结果相似,但要优于西洛他唑的治疗结果。IPC 治疗后肢体血流动力学的改善和生活质量的提高的情况也有报道,一项针对跛行患者为期 1 年的随访研究证实,IPC 的效应在治疗结束后还要持续很久,很可能一部分原因是患者步行能力得到改善所致。

踝肱指数(踝动脉与肱动脉收缩压的比值)是诊断外周动脉疾病的一种简单、非侵入性、可靠的方法。许多研究表明,低踝肱指数不仅是心脑血管病发病和死亡的独立预测因素,也是系统性动脉硬化的重要指标。Delis 等人在一个 RCT 研究里观察了 IPC(足+小腿)治疗血管性跛行患者的情况,治疗组(IPC+75mg 阿司匹林)每日 IPC 治疗 2.5h(120mmHg,充气 4s,近侧端延迟 1s,3 次/min),连续 5 个月后初始跛行距离 ICD、绝对跛行距离 ACD、静息和运动后 ABI 分别增加了 197%、212%、17% 和 64%(P 均 <0.001);与对照组(单纯使用阿司匹林,75mg/d)比较,上述指标均优于对照组(P 均 <0.01)。

对伴有静息痛和/或组织缺损的下肢重度缺血(CLI)患者,IPC 也是高度有效的。同接受标准护理的年龄相同的对照组,以及接受标准护理的疾病相同的对照组比较,Kavros 等人评估了 IPC 治疗跛行患者的长期效果,证实在 IPC 治疗后的 18 个月里,肢体完全愈合率明显提高、膝下截肢率明显减少。此外,对 171 例严重下肢缺血患者的群组分析表明,在 3.5 年的随访期间肢体的保留率达到了 94%,4.5 年里 63% 的患者没有发生主要不良临床事件(major adverse clinical events,MACE)。所有这些资料都明确地证实了在跛行和下肢重度缺血患者的治疗中,IPC 治疗所起到的作用。

对于无法实施血管重建的 CLI 患者,IPC 是一种很有价值的医疗设备。就所有的血管外科患者而言,保留肢体是最大的愿望,但不幸的是,早期截肢术成为了一些 CLI 患者优先实施的治疗措施。2016年，Zaki等人对187例患者（262条肢体）进行的回顾性分析表明，使用IPC的治疗组患者小截肢术明显减少、无截肢生存率明显提高（$P=0.01$）。趾动脉压由治疗前的61.4mmHg提高到治疗后的65mmHg。对于仅有静息痛的患者，疼痛的改善具有显著统计学意义（$P<0.0001$），并伴随着生活质量的提高。这些证据都强烈支持IPC在非血管重建CLI患者治疗中的作用，但IPC在预防较大截肢方面的作用尚缺乏具有统计学意义的数据。

Zaki观察到的IPC治疗前后血流动力学方面的改变，如平均趾动脉压的变化也为其他的研究所证实。Sultan等人对IPC治疗3个月的171例CLI患者进行为期13个月的随访，平均趾动脉压从39.9mmHg提高到55.42mmHg（均差15.49mmHg，$P=0.0001$）；而在Louridas等人对25例33条CLI肢体的研究发现，IPC治疗后3个月，平均趾动脉压由治疗前的18.5mmHg提高到29.1mmHg（$P=0.03$）。

在慢性下肢缺血患者，多采用血管重建术治疗，但其效果多因术后下肢肿胀而大打折扣。2015年，Pawlaczyk等人尝试用IPC来改变这一情况。针对116例下肢慢性缺血患者的研究显示，在未接受IPC治疗的患者组，术后第15d评估显示皮肤动脉灌注（cutaneous blood perfusion，CBP）下降。使用IPC治疗（1h/d，连续至术后第14d，IPC压力比趾动脉舒张压低10mmHg）的几个患者组里，术后第1d和第30d测量的CBP明显升高，尤其是搭桥手术组。经皮氧分压（$TcPO_2$）在没有使用IPC的搭桥手术组最低。在术后下肢水肿患者使用IPC后，由于下肢肿胀的有效缓解，使得局部组织血流灌注增多，$TcPO_2$也随之升高。

IPC疗法由于其低廉的成本和简便易用，在PAD的治疗方面已经显示出替代其他治疗措施的优势。虽然有报道IPC提高的跛行距离达到了类似于下肢锻炼的程度，需要强调的是IPC不应该用于替代下肢锻炼，因为IPC并不能完全模仿锻炼所带来的全身系统性的益处如提高耗氧量和减肥等。理想的方式是IPC与锻炼相结合，以逐渐增加步行的时间、减少花在IPC治疗上的时间，但IPC与锻炼结合的联合方案的效果到底如何尚需要进一步的研究。

临床对IPC治疗效果的研究显示出了令人满意的证据，证实IPC治疗是很有优势的。只不过这些研究所用IPC系统的设计前提是基于对动静脉压力梯度重要性和充血性反应的过分强调，实际上在套筒充气阶段，IPC会引起一个在流体力学上对人体不利的振荡剪切效果。在促进对IPC治疗适应的诸多刺激因素里，骨骼肌节律性力学变形的重要性已受到越来越多的证据的支持，但这一概念仍需要在临床环境下予以证实。

三、间歇性充气加压的治疗参数

充血性反应是IPC治疗PAD的一个重要前提，而充血性反应又继发于放大了的动静脉压力差，这些前提统称为动静脉充血学说。这一学说已经用于IPC的商业化设计上，达到2~4次/min的加压频次（充/放气时间<0.5s），压力设定为65~120mmHg，以期获得最大的动静脉压差也就是充血性反应的效果。这个压力正好位于典型的静脉压和动脉压之间，能够排空静脉、降低静脉压，但又不会对动脉压产生影响。

IPC加压频次的问题源于1978年Gaskell和Parrott的一次观察：静脉缓慢再充盈发生

于套筒卸压后的前 15s 内,增加 IPC 加压的频次不会再产生额外的效果。作者认为,因为充气时削弱了肢体的传导性(可以用反应性充血速度/平均动脉压来表示),更高的加压频次实际上会减弱充血效应。但 Sheldon 等人在 2012 年的研究表明,至少在 IPC 刚使用之后,与低频次(充气 4s/卸压 16s)治疗比较,高频 IPC(充气 2s/卸压 3s)在套筒卸压期间静脉流速加快,但平均动脉流入速度并没有受到影响。

2000 年,Delis 等人利用静脉压作为结局变量来尝试确定 IPC 的治疗参数,而动脉血流动力学、血管功能以及对 IPC 的其他反应并没有评估,这说明动静脉充血理论被广泛接受。该作者认为在下肢静脉排空方面,IPC 足+小腿套筒是最有效的,要获得最理想的效果,IPC 压力在 120~140mmHg,加压频次在 3~4 个周期/min(更高的加压频次则未测试)。这一建议已经用于商业 IPC 的设计上(如美国的 ArtAssist AA1000)。

赞成使用大压力的人认为深静脉的血液需要更大的压力才能有效排空、且排空的容量很大,以获得下肢皮肤灌注的增加和侧支循环改善。基于 Comerota 在 2011 年报道 50mmHg 的压力足以导致血液的加速流动,Mohamed 和 Eldeen 在使用 IPC 治疗糖尿病足部溃疡时采用 70mmHg 的压力(充气 4s,卸压 16s,3 周期/min)4 腔序贯加压。之所以采用 70mmHg 的压力,是为了避免许多糖尿病足部溃疡患者经常出现的感觉方面并发症的加重。

总之,PAD 疾病的 IPC 治疗是一个相对漫长的过程,一般每天 1~2h,持续数月之久。至于压力和加压频次的选择要依据患者的具体情况而定。

参 考 文 献

[1]《老年人四肢动脉粥样硬化性疾病诊治中国专家建议(2012)》写作组,中华医学会老年医学分会,中华医学会外科学分会血管外科专业组,等.老年人四肢动脉粥样硬化性疾病诊治中国专家建议(2012)[J].中华老年医学杂志,2012,32(2):121-131.

[2] ABOYANS V, RICCO JB, BARTELINK MEL, et al. 2017 ESC Guidelines on the Diagnosis and Treatment of Peripheral Arterial Diseases, in collaboration with the European Society for Vascular Surgery(ESVS)[J]. Eur Heart J, 2018, 39(9): 763-816.

[3] 骆雷鸣.外周动脉疾病的研究进展与前景[J].中华老年心脑血管病杂志,2018,20(5):449-453.

[4] 樊瑾.外周动脉疾病的诊治现状[J].中华老年心脑血管病杂志,2014,16(8):785-787.

[5] DORMANDY JA, RUTHERFORD RB. Management of peripheral arterial disease(PAD). TASC Working Group. TransAtlantic Inter-Society Consensus(TASC)[J]. J Vasc Surg, 2000, 31(1 Pt 2): S1-S296.

[6] MURPHY TP, CUTLIP DE, REGENSTEINER JG, et al. Supervised exercise, stent revascularization, or medical therapy for claudication due to aortoiliac peripheral artery disease: the CLEVER study[J]. J Am Coll Cardiol, 2015, 65(10): 999-1009.

[7] MURRAY J, HART J, FERRAR T, et al. On the local and general influence on the body of

increased and diminished atmospheric pressure[J]. Lancet, 1835, 23(604): 909-917.

[8] LANDIS EM, GIBBON JH. The effects of alternating suction and pressure on blood flow to the lower extremities[J]. J Clin Invest, 1933, 12(5): 925-961.

[9] HERRMANN LG, REID MR. The conservative treatment of arteriosclerotic peripheral vascular diseases: passive vascular exercises(Pavaex Therapy)[J]. Ann Surg, 1934, 100(4): 750-760.

[10] THIJSSEN DH, DAWSON EA, TINKEN TM, et al. Retrograde flow and shear rate acutely impair endothelial function in humans[J]. Hypertension, 2009, 53(6): 986-992.

[11] LABROPOULOS N, LEON LR JR, BHATTI A, et al. Hemodynamic effects of intermittent pneumatic compression in patients with critical limb ischemia[J]. J Vasc Surg, 2005, 42(4): 710-716.

[12] VAN BEMMELEN PS, CHAR D, GIRON F, et al. Angiographic improvement after rapid intermittent compression treatment for small vessel obstruction[J]. Ann Vasc Surg, 2003, 17(2): 224-228.

[13] VAN BEMMELEN PS, GITLITZ DB, FARUQI RM, et al. Limb salvage using high-pressure intermittent compression arterial assist device in cases unsuitable for surgical revascularization[J]. Arch Surg 2001, 136(11): 1280-1285.

[14] LABROPOULOS N, WIERKS C, SUFFOLETTO B. Intermittent pneumatic compression for the treatment of lower extremity arterial disease: a systematic review[J]. Vasc Med, 2002, 7(2): 141-148.

[15] DE HARO J, ACIN F, FLOREZ A, et al. A prospective randomized controlled study with intermittent mechanical compression of the calf in patients with claudication[J]. J Vasc Surg, 2010, 51(4): 857-862.

[16] TAN X, QI WN, GU X, et al. Intermittent pneumatic compression regulates expression of nitric oxide synthases in skeletal muscles[J]. J Biomech, 2006, 39(13): 2430-2437.

[17] 谭湘陵,齐文宁,陈隆恩,等. 间歇性气囊挤压大鼠腿部对挤压部位和远端骨骼肌一氧化氮合酶 mRNA 表达的影响[J]. 南通医学院学报, 2000, 20(1): 6-12.

[18] ALLWOOD MJ. The effect of increased local pressure gradient on blood flow in the foot[J]. Clin Sci, 1957, 16(2): 231-239.

[19] LABROPOULOS N, CUNNINGHAM J, KANG SS, et al. Optimising the performance of intermittent pneumatic compression devices[J]. Eur J Vasc Endovasc Surg, 2000, 19(6): 593-597.

[20] SULTAN S, HAMADA N, SOYLU E, et al. Sequential compression biomechanical device in patients with critical limb ischemia and nonreconstructible peripheral vascular disease[J]. J Vasc Surg, 2011, 54(2): 440-447.

[21] COMEROTA AJ. Intermittent pneumatic compression: Physiologic and clinical basis to improve management of venous leg ulcers[J]. J Vasc Surg, 2011, 53(4): 1121-1129.

[22] LABROPOULOS N, WATSON WC, MANSOUR MA, et al. Acute effects of intermittent pneumatic compression on popliteal artery blood flow[J]. Arch Surg, 1998, 133(10): 1072-1075.

[23] VAN BEMMELEN PS, MATTOS MA, FAUGHTWE, et al. Augmentation of blood flow in limbs with occlusive arterial disease by intermittent calf compression[J]. J Vasc Surg, 1994, 19(6): 1052-1058.

[24] DELIS KT, KNAGGS AL. Duration and amplitude decay of acute arterial leg inflow enhancement with intermittent pneumatic leg compression: an insight into the implicated physiologic mechanisms[J]. J Vasc Surg, 2005, 42(4): 717-725.

[25] KIRBY BS, CARLSON RE, MARKWALD RR, et al. Mechanical influences on skeletal muscle vascular tone in humans: insight into contraction-induced rapid vasodilatation[J]. J Physiol, 2007, 583(3): 861-874.

[26] VALIC Z, BUCKWALTER JB, CLIFFORD PS. Muscle blood flow response to contraction: influence of venous pressure[J]. J Appl Physiol, 2005, 98(1): 72-76.

[27] RIVILIS I, MILKIEWICZ M, BOYD P, et al. Differential involvement of MMP-2 and VEGF during muscle stretch-versus shear stress-induced angiogenesis[J]. Am J Physiol Heart Circ Physiol, 2002, 283(4): H1430-H1438.

[28] ROSEGUINI BT, MEHMET SOYLU S, WHYTE JJ, et al. Intermittent pneumatic leg compressions acutely upregulate VEGF and MCP-1 expression in skeletal muscle[J]. Am J Physiol Heart Circ Physiol, 2010, 298(6): H1991-H2000.

[29] SHELDON RD, ROSEGUINI BT, THYFAULT JP, et al. Acute impact of intermittent pneumatic leg compression frequency on limb hemodynamics, vascular function, and skeletal muscle gene expression in humans[J]. J Appl Physiol, 2012, 112(12): 2099-2109.

[30] ROSEGUINI BT, ARCE-ESQUIVEL AA, NEWCOMER SC, et al. Impact of a single session of intermittent pneumatic leg compressions on skeletal muscle and isolated artery gene expression in rats[J]. Am J Physiol Regul Integr Comp Physiol, 2011, 301(6): R1658-1668.

[31] CLIFFORD PS, HELLSTEN Y. Vasodilatory mechanisms in contracting skeletal muscle[J]. J Appl Physiol, 2004, 97(1): 393-403.

[32] ZIEGLER T, SILACCI P, HARRISON VJ, et al. Nitric oxide synthase expression in endothelial cells exposed to mechanical forces[J]. Hypertension, 1998, 32(2): 351-355.

[33] WHYMAN MR, FOWKES FG, KERRACHER EM, et al. Randomized controlled trial of percutaneous transluminal angioplasty for intermittent claudication[J]. Eur J Vasc Endovasc Surg, 1996, 12(2): 167-172.

[34] KAVROS SJ, DELIS KT, TURNER NS, et al. Improving limb salvage in critical ischemia with intermittent pneumatic compression: a controlled study with 18-month follow-up[J]. J Vasc Surg, 2008, 47(3): 543-549.

[35] STEWART KJ, HIATT WR, REGENSTEINER JG, et al. Exercise training for claudication [J]. N Engl J Med, 2002, 347(24): 1941-1951.

[36] BEEBE HG, DAWSON DL, CUTLER BS, et al. A new pharmacological treatment for intermittent claudication: results of a randomized, multicenter trial [J]. Arch Intern Med, 1999, 159(17): 2041-2050.

[37] DELIS KT, NICOLAIDES AN. Effect of intermittent pneumatic compression of foot and calf on walking distance, hemodynamics, and quality of life in patients with arterial claudication: a prospective randomized controlled study with 1-year follow-up [J]. Ann Surg, 2005, 241(3): 431-441.

[38] DELIS KT, NICOLAIDES AN, CHESHIRE NJW, et al. Improvement in walking ability, ankle pressure indices and quality of life in vascular claudication using intermittent pneumatic foot and calf compression: a randomized controlled trial [J]. Br J Surg, 2001, 88(4): 605-606.

[39] ZAKI M, ELSHERIF M, TAWFICK W, et al. The Role of Sequential Pneumatic Compression in Limb Salvage in Non-reconstructable Critical Limb Ischemia [J]. Eur J Vasc Endovasc Surg, 2016, 51(4): 565-571.

[40] LOURIDAS G, SAADIA R, SPELAY J, et al. The ArtAssist Device in chronic lower limb ischemia. A pilot study [J]. Int Angiol, 2002, 21(1): 28-35.

[41] PAWLACZYK K, GABRIEL M, URBANEK T, et al. Effects of Intermittent Pneumatic Compression on Reduction of Postoperative Lower Extremity Edema and Normalization of Foot Microcirculation Flow in Patients Undergoing Arterial Revascularization [J]. Med Sci Monit, 2015, 21(3): 3986-3992.

[42] LURIE F, SCOTT V, YOON HC, et al. On the mechanism of action of pneumatic compression devices: Combined magnetic resonance imaging and duplex ultrasound investigation [J]. J Vasc Surg, 2008, 48(4): 1000-1006.

[43] GASKELL P, PARROTT JC. The effect of a mechanical venous pump on the circulation of the feet in the presence of arterial obstruction [J]. Surg Gynecol Obstet, 1978, 146(4): 583-592.

[44] DELIS KT, AZIZI ZA, STEVENS RJ, et al. Optimum intermittent pneumatic compression stimulus for lower-limb venous emptying [J]. Eur J Vasc Endovasc Surg, 2000, 19(3): 261-269.

[45] EZE AR, COMEROTA AJ, CISEK PL, et al. Intermittent calf and foot compression increases lower extremity blood flow [J]. Am J Surg, 1996, 172(2): 130-134.

[46] DELIS KT, LABROPOULOS N, NICOLAIDES AN, et al. Effect of intermittent pneumatic foot compression on popliteal artery haemodynamics [J]. Eur J Vasc Endovasc Surg, 2000, 19(3): 270-277.

[47] DELIS KT, HUSMANN MJ, CHESHIRE NJ, et al. Effects of intermittent pneumatic

compression of the calf and thigh on arterial calf inflow: a study of normals, claudicants, and grafted arteriopaths[J]. Surgery, 2001, 129(2): 188-195.

[48] COMEROTA AJ. Intermittent pneumatic compression: Physiologic and clinical basis to improve management of venous leg ulcers[J]. Vasc Surg, 2011, 53(4): 1121-1129.

[49] MOHAMED FA, ELDEEN HAB. Effect of Intermittent Pneumatic Compression Therapy on Healing of Diabetic Foot Ulcer[J]. International Journal of Diabetes Research, 2015, 4(4): 67-72.